麻酔科医がよく使う
薬の副作用

慶應義塾大学准教授
津崎 晃一 編

克誠堂出版

執筆者一覧

編集

津崎　晃一	慶應義塾大学医学部麻酔学教室准教授

執筆者

中木　敏夫	帝京大学医学部薬理学教室
津崎　晃一	慶應義塾大学医学部麻酔学教室
瀧浪　將典	東京慈恵会医科大学麻酔科学講座
木山　秀哉	東京慈恵会医科大学麻酔科学講座
鈴木　尚志	昭和大学横浜市北部病院麻酔科
小竹　良文	東邦大学医療センター大橋病院周術期管理センター
芹田　良平	東京歯科大学市川総合病院麻酔科
角倉　弘行	国立成育医療研究センター手術集中治療部
井関　雅子	順天堂大学医学部附属順天堂医院麻酔科学・ペインクリニック講座
武田　泰子	順天堂大学医学部附属順天堂医院麻酔科学・ペインクリニック講座
森田　善仁	順天堂大学医学部附属順天堂医院麻酔科学・ペインクリニック講座
讃井　將満	東京慈恵会医科大学麻酔科学講座

(執筆順)

序文

　麻酔科医が日常的に使用する薬物は，集中治療やペインクリニック領域を含めると極めて多岐にわたり，これは，とりもなおさず麻酔科医の守備範囲が非常に広いことを示している．具体的な薬物の使用法については，添付文書や薬物ガイドラインなどがすでに公にされているが，麻酔関連薬物について，その副作用情報を集積したものは残念ながら皆無に近い．一方，一般的な薬物の副作用については，クロロキンやサリドマイドなどに始まる社会的な問題として耳目を集めて以来，医療機関や製薬会社，行政を含む監視体制の強化や積極的な情報提供が行われ，現在では，独立行政法人「医薬品医療機器総合機構」により，一般および医療関係者向けに詳細が開示されている（http://www.info.pmda.go.jp/）．さらに，副作用として特に重篤な56疾患（うっ血性心不全や心室頻拍など）については，厚生労働省による平成17年度からの重篤副作用総合対策事業の一環として，疾患別対応マニュアルが公開され，新たな予測・予防型の医療安全対策が試みられている現状である．ところで，麻酔診療における安全性を第一に考えるならば，薬物副作用の予防策や頻度，重症度，生じた場合の対処法に関する十分な事前知識が実際の投与にあたって必要である．そこで，本書では，第54回日本麻酔科学会学術大会（2007，札幌）における安全委員会企画「よく使う薬の副作用」を契機とし，麻酔関連薬物をいくつかの領域に分類したうえで，それぞれの特徴的あるいは重篤な副作用について各分野のエキスパートに執筆を依頼する企画を立てた．結局，紙数の都合から，必ずしも十分とは言えないが，①吸入麻酔薬，②静脈麻酔薬・鎮静薬・鎮痛薬，③局所麻酔薬，④筋弛緩薬，⑤循環作動薬・抗不整脈薬，⑥産科麻酔関連薬，⑦ペインクリニック・緩和医療関連薬，⑧蘇生関連薬の8つのカテゴリーから興味深い話題が提供され，さらに，薬理学の立場から述べられた，副作用に関する概念的な話題とその具体例は，読者の理解を一段と深めることが期待される．本書を通じて，麻酔の安全にいくらかでも貢献することができれば幸いである．

　なお，薬物副作用について文献的な網羅を試みた良著には，同じ編者（Aronson JK）によるMyler'sシリーズ（Elsevier Science）やSide Effects of Drugs Annual（Elsevier）が知られ，特に前者では，シリーズ中の「Side Effects of Analgesics and Anti-inflammatory Drugs（2009）」や「Side Effects of Cardiovascular Drugs（2009）」，「Side Effects of Drugs Used in Anesthesia（2008）」をデスクトップ・リファレンスの一つとして推薦図書に挙げておく．

2011年3月

慶應義塾大学医学部麻酔学教室
津崎　晃一

目次

1 総論：周術期に問題となる副作用を有する薬物
　　　　　　　　　　　　　　　　　　　中木 敏夫 ……………… 1

2 吸入麻酔薬の副作用 瀧浪 將典 ……………… 23

3 静脈麻酔薬・鎮静薬・鎮痛薬の副作用 木山 秀哉 ……………… 51

4 局所麻酔薬の副作用―全身毒性に対する予防策と対応策―
　　　　　　　　　　　　　　　　　　　鈴木 尚志 ……………… 73

5 筋弛緩薬の副作用 小竹 良文 ……………… 117

6 循環作動薬・抗不整脈薬の副作用 芹田 良平 ……………… 139

7 産科麻酔関連薬の副作用 角倉 弘行 ……………… 151

8 ペインクリニック・緩和医療関連薬の副作用
　　　　　　　　　　　井関 雅子・武田 泰子・森田 善仁 ……… 171

9 蘇生関連薬の副作用 讃井 將満 ……………… 211

　索引 ……………… 225

ミニ知識

副作用とは ……………… 19	薬物性肺障害 ……………… 148
離脱症候群 ……………… 21	Stevens-Johnson 症候群および Lyell 症候群
薬物性腎障害 ……………… 46	（中毒性表皮壊死症） ……………… 202
薬物性肝障害 ……………… 48	薬物性末梢神経障害 ……………… 204
横紋筋融解 ……………… 70	悪性症候群 ……………… 206
アナフィラキシー ……………… 136	薬疹 ……………… 208
薬物性 QT 延長 ……………… 146	津崎 晃一

1 総論：周術期に問題となる副作用を有する薬物

はじめに

　麻酔を安全に行うことができ，また術後にも悪影響を与えないような薬物ばかりであればよいが，現実にはさまざまな問題が生じる。麻酔薬が術中管理に悪影響を及ぼす場合だけでなく，術後にも影響が及ぶ場合がある。あるいは手術を受ける前にすでに投与されている薬物の副作用により，麻酔過程や術後に悪影響を及ぼす場合もある。薬物の有害作用が麻酔・手術に悪影響を及ぼす場合はどのような場合かについて一般的な考え方を述べ，よく知られている有害作用の具体例を挙げ，どのような場合に注意が必要か，そして対策は何かについて概説する。

1 副作用と有害作用

　古くから使われてきた副作用という用語は曖昧さを含んでいる。アトロピンを代表薬とする抗コリン薬を例にとると，抗コリン薬は洞房結節へのアセチルコリンによる抑制作用に拮抗し，かつ房室伝導時間を短縮するため心拍数が増加する。この作用は洞性徐脈の治療に利用されている。一方，抗コリン薬には毛様体筋の弛緩作用があり狭隅角の場合にはシュレム管開口部を閉塞して眼圧上昇を来しやすいことが知られているが，この作用が患者にとって有益となることはない。これを有害作用と表現する。副作用とは本来は主作用に対する作用という意味で使用されてきたため，アトロピンを洞性徐脈の治療に用いた場合には心拍数増加作用が主作用となり，眼圧上昇作用は副作用である。さらに眼圧上昇により緑内障の発作を誘発することから有害作用ともいえる。抗コリン薬は失禁の治療薬としても使用されている。この作用は膀胱壁の排尿筋を弛緩させるとともに尿道を狭小化することにより排尿を阻害する。失禁を治療する目的で抗コリン薬を使用した場合に生じる頻脈は本来の目的とする作用ではないから副作用といえる。しかし，この頻脈が有害となるような病態をもつ患者にとっては副作用でありかつ有害作用となり，そうでない患者にとっては副作用にとどまる。ただし，有害作用のことを広い意味で副作用と呼んでいる場合も多く，必ずしも厳密に使用されてはいない。

それでは有害作用は副作用の一部なのであろうか。これも難しい問題である。例えばカルシウム拮抗薬は房室伝導時間を延長する作用を利用して上室性頻脈の治療に用いられる。なんらかの原因で血中濃度が適正濃度以上に上昇した場合は房室伝導障害となりうる。この場合の有害作用は主作用と同じ組織・細胞に作用しており，いわば主作用の延長線上にある。これは濃度が上昇するという薬物動態学的な異常事態（中毒）ともいうべき状態であり，前に挙げた抗コリン薬の薬力学的問題による副作用とは区別する必要がある。抗コリン作用による副作用の場合は，薬物の標的受容体はいずれもムスカリン受容体で共通であるが，受容体の存在組織が，毛様体筋や心筋という具合に異なる。副作用は，主作用とは異なる組織に対する作用について使われることが多い。別の例としてアスピリンを挙げると，アスピリンの薬理作用は，抗炎症作用および血小板凝集阻害作用である。一昔前までは，鎮痛作用を期待してアスピリンを服用した際に生じる出血傾向は副作用・有害作用として記載されていた。抗炎症作用および血小板凝集阻害作用はいずれもシクロオキシゲナーゼが標的である。しかし，酵素の存在部位が異なる。抗炎症作用は末梢組織および中枢神経系のシクロオキシゲナーゼが標的であるのに対して，血小板凝集阻害作用は血小板にある酵素が標的である。したがって，アスピリンの場合も副作用は，主作用とは異なる組織に対する作用について使われている。アスピリンの場合は有害作用として胃潰瘍がある。胃粘膜のプロスタグランジン E_2 は粘液産生促進および胃酸分泌抑制作用を有しており，胃粘膜の保護物質として最も主要な働きをしている。この産生がシクロオキシゲナーゼ阻害によって低下するために潰瘍が生じる。この場合も標的は主作用と共通の酵素であり，かつ主作用とは異なる組織が標的であるから副作用といえるが，潰瘍はどのような状況であっても患者のデメリットにしかならないため，副作用というよりも有害作用として記載される傾向にある。

　以上の例から分かることは，副作用は主作用に対する作用であって，必ずしも有害とは限らない。これに対して有害作用は投与した医薬品がその患者にとって有害となる場合を指す。一方，濃度が上昇することにより主作用が大きくなり，そのため主作用の標的と同一組織に生じる有害作用は本来ならば中毒と呼ぶべきであろう。ただし，話が複雑なのは，中毒と表現する場合であっても，必ずしも主作用と同一の組織における有害作用とは限らないことである。例えば，リドカインを局所麻酔薬として使用した場合を考えよう。リドカインは局所のみに作用することが理想であるが，時間経過とともに血中に吸収されることは避けられない。過度に吸収されると一部は中枢神経系に達し，痙攣を起こすことがある。この場合は，濃度が過度になることにより本来の標的組織とは遠く離れた組織で有害作用を惹起する。このように，中毒は薬物濃度が過度に増加することが本質的な問題であって，これに対して副作用もしくは有害作用は通常の治療の濃度であっても生じうる作用であることが異なる。すなわち，有害作用は副作用の一部であるとともに，場合によっては中毒の一部を指すこともある。

2 禁忌の考え方

1）添付文書との関連

　薬物を投与すべきでない場合を投薬禁忌または単に禁忌と呼んでいる。個々の薬物について添付文書などを参照すれば記載されているので禁忌であるかどうかはすぐに分かるが，添付文書が情報のすべてではないことに注意したい。禁忌と添付文書に記載されている根拠が確立している場合もあればそうでない場合もある。禁忌と指示されているのは特に法律が存在するわけではなく，添付文書を作成した製薬会社がその薬の有害作用を回避するために必要であると判断して記載しているのである。この点が，毒薬や劇薬とは異なっている。毒薬や劇薬は薬事法という法律の中で指定されている。したがって，毒薬や劇薬は医師の判断によって変動することはない。一方，禁忌は「絶対禁忌」，「原則禁忌」などという用語があるように，医師の判断によって変動しうる。禁忌とされている場合であってもほかに代替薬がない場合などは投与することもありうる。ただし注意すべき点は，添付文書に禁忌と記載されている場合であって，薬物を投与することにより患者に著しい不利益が生じた場合には，その根拠を明確に説明できなければ，医師は注意義務違反を問われることを認識しなければならない。添付文書自体は法的文書ではないが，判例を眺めて分かることは，添付文書の内容は絶対視されているわけではないものの司法による判断の際に重視される側面がある。

　添付文書が法的な意味をもつようになったきっかけとして有名な判例は，平成8年1月23日のジブカイン（ペルカミン®）に関する最高裁判所の判決である。添付文書には2分間隔で血圧を測定するように記載があったが，その医師が5分間隔で測定したため患者の急激な血圧低下を見逃がす結果となり患者は死亡した。一審では医師の注意義務違反はないとされたが，高裁判決（控訴審）は原告が最高裁判所に上告した。この事例について最高裁判所の判断を簡単に紹介し，読者の参考に供したい。以下は判例の紹介であるが，全文は長いため必要な部分のみを抜粋してある。

　『ところで，本件麻酔剤の能書には，〈副作用とその対策〉の項に血圧対策として，麻酔剤注入前に一回，注入後は十ないし十五分まで二分間隔に血圧を測定すべきであると記載されているところ，原判決は，能書の右記載にもかかわらず，昭和四九年ころは，血圧については少なくとも五分間隔で測るというのが一般開業医の常識であったとして，当時の医療水準を基準にする限り，被上告人××に過失があったということはできない，という。しかしながら，医薬品の添付文書（能書）の記載事項は，当該医薬品の危険性（副作用等）につき最も高度な情報を有している製造業者又は輸入販売業者が，投与を受ける患者の安全を確保するために，これを使用する医師等に対して必要な情報を提供する目的で記載するものであるから，医師が医薬品を使用するに当たって右文書に記載された使用上の注意事項に従わず，それによって医療事故が発生した場合には，これに従わなかったことにつき特段の合理的理由がない限り，当該

医師の過失が推定されるものというべきである。そして，前示の事実に照らせば，本件麻酔剤を投与された患者は，ときにその副作用により急激な血圧低下を来し，心停止にまで至る腰麻ショックを起こすことがあり，このようなショックを防ぐために，麻酔剤注入後の頻回の血圧測定が必要となり，その趣旨で本件麻酔剤の能書には，昭和四七年から前記の記載がされていたということができ（鑑定人××によると，本件麻酔剤を投与し，体位変換後の午後四時三五分の血圧が 124 ないし 70，開腹時の同四十分の血圧が 122 ないし 72 であったものが，同四五分に最高血圧が 50 にまで低下することはあり得ることであり，ことに腰麻ショックというのはそのようにして起こることが多く，このような急激な血圧低下は，通常頻繁に，すなわち一ないし二分間隔で血圧を測定することにより発見し得るもので，このようなショックの発現は，「どの教科書にも頻回に血圧を測定し，心電図を観察し，脈拍数の変化に注意して発見すべしと書かれている」というのである），他面，二分間隔での血圧測定の実施は，何ら高度の知識や技術が要求されるものではなく，血圧測定を行い得る通常の看護婦を配置してさえおけば足りるものであって，本件でもこれを行うことに格別の支障があったわけではないのであるから，被上告人××が能書に記載された注意事項に従わなかったことにつき合理的な理由があったとはいえない。すなわち，昭和四九年当時であっても，本件麻酔剤を使用する医師は，一般にその能書に記載された二分間隔での血圧測定を実施する注意義務があったというべきであり，仮に当時の一般開業医がこれに記載された注意事項を守らず，血圧の測定は五分間隔で行うのを常識とし，そのように実践していたとしても，それは平均的医師が現に行っていた当時の医療慣行であるというにすぎず，これに従った医療行為を行ったというだけでは，医療機関に要求される医療水準に基づいた注意義務を尽くしたものということはできない。』

　読者はどのような感想を抱かれたであろうか。そこまで添付文書に従わねばならないのかと思われたかもしれない。この判例の意義は 2 つあると思われる。まず医療慣行は医療水準とは異なること，すなわち，多くの医師が行っている行為であってもその事実と医師が果たすべき医療水準とは別問題であるということであり，もう一つは添付文書（司法関係者は能書の語をしばしば用いる）という文言が最高裁判所の判決文中に登場することによって添付文書の司法による取り扱いの前例ができた点である。ただし，判決文中にもあるように，合理的な理由が他にあれば添付文書の内容に従わなくとも必ずしも注意義務違反にはならないということである。

　添付文書はたしかに重要な資料には違いないが，それを絶対視するのは医学的に問題であるというのが著者の考え方である。添付文書の内容のすべてに明確な根拠があるとは限らないからである。古くから使用されている医薬品は特にその傾向がある。例えばメチルフェニデート（リタリン®）の例がある。メチルフェニデートの 1998 年以前の添付文書には，適応として(1) 軽症うつ病，抑うつ神経症，(2) ナルコレプシー，と記載されていた。しかし，1999 年以降の添付文書には適応として，(1) 抗うつ薬で効果不十分な以下の疾患に対する抗うつ薬との併用：難治性うつ病，遷延性うつ病，(2) ナルコレプシー，と記載されている。元来メチルフェニデートは 1958 年に認可された薬物であるが，その後軽症うつ病には依存性のない抗うつ薬が処方できるようになったことから，抗うつ薬としての役目は終わったと製薬会社は判断

し，1998年にうつ病を適応から削除したい旨を厚生省に申し出た。特に，メチルフェニデートはその依存性のために向精神薬および麻薬取締法における向精神薬に指定されており，乱用の可能性があったことも削除を希望した理由であろうと推定できる。しかし，当時の厚生省は依存形成の有害作用よりも抗うつ作用の「薬効」を重視し，記載を削除するのではなく上記のように添付文書の記載を変更することに留めた。その後，2002〜2003年にかけてうつ病の患者に使用した場合に妄想や自殺企図が多発し，今日に至っている。メチルフェニデートの問題は次の2点であろう。まず，医師は添付文書どおり難治性うつ病および遷延性うつ病に使用を限定していたかどうかという点，第二にうつ病への適応は日本のみであるにもかかわらず，どのような根拠で厚生省はうつ病への適応を継続したのかという点である。換言すれば，添付文書の適応が正しく守られていなかったために問題が生じたのか，あるいは添付文書の内容自体が当時の医学水準に照らして誤っていたのかという点である。この例から分かることは，添付文書は改訂される文書であって，使用に際しては最新版を使用しなければならないこと，また添付文書の内容は最新の医学水準を必ずしも反映しているとは限らないということである。

　このような現状の中で実際に使用する場合の方針として，たとえ根拠が希薄であったとしても火のないところに煙は立たないのであるから，添付文書に有害作用の指摘がある場合はその薬物は避けたほうが賢明であるとするのも考え方であろう。しかし，効果が優れている薬物を希薄な根拠のために断念するのも合理性を欠くと考えざるをえない。例えば，ジアゼパムなどのベンゾジアゼピンを狭隅角緑内障の患者に使用してもよいかどうかについて，添付文書によれば禁忌となっている。たしかに1970年のGoodman & Gilmanの教科書第4版には次のように記載されている[1]。

Although anticholinergic actions have not been reported, it is advised that diazepam not be used in patients with glaucoma.

　しかし，この見解は1975年の第5版には記載が削除されている[2]。さらに，Carterらが行った臨床試験によれば，ミダゾラムを緑内障の小児患者に麻酔中に使用して眼圧を測定したところ，プラゼボ群と差を認めなかった[3]。しかし，Carterらはミダゾラムを緑内障の患者に使用することを推奨するためには成人でも臨床試験をする必要があるとしている。添付文書に記載がないからといって問題があることもある。添付文書は製薬会社が責任をもって作成する文書であるが，薬物の承認審査とは本来別個のものである。言い替えるならば，記載内容の責任の所在は製薬会社にある。しかし，製薬会社に特に過失がなくとも，審査過程で怪しい副作用が添付文書に記載されない事例も過去にあった。例えば，ゲフィチニブ（イレッサ®）の審査時点では「現時点までの検討からは，間質性肺炎の発症に本薬が関与している可能性は否定できない。（途中省略）本薬と間質性肺炎との関連性については，今後も市販後調査等をふまえ慎重に検討していく必要があると考えている。（平成14年5月9日，衛研発2685号）」と判断されており，製薬会社は添付文書に間質性肺炎を副作用の項目に記載しなかった。しかし，市販後，間質性肺炎による死亡例が続いたため，マスメディアが取り上げたこともあって平成14年10月に添付文書を改訂してこの副作用を記載するに至った。すなわちゲフィチニブ

の事例からいえることは，添付文書を鵜呑みにするのではなく，臨床家自身の自分の観察結果を大切にすることがとても重要であるということであろう。

　これらはほんの一例であるが，患者の安全性の確保および医薬品の合理的な使用については添付文書だけでは不十分であることは明らかである。いずれの場合もその医薬品の選択の合理性がどれだけあるのかが問われると考えるべきであろう。

2）患者のメリットとデメリット

　一般的に禁忌となるのはどのような場合であろうか。アレルギーがある場合とか，効果が期待できない場合とか，副作用と患者の病態が一致する場合などが該当する。それらの根底にある考え方は，薬物を投与することによって，投与しない場合よりも明らかに患者への有益性が劣る場合に禁忌となることである。換言すれば，投与のデメリットがメリットを明らかに上回る場合である。それでは投与することによるメリットとデメリットが同程度であることが明らかならばどうなるであろうか。この場合は，できるかぎりのことを患者のためにする，もしくは治療上の悔いを残さないという観点からすれば投与するかもしれないし，その気持ちも理解できるが，一般には投与しないのが合理的な判断であろう。例えば，薬効が全くない化合物を投与する場合を考えてみよう。この場合のメリットはゼロであるから，投与によるデメリットが仮にないとしても最善でもデメリットとメリットは同等であるから禁忌となる。実際に，添付文書にこのカテゴリーに該当する例が見られる。麻酔領域の医薬品ではないが，乾燥濃縮人血液凝固因子 VIII 製剤および遺伝子組み換え血液凝固因子 VIII 製剤はいずれも血友病 A（第 VIII 因子欠損）が適応になっているが，von Willebrand 病（von Willebrand 因子欠損）に対しては，前者が治療薬であり後者は禁忌になっている。その理由は，第 VIII 因子は血清中では von Willebrand 因子と複合体を形成しているため，ヒト血清由来血液凝固因子 VIII 製剤には製造過程で von Willebrand 因子も混入してくるため，von Willebrand 病にも有効だが，遺伝子組み換え血液凝固因子 VIII 製剤には von Willebrand 因子は含まれない。すなわち，無効であることが分かっている医薬品の投与は禁忌と考えるべきなのである。ライノウイルス感染症（かぜ症候群）に対してセフェム系抗菌薬を処方する医師がいるが，ウイルス疾患に対して抗菌薬は無効であり，基本的には禁忌なのである。

　ある医薬品に対してアレルギーがあることが分かっている場合は，絶対禁忌と考えるべきである。過去のアレルギー症状が軽度の発疹であったとしても，次回の症状も軽症であるとは限らない。場合によってはアナフィラキシーショックとなる可能性もある。また，前回よりも少量ならば安全かといえばそうではない。同一の医薬品でなくとも，基本骨格が同じ化合物などのように構造式に共通部分が多い場合も注意が必要であり，構造式が異なる系統の薬が使用できるならばそちらを選択するほうが賢明である。

　病態とその薬の副作用が一致する場合は，薬の投与によっても病態の改善が見込めないため禁忌と考えられる。

表1　添付文書を検索する

事例1	セボフルランの添付文書情報を見たい場合
STEP1	http://www.info.pmda.go.jp/ にアクセスする．
STEP2	「医療用医薬品の添付文書情報」ボタンをクリックする．
STEP3	検索画面の左上の「一般名・販売名」のスペースにセボフルランと入力するか，販売名であるセボフレンと入力して検索実行ボタンをクリックする．もしセボと入力すると，医薬品名の一般名か販売名中にセボの文字列が含まれるすべての医薬品が検索される．検索結果は画面右に商品名で表示される．
STEP4	検索結果の1品目をクリックすると，添付文書の内容が現れる．
事例2	麻酔薬との併用禁忌にはどのような薬があるかを検索する場合
STEP1，2	は事例1と同じ．
STEP3	「一般名・販売名」のスペースは空白であることを確認する．
STEP4	検索画面のやや下の方に「項目内検索1」，「項目内検索2」，「項目内検索3」というメニューがある．「項目内検索1」のプルダウンメニューから「禁忌」を選択する．
STEP5	さらにその次の行のスペースに麻酔剤と入力する．添付文書には麻酔剤の後だけでなく麻酔薬の単語も使用されるので，麻酔剤の次に空白を1字分あけて麻酔薬と入力する．次にその右のプルダウンメニューから，「いずれかを含む」を選択する．残りの入力箇所は空白のままにしておく．最後に検索実行ボタンをクリックする．
STEP6	右画面に検索条件を満たす医薬品のリストが表示される．700品目以上が該当することが分かる．
事例3	気管支喘息の患者に禁忌の全身麻酔薬を検索する場合
STEP1～3	は事例2と同じ．
STEP4	「薬効分類」のプルダウンメニューから全身麻酔剤を選択する．
STEP5	「項目内検索1」のプルダウンメニューから「禁忌」を選択する．
STEP6	さらにその次の行の空白部分に喘息と入力する．
STEP7	検索実行ボタンをクリックする．
STEP8	右画面にイソゾール，チトゾール，ラボナールが表示される．
事例4	気管支喘息の患者に禁忌ではない全身麻酔薬を検索する場合
STEP1～6	は事例3と同じ．
STEP7	そのすぐ右の空白部のプルダウンメニューから「いずれも含まない」を選択する．
STEP8	検索実行ボタンをクリックする．
STEP9	右画面に約20種類の全身麻酔薬が表示される．

3）添付文書を用いて禁忌を検索する

　添付文書の注意点を前述したが，添付文書が医薬品に関する情報源として重要な資料の一つであることも強調する必要があると思う．添付文書を使用して麻酔薬との併用禁忌にはどのような薬物があるか，気管支喘息の患者には禁忌の全身麻酔薬は何か，気管支喘息の患者に禁忌ではない全身麻酔薬は何かについて具体的な検索方法を表に記載したので参考にしていただきたい．表1に示した事例を自分で試すことによってさまざまな検索条件で調べることができるだろう．

4）PubMedを用いて禁忌を検索することは可能か

　検索語としてcontraindication[ti][4] AND anesthesia[ti]とすれば，題名にそれぞれの単語が含まれる論文が検索できる．実際に実行してみると，ヒットしたのはわずかに5件であった（表2）．この結果から分かることは，少なくともこの主題で書かれた総説はなく，この主題の

表2 題名に contraindication かつ anesthesia を含む論文を PubMed によって検索した結果

Dinman S., Black cohash : a contraindication in general anesthesia. Plast Surg Nurs. 2006 ; 26 : 42-3.
Zabashnyĭ SI, Garmish OS, Biriukov VV, Stadnichuk GN, Smirnova IaV., [Clexane and regional anesthesia. Contraindication or possible combination ?（Russian）] Klin Khir. 2001 ; 5 : 33-5.
Smith RE, Bodin CJ, Kogutt MS., Recent epidural anesthesia : a relative contraindication to thrombolysis. A, JR Am J Roentgenol. 1997 Aug ; 169 : 445-6.
Febré E, de Andrés JA, Bolinches R. [Epidural anesthesia and skin grafts. A relative contraindication ?（Spanish）]. Rev Esp Anestesiol Reanim. 1991 ; 38 : 280.
McGowan BL. Active temporal arteritis as a contraindication to elective surgery with general anesthesia. Am J Ophthalmol. 1967 ; 64 : 455-7.

扱いが容易でないことを示している．特に，禁忌は患者の病態ごとに変動しうる性質をこの検索結果が間接的に現していると思われる．ちなみに題名に contraindication のみを含む論文は 615 件，anesthesia のみを含む論文は 51,016 件であった．

3 有害作用が麻酔・手術に悪影響を及ぼす場合

　周術期に問題が生じる可能性のある場合を大きく分類すると次のようになろう．まず，薬物の有害作用と患者の術前病態が重なる場合である．これらは患者の術前の病態によっては禁忌と考えられる薬物も少なくない．第二に，周術期に使用する薬物が全身麻酔薬の効果を変化させる場合である．第三に，麻酔中に好ましくない作用が生じる場合である．第四に，術後の経過に好ましくない作用が生じる場合である．

1）患者の術前病態と薬物の有害作用が重なる場合（表3）

　緑内障とアトロピンの問題については前述したように狭隅角緑内障が問題となり，病態と副作用が一致する場合に該当するため禁忌と考えられるかもしれないが，緑内障の患者の麻酔中にアトロピンを使用することの是非はどうかというとそのような一般論とは異なる可能性がある．眼圧が正常もしくは上昇していたそれぞれ20名の高齢者について検討したSalemらによれば，チオペンタールおよびスキサメトニウムによって麻酔した高齢者では，アトロピンの使用によって使用前に高かった眼圧がさらに上昇することはなく，むしろ低下したとしている[5]．ただし，これらの被験者が狭隅角であったか否かは明らかでない．
　重症筋無力症の患者の術中に筋弛緩薬を使用する場合は遷延性無呼吸に特に注意が必要であり，人工呼吸器を長期間使用する必要性も念頭におくべきである．ベンゾジアゼピンを重症筋無力症の患者に投与する場合も同様である．
　ベクロニウムなどの非脱分極性筋弛緩薬はすべて4級アンモニウムであり，腎からの排泄が主である．4級アンモニウムとは化合物中の窒素原子が陽性に荷電している状態であり，親水性が高いため，大部分が未変化体として腎臓から排泄される．ベクロニウムはエステル結合を

表3 患者の術前病態と薬物の有害作用が重なる場合

術前の病態	薬物	問題点	対策
緑内障	アトロピン	眼圧上昇	使用しない
重症筋無力症	筋弛緩薬，ベンゾジアゼピン	遷延性無呼吸	慎重に
高齢者	ベクロニウム	遷延性無呼吸	投与量減量
低体温	ベクロニウム	遷延性無呼吸	投与量減量
帝王切開既往	陣痛促進薬	子宮破裂	使用しない
気管支喘息発作	モルヒネ	発作の重症化	使用しない
重症気管支喘息	チオペンタール	発作の重症化	プロポフォールに変更
気管支喘息	ネオスチグミン	喘息発作誘発	慎重に
熱傷	スキサメトニウム	心停止	使用しない
甲状腺機能亢進症	パンクロニウム	頻脈	ベクロニウムに変更
重度心不全	吸入麻酔薬	心機能低下	フェンタニルなどに変更（TIVA）
肝硬変	非ステロイド性抗炎症薬	出血	投与中止
認知症	ケタミン	せん妄	使用しない
心不全を伴う心房細動	カルシウム拮抗薬	著しい徐脈	ジギタリスを使用

有し，血漿中や肝臓で代謝されるが一部は活性代謝物になる。活性代謝物も4級アンモニウムである。したがって，活性体の排泄にとっても腎機能が特に重要になっており，高齢者のように腎機能が低下している患者に投与する際には，投与量を減らす必要がある。低体温の患者では作用が増強するため，やはり投与量を減らす必要がある。また，脱水の患者にも遷延性無呼吸に対する注意が必要である。

　帝王切開の既往がある妊婦に陣痛促進薬を使用すると以前の縫合部位から子宮が断裂する危険がある。わが国では特に陣痛促進薬の使用が多く，この禁忌を無視したための死亡事故も起きている。また，帝王切開の既往がなくともプロスタグランジンやオキシトシンの複数の陣痛促進薬を使用することは子宮破裂の危険があり禁忌である。これも実際に事故が報告されている。胎児が子宮内にとどまっている分娩第2期が終了するまでは，陣痛促進薬は基本的には使用を避けたほうが安全であろう。

　気管支喘息発作中の患者にモルヒネを投与することはヒスタミン遊離による気管支収縮を生じるため危険である。気管支喘息の既往がある患者にはモルヒネを避け，ヒスタミン遊離のないフェンタニルを用いるほうが安全である。チオペンタールはプロポフォールに比べて気道抵抗を有意に高めることが臨床試験で報告されている[6]。ネオスチグミンによってアセチルコリンが増加するため，気管支収縮が助長されるおそれがあるため要注意である。熱傷患者は組織破壊による高カリウム血症を来しており，さらに高カリウム血症を来しやすいスキサメトニウムを使用すれば心臓に悪影響が出る。

　甲状腺機能亢進症患者に対してパンクロニウムを使用すると，パンクロニウムによるムスカリン受容体遮断作用のために頻脈を来す。このため，パンクロニウム以外の筋弛緩薬を選択する。

表4　薬の術前中止時期

ワルファリン	4日前
アスピリン	10日前
アンギオテンシン変換酵素阻害薬	術前24時間以内
アンギオテンシン受容体拮抗薬	術前24時間以内

　心不全の患者に吸入麻酔薬を投与すると心機能が著しく低下する場合があるため，フェンタニルなどを組み合わせた静脈麻酔を選択する．

　肝硬変の患者では血液凝固因子の合成量が低下しており，出血傾向を来しやすい．血液凝固因子量は肝機能の低下を鋭敏に反映することが知られている．

　非ステロイド性抗炎症薬は鎮痛などの抗炎症作用をもつと同時に血小板凝集阻害作用をもっている．特に，シクロオキシゲナーゼと共有結合するアスピリンは作用時間が長いため，術前に投与を中止する．血栓予防薬のワルファリンやヘパリンも投与を中止する．ヘパリンは投与中止後の作用の消失は速いが，ワルファリンは血中半減期が長いことと血液凝固因子の合成阻害薬であることにより，投与中止後に凝固能が回復するまでに時間がかかることを考えて中止のタイミングを図る必要がある．これらの投与中止時期を表4にまとめた．認知症には主に脳血管型とアルツハイマー型があるが，いずれもその症状としてせん妄を来すことがある．ケタミンのように術後回復期にせん妄を来しやすい薬物は避けることはもちろんのこと，ベンゾジアゼピンでもせん妄を来すことがあるため，注意が必要である．

　うっ血性心不全の治療には後負荷を軽減する目的で各種の降圧薬が用いられるが，唯一の例外がカルシウム拮抗薬である．カルシウム拮抗薬は房室伝導時間を延長するため，うっ血性心不全には使用しない．うっ血性心不全を伴う心房細動の患者へはカルシウム拮抗薬ではなくジギタリスを使用すべきである．

2) 投薬により麻酔効果が変化する場合（表5）

　フェノバルビタールは強直間代性痙攣（大発作）の発作予防に使用されるが，長期投与となるため，薬物代謝酵素が誘導されている可能性が高い．このため，肝排泄型の薬物を使用した場合には半減期が短縮することを念頭におかねばならない．ヒトでは特にCYP2B6やCYP3A4の誘導が知られており[7]，これらの酵素で代謝される麻酔関連薬としては，CYP2B6によりalfentanil，プロポフォール，ペチジン，CYP3A4によりジゴキシン，フェンタニル，alfentanil，リドカイン，メサドン，オンダンセトロン，ジルチアゼム，ニフェジピン，フェロジピン，ベラパミル，ベンゾジアゼピン，コデインなどがある．

　ベンゾジアゼピンやα_2受容体作動薬などの中枢神経抑制薬は最小肺胞濃度を減少させるため，投与量を減量する必要がある．

表5　投薬により麻酔効果が変化する場合

薬物	問題点	対策
フェノバルビタール	薬物代謝酵素誘導	必要に応じて投与量減量
中枢抑制薬 　抗精神病薬 　ベンゾジアゼピン 　クロニジン	最小肺胞濃度減少	投与量減量

3）麻酔中に好ましくない作用が生じる場合（表6）

　術前にチアジド系利尿薬やループ利尿薬などが投与されている場合には，低カリウム血症を来している可能性に注意する．β受容体作動薬でも低カリウム血症を来すことがある．低カリウム血症があるとジギタリス中毒を来しやすいばかりでなく，低カリウム血症により呼吸麻痺や四肢麻痺を惹起することがあるため，あらかじめカリウムを補給しておくことが重要である．カリウムの補給について注意すべきことは，決してアンプル溶液を原液のまま静脈内注射しないことである．これは心室細動を来し即死する．わが国でも過去にこの医療事故が起きている．看護師にカリウム補給を指示する場合は，診療録などの文書を介して行うことも重要である．また，指示内容は，「カリウムを補給するように」など漠然としたものではなく，具体的に指示を与えなければならない．カリウム補給をする場合には時間的余裕があれば経口薬でよく，時間的に余裕がない場合には輸液と混合し，希釈して投与する．

　オピオイドは鎮痛作用を生じるよりも低用量で嘔吐を来しやすい．特に，疼痛の程度が軽い患者でこの傾向が強く，悪心・嘔吐はオピオイドの薬理作用の中で最も低用量で生じる作用であり，避けがたい作用であるため，オピオイドの使用量は疼痛管理に必要な量のみを投与するようにする．場合によっては制吐薬を投与する．5-HT$_3$受容体拮抗薬はオピオイドによる硬膜外麻酔時の嘔吐の予防には無効であることが報告されている[8]．

　アンギオテンシン変換酵素（ACE）阻害薬やアンギオテンシン受容体拮抗薬（ARB）は遷延性血圧低下を来すため，術前24時間以内に投薬中止の必要がある（表4）．

　ワルファリンは前述したように出血のリスクを高めるため術前に中止するが，中止後も作用が持続することを考慮に入れて4日前に投薬を中止する．アスピリンは術前10日前に中止する．

　家族歴により悪性高熱を来すおそれがある場合には，吸入麻酔薬やスキサメトニウムの使用を避け，他の麻酔法を選択するほうが安全である．

　抗コリン薬は頻脈を来すため，心拍数が増加することにより不利益となる患者では使用しない．アトロピンはこれまで麻酔前投薬として多く使用されてきたが，術前の注射が果たして必要がどうかについて最近は意見が分かれてきた．使用継続の根拠は，気道分泌量が減少し，吸入麻酔が円滑に実施できることであり，使用停止の根拠は，使用しなくても麻酔には問題なく，かつ患者にとっても負担が少ないことが挙げられている[9]．特にアトロピン不使用例で誤

表6 麻酔中に好ましくない作用が生じる場合

薬物	問題点	対策
利尿薬	低カリウム血症による呼吸麻痺や四肢麻痺	カリウム補給
オピオイド	嘔吐	必要量のみ使用，制吐薬
ACE阻害薬，ARB	遷延性血圧低下	術前24時間以内に投薬中止
ワルファリン	出血	術4日前に投薬中止し術後再開，またはビタミンK準備
吸入麻酔薬，スキサメトニウム	悪性高熱誘発	他の麻酔法を選択
アトロピン	頻脈	麻酔前投薬から削除
カルシウム拮抗薬（短時間作用型）	反跳現象	漸減または長時間作用型
β遮断薬	反跳現象	
レボドパの中止	悪性症候群	漸減
副腎皮質ステロイドの中止	ステロイド離脱症候群	漸減
デクスメデトミジン	低血圧，徐脈	投与速度削減，アトロピン
β遮断薬中止	反跳現象	投薬継続
副腎皮質ステロイド中止	離脱症候群	増量
レボドパ投与中止	悪性症候群	増量
エフェドリン	冠攣縮，心室性不整脈	頻脈時は使用しない
アルブミン製剤	循環血液量増加	慎重投与
アルブミン製剤	アナフィラキシー	投与中止，アドレナリン投与
硝酸薬	頭蓋内圧上昇	
ドキソルビシン	心毒性	心機能の術前評価
ベクロニウムとフェンタニルの併用	徐脈	パンクロニウムに変更
フロセミド	低カリウム血症	カリウム補充
β作動薬	低カリウム血症	カリウム補充
H_2遮断薬	誤嚥性肺炎	
低カリウム血症にジギタリス投与	心室性不整脈	カリウム補充
局所麻酔薬	痙攣	ジアゼパムの静注
電気痙攣療法でのケタミン使用	頭蓋内圧亢進	ケタミンを使用しない

嚥性肺炎となり裁判で敗訴した経験を有する施設ではアトロピンの使用を勧めている。ただし，誤嚥性肺炎の原因がアトロピン不使用であることが医学的に証明されたわけではなく，司法の判断は医学的判断とは必ずしも一致しないことに注意を要する。カルシウム拮抗薬，β遮断薬，レボドパ，副腎皮質ステロイド薬などのいずれかが術前から患者に投薬されている場合で，かつ手術時には薬の血中濃度を下げておく必要がある場合にはこれらの投与を突然中止するのではなく，手術までに漸減することが必要である（表7）。カルシウム拮抗薬のうちニフェジピンのように半減期が短いタイプでは冠動脈収縮による突然死のリスクが増えることが分かっており，最近ではジヒドロピリジン系の化合物の中でも血中半減期が比較的長いアムロジピンなどが使用される。アムロジピンは投薬中止による事故はニフェジピンよりも少ないと思

表7 術前に長期投与していた治療薬を突然投薬中止すると副作用が生じる例

β遮断薬
カルシウム拮抗薬
レボドパ
副腎皮質ステロイド
クロニジン
αメチルドパ

われるが，手術時に血中濃度を抑える必要がある場合には，あらかじめ計画的に漸減する必要がある。β遮断薬を本態性高血圧症などで長期間投与していた患者への投薬を急に中止すると，治療を開始したときの血圧よりも上昇する反跳現象が知られている。また，労作狭心症の発作予防で服薬している患者が急に中止すると狭心症の発作が誘発されることもある。レボドパはパーキンソン病の治療薬であるが，急に投与を中止したり患者の服薬コンプライアンスが低下すると悪性症候群のリスクが増える。レボドパを急に中止したことが原因で生じる悪性症候群に対してはレボドパを追加投与することが必要である。また，レボドパ特有の問題として，レボドパを含む血液を使用してノルアドレナリンやアドレナリンの血中濃度を測定すると，蛍光波長を利用した測定系に影響して見かけ上これらのカテコラミン値が高く示される。副腎皮質ステロイドを長期に服用すると副腎皮質は萎縮する。この状態で副腎皮質ステロイドの投与を急に中止すると，副腎皮質ホルモンの不足が顕在化して急性副腎皮質不全となり非常に危険である。

デクスメデトミジンの投与によって低血圧や徐脈が生じることがあるが，これに対しては投与速度を低下させたり，アトロピンを投与して心拍数を増加させる。

エフェドリンは交感神経系の促進を期待して使用することがあるが，代替薬がある場合が多く，できればエフェドリンを避けたほうが無難と考える。エフェドリンによって冠動脈攣縮や心室性不整脈が生じることがあるため，頻脈時の使用は特に避けたほうがよい。

アルブミン製剤は循環血液量が増加したり，あるいはアレルギーにより血圧低下を呈する患者もおり，安易に使用しないことが肝要である。万が一アナフィラキシーによる血圧低下が生じてしまった場合には投与をただちに中止してアドレナリンを投与する。アドレナリンの作用は，α_1およびβ_2受容体刺激作用を期待しており，α_1による血圧上昇，β_2による気管支拡張および肥満細胞からのヒスタミン遊離抑制作用を利用している。したがって，アナフィラキシーショックの治療薬としてアドレナリンの代わりにノルアドレナリンを使用することは誤りである。

ニトログリセリン，硝酸イソソルビドなどの硝酸薬，亜硝酸アミルなどの亜硝酸薬が脳血管を拡張することにより頭蓋内圧を亢進させることがあるため，頭部外傷や脳腫瘍の患者では特に注意が必要である。

抗癌薬のアントラサイクリン系（ダウノルビシン，ドキソルビシン）は心毒性があり心電図

上異常所見を呈する。心機能を含めて手術適応の有無に関する術前評価が必要となる。ベクロニウムとフェンタニルを併用すると徐脈を呈することがあるが，この場合はベクロニウムをパンクロニウムに変更する。パンクロニウムは抗コリン作用があるため徐脈になりにくくなる。

麻酔前投薬としてH_2遮断薬を投与すると誤嚥性肺炎が増加することが知られている。

局所麻酔薬が吸収されて抑制性の神経を麻痺させると痙攣を来す。これに対する処置はジアゼパムを静脈内注射することである。ジアゼパムの静注はゆっくり行うことが大切であり，急速に行うと呼吸抑制が起こることがある。この場合はフルマゼニルを静脈内注射することにより拮抗する。

電気痙攣療法では頭蓋内圧亢進を来しやすく，ケタミンを使用するとこのリスクが増えるためケタミンの使用を避ける。

4）術後の経過に好ましくない作用が生じる場合 (表8)

オピオイドにより嘔吐が生じやすいことは前述したとおりであるが，揮発性麻酔薬も術後に嘔吐を起こしやすい。特に非喫煙者で動揺病の既応のある女性に頻度が高いとされるが，この術後嘔吐の予防としてドロペリドール，デキサメタゾン，5-HT_3受容体拮抗薬が使用されることがあるが，有効か否かは確定していない[4]。

糖尿病患者がインスリン療法を受けている場合，特にNPHインスリンが術後低血糖を来しやすいことが報告されており，この対策としては速効型インスリンに変更することが挙げられる。

ジギタリスによりさまざまな心電図上の異常を呈することがあるが，ジギタリス中毒が原因であるのかそれ以外の心機能異常であるかの鑑別は必ずしも容易ではない。術前のジギタリス投与により術後の心房細動の発生が低下したという臨床試験報告もあり[10]，手術とジギタリスは個別の症例ごとに検討する必要がある。ジギタリス中毒はその血中濃度を測定することにより判明することもあるが，低カリウム血症によるジギタリス中毒ではジギタリス自身の濃度は依然として治療域であることに注意したい。ジギタリスはナトリウムポンプの細胞膜の外側に結合するが，この結合部位の近傍にカリウムの結合部位があるとされ，ジギタリスとカリウムイオンはお互いにこの結合部位に対して競合関係にある。したがって，カリウムイオンが減少すればジギタリスの結合は増加する。ただし，ジギタリスの結合が増えたとしても，ジギタリスの血中濃度が減少として測定されることはない。その理由は，ナトリウムポンプに結合するジギタリスの量は血中に存在するより極めてわずかであるからである。

アトロピンは術後にせん妄を来すことがあるため，留意する必要がある。これが原因ではないが，前述したように最近ではアトロピンを麻酔前投薬として使用しない施設も増加しており，アトロピンによる有害作用を考えると麻酔前投薬として日常的に使用することを再考する必要があるかもしれない。アミノグリコシド系抗菌薬投与中の患者では筋弛緩の拮抗がうまく行えず，人工呼吸が必要になる可能性があることを知っておく必要がある。拮抗に用いるネオ

表8 術後の経過に好ましくない作用が生じる場合

	有害作用	対策
揮発性麻酔薬	嘔吐	
NPHインスリン	術後低血糖	速効型インスリンに変更
アトロピン	せん妄	使用を避ける
アミノグリコシド系抗菌薬	筋弛緩拮抗薬の無力化	術後人工呼吸
ネオスチグミン	冠動脈攣縮	
非ステロイド性抗炎症薬	出血	術前10日前に中止
オピオイド	悪心・嘔吐	
電気痙攣療法の麻酔前投薬	覚醒遅延	前投薬の使用を避ける

スチグミンなどの抗コリンエステラーゼ薬はアセチルコリンを増加させるが，冠動脈攣縮を起こすことがある。ネオスチグミンなどを術後に筋弛緩薬の拮抗として用いる場合には，神経筋接合部のニコチン受容体が標的であるため，抗コリン薬を投与しても理論的には影響はないはずであり，この攣縮は理論的には抗コリン薬によって拮抗できるが，アトロピンによるせん妄の問題も含めて投与量の設定が難しく，実際には容易ではない。

電気痙攣療法では術後の覚醒が遅延する傾向にあるため，できるかぎり麻酔前投薬を使用しないほうが安全である。最近では麻酔前投薬を通常の手術時であっても全く使用しない施設もあることから，特に電気痙攣療法では麻酔前投薬を使用しないほうがよいように思われる。

4 有害作用によるリスクを下げる

臨床で使用する治療薬の種類は多いため，自らが頻用する薬物について理解を深めておき，使い慣れた薬物を作っておくことも麻酔を安全に行うために有効であろう。この場合も，定期的に添付文書などを確認し，情報を更新しておくことも大切である。表1に挙げたインターネットのホームページには，添付文書以外にも安全情報などが掲載されている。表9に麻酔領域でよく使う薬物の主な有害作用を簡単にまとめた。

5 中毒のリスクを下げるための薬物動態学的アプローチ

1コンパートメントモデルに従う治療薬の場合，点滴などのように一定速度で投与を開始してから血清濃度がどのように推移するかを数式で示すと次のようになる。

$$C = \frac{k_0}{VK}(1-e^{-Kt})$$

表9 麻酔領域でよく使う薬物の主な周術期関連有害作用

種類	医薬品名	副作用・有害作用
全身麻酔薬	チオペンタール	喉頭痙攣
	ケタミン	回復期興奮
催眠鎮静薬	ベンゾジアゼピン	健忘，せん妄
局所麻酔薬	リドカイン	痙攣，呼吸麻痺
オピオイド	モルヒネ フェンタニル afentanil ペチジン	嘔吐，呼吸抑制，気管支収縮，めまい，掻痒感
非麻薬性鎮痛薬（法律上向精神薬）	ブプレノルフィン ペンタゾシン	頭蓋内圧亢進
非ステロイド性抗炎症薬	アスピリン	乏尿，胃潰瘍
心血管作働薬	アドレナリン	不整脈
	アミオダロン	肺線維症
	プロカインアミド	torsade de pointes，アレルギー
	β遮断薬	喘息発作
	カルシウム拮抗薬	徐脈
	ジギタリス製剤	心室性不整脈，嘔吐
	アトロピン	排尿障害，眼圧上昇
	アンギオテンシン変換酵素阻害薬	空咳，血圧低下
	アンギオテンシン受容体拮抗薬	血圧低下
	フロセミド	低カリウム血症
	硝酸薬	メトヘモグロビン血症

ただし，k_0 持続注入速度，V 見かけの分布容量，K 消失速度定数，t 投与開始後経過時間，e 自然対数の底とする。定常状態の濃度は時間経過を無限大（$t \to \infty$）として，

$$C = \frac{k_0}{VK}$$

が得られる。投与後の時間経過として半減期の4倍（$t = 4t_{1/2}$, $K = \frac{0.693}{t_{1/2}}$）を代入すると，

$$C \approx 0.94 \frac{k_0}{VK}$$

が得られる。すなわちその薬物の半減期の4倍の時間が経過すれば薬物血清濃度は定常状態の94％に達し，ほぼ定常状態になることを示しており，この知識は役に立つ。これは投与方法が連続であれ，間欠的であれ同様である（図1）。投与方法が連続の場合は定常状態の血清濃度は一定となり，間欠投与の場合は定常状態では平均濃度が一定になる（図2）。一方，定常状態の血清濃度を決めるのは単位時間あたりの投与量である。例えば，ある薬物を 35 mg/hr の一定速度で血管内に投与する場合，12時間ごとに 420 mg 投与する場合，8時間ごとに 280 mg 投与する場合，6時間ごとに 210 mg 投与する場合では，いずれも1時間あたりに換算す

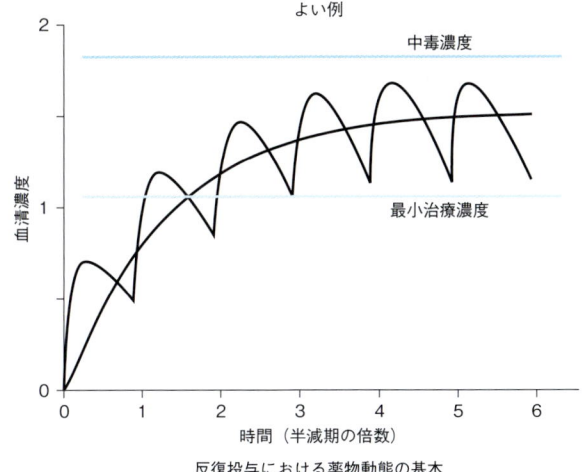

図1 連続投与および間欠投与による血清濃度の推移

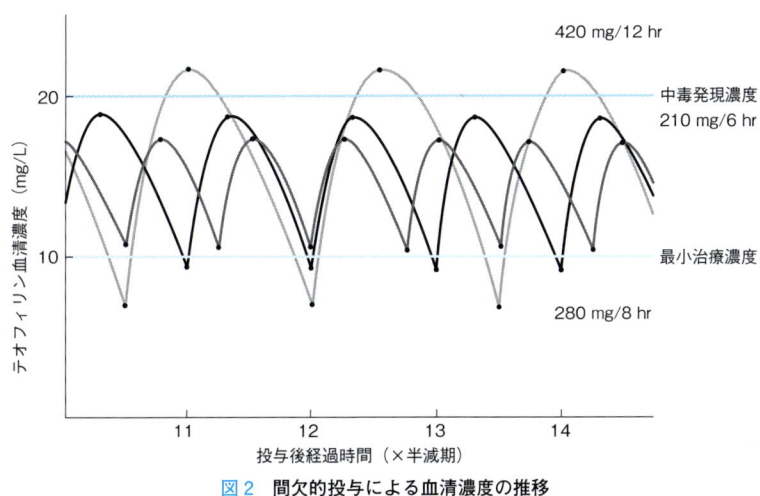

図2 間欠的投与による血清濃度の推移

れば35 mgであり，定常状態での血清濃度はすべて同じになる．ただし前述したように，一定速度で連続的に投与する場合は定常状態の血清濃度は文字通り一定になるが，間欠投与の場合には平均濃度が一定になるという違いがある．この違いが中毒作用の発現に大いに関係する．間欠投与では，投与間隔を長くするほど血清濃度は上下の変動幅が大きくなる（図2）．血清濃度が最小中毒濃度よりも大きくなったときには中毒が生じる．理想的な投与計画は，定常状態の血清濃度がどの時点でも治療域に入っている場合である．すなわち，単位時間あたりの投与量が同一であるなら，投与間隔を短くすることによって有害作用のリスクを下げることができる．麻酔中であれば，多くの場合血管内にカテーテルが挿入されており連続投与ができる条件であるから，連続投与することによって定常状態の濃度を一定にすることができる．その際，投与速度が適切でなければならない．

おわりに

優れた薬物を生かすも殺すも医師の腕一つ（判断次第）である。このことを銘記していただきたい。そのためには，絶えず新しい情報の入手を怠らないことである。

文献

1) Jarvik M. Drugs used in the treatment of psychiatirc disorders. In：Goodman L, Gilman A, editors. Goodman and gilman's the pharmacological basis of therapeutics. New York：MacMillan；1970. p.151-203.
2) Byck R. Drugs and the treatment of psychiatirc disorders. In：Goodman L, Gilman A, editors. Goodman and gilman's the pharmacological basis of therapeutics. New York：MacMillan；1975. p.152-200.
3) Carter K, Faberowski LK, Sherwood MB, et al. A randomized trial of the effect of midazolam on intraocular pressure. J Glaucoma 1999；8：204-7.
4) Pierre S, Corno G [postoperative nausea and vomiting in adult patients]. Ann Fr Anesth Reanim 2003；22：119-29.
5) Salem MG, Ahearn RS. The effects of atropine and glycopyrrolate on intra-ocular pressure in anaesthetised elderly patients. Anaesthesia 1984；39：809-12.
6) Eames WO, Rooke GA, Wu RS, et al. Comparison of the effects of etomidate, propofol, and thiopental on respiratory resistance after tracheal intubation. Anesthesiology 1996；84：1307-11.
7) Czekaj P. Phenobarbital-induced expression of cytochrome p450 genes. Acta Biochim Pol 2000；47：1093-1105.
8) Balki M, Kasodekar S, Dhumne S, et al. Prophylactic [corrected] granisetron does not prevent postdelivery nausea and vomiting during elective cesarean delivery under spinal anesthesia. Anesth Analg 2007；104：679-83.
9) 中木敏夫. 麻酔前投薬に関するアンケート結果報告；こだわりの前投薬は？. LiSA 2006；13：580-5.
10) Yazicioglu L, Eryilmaz S, Sirlak M, et al. The effect of preoperative digitalis and atenolol combination on postoperative atrial fibrillation incidence. Eur J Cardiothorac Surg 2002；22：397-401.

（中木　敏夫）

副作用とは

▼用語の定義

　薬物による一般的な副作用について考えるには，用語上あるいは概念上の整理を必要とする。すなわち，予防や診断，治療，生理機能の修飾を目的とした薬物の通常投与量において観察される有害な反応や意図しない反応は薬物有害反応（adverse drug reaction：ADR）と呼ばれ，これには結合織や血液などを含む広い意味での主要臓器に対する有害作用，および薬物に伴う必然的な作用ではあるが生体にとって望ましくない作用，例えば，オピオイド投与に伴う便秘などが含まれる。このADRは，薬物との因果関連により，表1のように分類され[1]，市販後調査を含む医薬品安全性監視（pharmacovigilance）の主たる対象となっている。

　一方，薬物有害事象（adverse drug event）とは，薬物治療中に生じた患者にとって好ましくない事象の発生を意味し，これは，必ずしも薬物との直接的な因果関連が明らかでない幅広い内容（例えば，疾患の進行に伴うものなど）を含む。また，副作用（side effect）とは，予測可能または用量依存性の薬物作用であるが，その投与目的に一致しない作用（すなわち，主作用以外の作用）を意味し，作用自体は必ずしも有害とは限らず，逆に，好ましい場合を含むことに注意が必要である。したがって，有害な作用を示す場合には，より特異的な用語である「薬物有害反応」を用いるほうが混乱の回避に役立つ（本書では麻酔関連薬物の「副作用」として，主に有害反応の解説を加えているが，必要な場合には「薬物有害反応」と読み替えてほしい）。

　なお，薬物有害反応の重症度については，一般に，軽微，軽度，中等度，重篤に分けられるが[2]，どのような投与量においても生じうる①致死的，②生命にかかわる，③永続的または著しい身体障害を生じる，④長期入院を必要とする，⑤先天異常の原因となる，⑥永続的な障害を防ぐための治療の介入を必要とする，などが特に重篤な有害事象（serious adverse event）と定義されている。

▼副作用をどのように把握するか？

　薬物による治療中に新たに認められた有害反応が，当該薬物に起因することを証明するのは必ずしも容易でなく，これは，その特異的な診断方法，例えば臨床症状や検査所見に欠けることによる。因果関連の把握には，時間的一致性（アナフィラキシーなどでは把握しやすいが，慢性投与では困難）や薬理学的可能性（Type Aでは容易であるが，Type Bでは困難），他の原因の除外（他薬併用では困難），検査所見（薬物の血中濃度測定など），事象の特徴（既知の薬疹など），離脱や減量に伴う緩和（主症状の治療困難を伴いうる），再投与に伴う再現性（倫理的な問題を含む），などが必要であり（表2），さらに副作用報告を集積した中から統計学的な解析を行うことやランダム化比較試験（randomized controlled trial：RCT）に基づくシステマティック・レビューも将来的に重要な手がかりとなることが予想される[4]。

表1 ADRの分類

分類	特徴	例
Type A	薬理作用の延長 投与量に関連 予測・予防可能 最も多くADRの約80%を占める	インスリンによる低血糖 アセトアミノフェンによる肝壊死
Type B	薬理作用と関連しない 比較的まれだが，重篤な場合が多い 予測困難 投与量と関連しない 奇異性反応，アレルギーを含む	薬疹 Stevens-Johnson症候群
Type C	投与期間や投与量に関連 慢性投与に伴う	鎮痛薬による腎毒性 薬物起因性錐体外路症状
Type D	長期曝露に伴う遅発性作用	タモキシフェンに伴う発癌性 催奇形性
Type E	離脱症候群	アルコール中毒に伴う振戦せん妄 クロニジン離脱に伴う反跳性高血圧
Type F[3]	無効例（欠陥薬物，相互作用，抵抗性，耐性，タキフィラキシー）	

(Rehan HS, Chopra D, Kakkar AK, Physician's guide to pharmacovigilance : terminology and causality assessment. Eur J Intern Med 2009 ; 20 : 3-8 および Meyboom RH, Lindquist M, Flygare AK, et al. The value of reporting therapeutic ineffectiveness as an adverse drug reaction. Drug Saf 2000 ; 23 : 95-9 より一部改変引用)

表2 WHO-UMCによる因果関連の評価基準

因果関連の可能性	時間的一致性	他の原因除外	離脱	再投与
確実	はい	はい	はい	はい
高い	はい	はい	はい	いいえ
あり	はい	いいえ	いいえ	いいえ
低い	いいえ	いいえ	いいえ	いいえ

(The use of the WHO-UMC system for standardised case causality assessment. http://www.who-umc.org/graphics/4409.pdf より改変引用)

文献

1) Rehan HS, Chopra D, Kakkar AK. Physician's guide to pharmacovigilance : terminology and causality assessment. Eur J Intern Med 2009 ; 20 : 3-8.
2) Aronson JK, Ferner RE. Clarification of terminology in drug safety. Drug Saf 2005 ; 28 : 851-70.
3) Meyboom RH, Lindquist M, Flygare AK, et al. The value of reporting therapeutic ineffectiveness as an adverse drug reaction. Drug Saf 2000 ; 23 : 95-9.
4) Etminan M, Carleton B, Rochon PA. Quantifying adverse drug events : are systematic reviews the answer ? Drug Saf 2004 ; 27 : 757-61.

（津崎　晃一）

離脱症候群

▼概要

　離脱症候群とは，慢性的な薬物治療中にその急激な中止や減量に伴って生じる諸症状を指し，一般には，アルコールや非合法薬物を含む嗜癖物質やオピオイド，向精神薬などが原因となる。これらの慢性曝露に対し，生体の有する恒常性維持機構は常にバランスを補正する方向に働くが，曝露が急激に中断される場合，慢性的に維持されてきた補正機構が曝露前の状態に戻るには一定の時間を必要とするため，逆に，相対的な過剰補正に基づくさまざまな症状が離脱症候群として現れる。例えば，アルコールはシナプス後GABA_A受容体に結合して鎮静効果をもたらすが，慢性曝露の結果，GABA_A受容体のダウン・レギュレーションが生じる。一方，慢性的な興奮性神経伝達の抑制は，逆にノルエピネフリンやセロトニン，ドパミンなどの興奮性神経伝達物質を過剰に合成させ，これらが離脱症状（振戦せん妄など）を生じさせる原因と考えられている。さらに，アルコールはNMDA受容体やオピオイド受容体に作用して，これらのアップ・レギュレーションを生じ，急激な離脱に伴う神経興奮（痙攣）やアルコール依存（オピオイド受容体拮抗薬であるnaltrexoneがアルコール依存症の治療として補助的に用いられる）をもたらすとされる。このような離脱症候群は，それぞれの原因薬物によって異なるが，一般には投与量や投与期間に依存し，特に半減期の短い薬物で生じやすいことに注意が必要である[1]。なお，妊婦が抗痙攣薬や向精神薬などの投与を受けていた場合，出生児に痙攣や甲高い啼泣，著しい振戦などを認める場合があり，この新生児薬物離脱症候群においても同様な機序が関与すると考えられている。

▼症状と徴候

　オピオイド離脱症候群では，痙攣などの重篤な症状を示すことはまれであり，初期には感冒様症状を示す場合が多い。典型的には，鼻漏やくしゃみ，欠伸，流涙，腹部仙痛，下肢痛，悪寒，悪心，嘔吐，下痢，瞳孔散大などを示し，アルコール離脱に認められるような意識障害や失見当識，幻覚などを伴うことはない。病期はオピオイドの半減期に依存するが，7～14日程度とされる。一方，向精神薬としてのベンゾジアゼピンの離脱では，不安や発汗，易刺激性，疲労，不眠などが認められ，重篤な場合にはせん妄や痙攣などが生じうる（ベンゾジアゼピン投与を中止するには，緩徐な減量を原則とするが，減量中にカルバマゼピンを併用すると効果の高いことが示されている）[2]。また，選択的セロトニン再取り込み阻害薬では，離脱に伴い眩暈や悪心，頭痛，不安，不眠などを示し，三環系抗うつ薬などの抗コリン作用を有する向精神薬では，離脱に伴うコリン反跳現象として流涎や悪心，嘔吐，下痢などを認める場合がある。その他，重篤とされる離脱症候群には，リチウム（反跳性躁病）やドパミン拮抗薬（離脱性ジスキネジア）が知られている。

▼診断と治療

　診断は，薬物投与の既往歴や臨床症状から比較的容易に行える．慢性的な薬物投与からの離脱には，十分な注意を払うべきであるが，例えば，オピオイド離脱症候群がいったん生じた場合には，オピオイドの再投与後に漸減療法を開始するか，methadoneやブプレノルフィンなどの半減期の長い薬物に置換して漸減する方法が選ばれる．また，急性離脱症状である自律神経症状（頻脈や流涙など）の緩和にはクロニジンが有用であるが，クロニジン自体が離脱症状（不安や発汗，振戦，腹痛，反跳性高血圧など）を生じうるため，緩徐な減量が必要であることに注意すべきである．一方，向精神薬に伴う離脱症候群では，半減期の長い薬物に置換して漸減する方法が一般的である[3]．

▼予後

　オピオイドや向精神薬による離脱症候群の予後は良好であるが，アルコール離脱に伴う振戦せん妄の死亡率は，肝硬変などの合併疾患の存在にもよるが，数％程度とされている．

1) Olmedo R, Hoffman RS. Withdrawal syndromes. Emerg Med Clin North Am 2000；18：273-88.
2) Authier N, Balayssac D, Sautereau M, et al. Benzodiazepine dependence: focus on withdrawal syndrome. Ann Pharm Fr 2009；67：408-13.
3) Kosten TR, O'Connor PG. Management of drug and alcohol withdrawal. N Engl J Med 2003；348：1786-95.

（津崎　晃一）

2 吸入麻酔薬の副作用

はじめに

　一般に副作用というと"体に悪い"というイメージがあるが，必ずしもそうではない。薬物はその使用目的に応じて，ある作用が主作用になったり副作用になったりする。例えば，セボフルランを麻酔に使用すると意識消失作用は主作用で気管支拡張作用は副作用であるが，気管支喘息の重積発作に使用するとそれらの立場は逆転する。

　投与された薬物は，吸収，分布，標的作用，代謝，排泄の過程を経る。吸入麻酔薬は多くの薬物と異なり，代謝される量をはるかに超えて投与される。よって，生体内変化が吸入麻酔薬の作用に与える影響は小さいが，毒性には大きく関与する可能性がある。また，かつて吸入麻酔薬は生体内で変化を受けないと考えられていたが，その種類によっては顕著な変化を受ける。この生体内変化で，反応性が高く毒性を発揮する可能性のある中間生成物が生じることがある。

　吸入麻酔薬の副作用を挙げると，心血管系に及ぼす作用，呼吸器系に及ぼす作用，中枢神経系に及ぼす作用，など枚挙に暇がない。そこで本章では，吸入麻酔薬の副作用の中でも特に有害作用あるいは毒性についてまとめる。さらに，吸入麻酔薬のみが誘因ではないが，悪性高熱症についても付け加えることにする。

1 消えていった吸入麻酔薬たち

　初期の吸入麻酔薬といえば，ジエチルエーテル，クロロホルム，亜酸化窒素である。現在でも生き残っているのは亜酸化窒素のみであり，揮発性吸入麻酔薬はセボフルラン，イソフルラン，デスフルランへと変遷してきた。この歴史をひも解いてゆくことが，吸入麻酔薬の有害作用を理解することにほかならない（表1）。

　ジエチルエーテルとクロロホルムは，血液／ガス分配係数が大きく，導入・覚醒に時間がかかり，麻酔深度の調節性に乏しかった。ジエチルエーテルは，実際，この問題点以外は，呼吸・循環抑制や臓器毒性などの副作用が今日の吸入麻酔薬よりも少なかった。しかし，引火性

表1 消えていった吸入麻酔薬の副作用や性質

副作用	主な吸入麻酔薬
引火性	ジエチルエーテル，cyclopropane，fluroxene
肝毒性	クロロホルム，fluroxene
腎毒性	メトキシフルラン
外因性カテコラミンに対する心筋感受性増強	ハロタン以外のアルカン類
痙攣誘発	ジエチルエーテル類

という物理化学的性質が致命的であった。その後に開発されたcyclopropane，fluroxeneも引火性のために使用されなくなった。一方，クロロホルムは，肝細胞の脂肪壊死を特徴とする肝毒性が大きな問題となり消えていった。fluroxeneにも頻度は少なかったが肝障害が発生した。また，fluroxeneは術後に悪心・嘔吐が強く，突然変異を誘発する可能性もあった。

ハロタンに代表されるアルカン型炭化水素には，外因性のカテコラミンに対する心筋の感受性を高め，不整脈を誘発する副作用があった。この問題を解決するために，エーテル型のメトキシフルランが開発されたが，比較的短命であった。その理由は，腎障害であった。メトキシフルランが代謝されると大量の無機フッ素が発生し，大量の低張尿が排泄される濃縮障害型の腎障害を起こしたのである。

ハロタンといえば，劇症型の肝炎が問題視された。反応性の高い代謝産物が細胞タンパクと結合しハプテン・タンパク複合体を形成し，さらにその複合体に対する抗体が産生され，複数回のハロタン麻酔後に抗原抗体反応が惹起され，広範な肝細胞壊死が起こる。1959年から1962年の間に34の医療機関で実施された術後致死的肝壊死の後向き研究（National Halothane Study）によれば，ハロタン使用に伴う死亡率は，当時使用されていた他の麻酔薬と同等の10,000件に対して1例の割合で致死的肝壊死が発生すると結論された[1]。ハロタンは，現在でも使用される場合がある。

吸入麻酔薬の開発条件は，導入・覚醒が早く，代謝されにくく，引火性がなく，外因性カテコラミンに対する心筋の感受性を高めないことということになる。代謝を受けにくくするために，原子爆弾開発の成果の一つであるフッ化技術が役立てられた。フッ化された有機化合物は，安定性を増して代謝されにくくなり，血液への溶解性も低下する。そこで，現在の吸入麻酔薬が開発されたのである。

2 薬物代謝

一般的に，薬物の脂溶性は，生体膜透過性を促進する一方でその排泄を阻害する。したがって，脂溶性の高い薬物は，代謝により水溶性を高め，薬理学的活性を低下させて排泄されやすくする必要がある。しかし，代謝の過程で，薬理学的活性の高い，あるいは毒性を有する中間代謝産物が生じることがある。特に，吸入麻酔薬は代謝される量をはるかに超えて投与され，主に呼気中に排泄される。よって，吸入麻酔薬の薬理作用に対する生体内変化の影響は小さい

が，毒性に関しては顕著な影響を及ぼす可能性がある[2]。

1）酵素反応

　薬物代謝を担う主な臓器は，肝臓である。薬物代謝系のいくつかは，肝細胞の滑面小胞体に存在し，その他は細胞質にある。肝臓以外で薬物代謝活性を有する臓器は，消化管，腎臓，肺がある。薬物代謝にかかわる主な酵素反応は，酸化，加水分解，抱合であり，代謝の結果，一般に複数の代謝産物が生じる。薬物代謝反応は，大きく2つの反応相に分類される。第1相反応は，酵素の触媒反応で，酸化によってヒドロキシ基が，加水分解によってアミノ基などの極性基が薬物に現れる。第2相反応は，酵素の抱合作用で，極性のさらに強い分子が生じることが多い。これらの反応の結果，腎臓を介して尿中へ，あるいは胆汁を介して消化管へ排泄されやすい水溶性の高い分子が形成される。ただし，N-アセチル化は例外で，水溶性が低下する。

2）吸入麻酔薬の酵素反応

　吸入麻酔薬の代謝の第1相反応は，cytochrome P450（CYP）酵素系が担っている。1,000種類以上もあるCYPのうち，ヒトには約50種類が存在することが分かっており，17のファミリーおよびサブファミリーに分類されている。CYP1，CYP2，CYP3ファミリーに属する約10種類のアイソザイムがヒトにおける薬物代謝の大部分を担っており，特にCYP3A4とCYP3A5がCYP全体の60％を占めている。一つの薬物を代謝するのに複数のCYPがかかわる場合もあれば，一つのCYPがいくつもの薬物の代謝にかかわっている場合もある。ハロゲン化吸入麻酔薬の酸化型代謝では，CYP2E1が特に重要で，小静脈周辺の肝細胞内に高密度に存在する。第2相反応では，薬物やその代謝産物が，グルクロン酸，硫酸，グリシンのように極性の高い分子によって抱合され，尿中または胆汁や消化管に排泄されやすくなる。第2相反応で特に重要な酵素は，グルクロン酸抱合を触媒するuridine 5'-diphosphate glucuronosyltransferase（UGT）で，これにも複数のアイソザイムが存在し，小胞体に局在する。一方，その他の多くの酵素は細胞質に存在する。

3）薬物代謝に影響を及ぼす因子

　薬物代謝に影響を及ぼす因子には，環境要因，疾患，薬物の種類，投与方法，年齢，性別，遺伝，人種などさまざまなものが考えられる。また，薬物代謝酵素の活性は，同時に曝露される薬物によって増大する酵素誘導のこともあれば，低下する酵素阻害のこともある。酵素誘導とは，ある薬物に長期曝露されると担当酵素の遺伝子転写が促進され，その酵素が増加する場合が多いが，担当酵素の分解が阻害されて酵素活性が増加する場合もある。引き続き，酵素誘導された酵素に関連する薬物が投与されると，一般的にはその薬物の代謝・排泄は亢進す

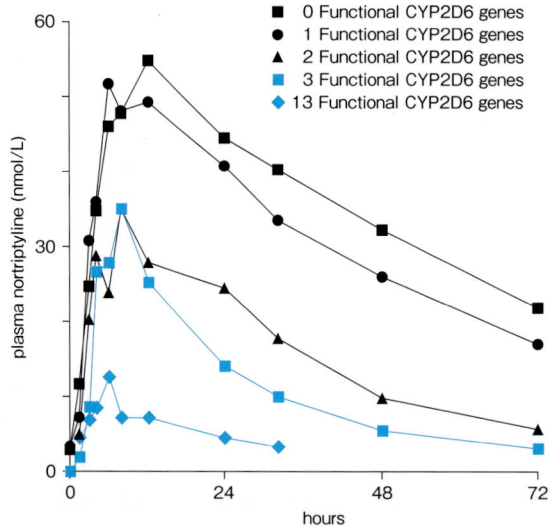

図1 ノルトリプチリンの薬理遺伝学
活性型CYP2D6遺伝子を0, 1, 2, 3, 13個もつ被検者にノルトリプチリン25mgを経口投与した後の平均血漿濃度の変化を示す.
(Weinshilboum R. Inheritance and drug response. N Engl J Med 2003;348: 529-37 より引用)

るが，代謝産物が親薬物より毒性が高いと，酵素誘導により毒性が増大する可能性がある．また，酵素は出生後に成熟してゆくが，乳児においては酵素ごとの濃度に偏りが大きい．例えば，ビリルビンをグルクロン酸抱合する能力の低い新生児は，時に新生児黄疸を発症する．さらに，ある酵素の遺伝子をコピーして，複数個有しているヒトがいる．この遺伝子の数により，その担当薬物の血漿濃度に個体差が生じる場合もある（図1）．

3 臓器障害

吸入麻酔薬による臓器障害は，麻酔薬そのものではなく，反応性の高い中間代謝産物に起因するといわれている[3]．代謝産物が臓器障害を起こす機序は，主に3つ考えられている．①毒性のある代謝産物の細胞内蓄積によるもの．代謝産物が一定量を超えると，蓄積が起きた細胞の構築を維持するのに必要な酵素系や細胞内構造物に影響を与えてしまう．また，蓄積された代謝産物が薬理作用を発揮し，その結果として関連する他の細胞に影響を与えることもある．②劇症型のハロタン肝炎に代表されるように，免疫学的な機序によるもの．③反応性の高い代謝産物が直接的および間接的に，フリーラジカルによる連鎖反応を引き起こし，細胞破壊を惹起するものがある．

1）肝障害

　エジンバラのJames Y Simpsonによって，1847年にクロロホルムが臨床麻酔に使用されるようになった当初から，揮発性ハロゲン化麻酔薬の肝毒性は知られていた。その後，頻繁に肝毒性症例が出現したため，クロロホルムは使用されなくなっていった。これは，薬物本来の性質による肝障害であった。毒性代謝産物の産生量の増加，体内分布の変化，排泄能の低下などのために，代謝産物濃度が内因性毒性の出現閾値を超えれば，代謝産物の直接作用によって組織障害が生じるわけである。

　マンチェスター王立病院のMichael Johnstoneが1956年にハロタンを臨床使用すると，ハロタン麻酔は急速な普及をとげる。それは，ハロタンがこれまでの吸入麻酔薬と比べて，安全で，芳香臭のため患者が吸入しやすいという利点があったためである。しかし，1958年Burnap TKのハロタンによる肝障害死亡例を端緒に，しばしば致命的となる劇症型肝壊死の報告が続いた。そこで，Committee on Anesthesia of the National Academy of Sciences National Research Councilは，大規模な後向き研究National Halothane Studyを実施した[1]。この研究では，ハロタン，エーテル，cyclopropane，バランス麻酔などの全身麻酔法の術後肝壊死の死亡率および発生率を比較調査している。対象は1959～1962年の間に34施設で実施された全身麻酔症例865,515件で，死亡した肝壊死症例は82件，このうち薬物起因例は9例，そのうち7例がハロタン使用例であった。さらにその7例のうち4例では，発症前6週間にハロタンの麻酔を2回以上受けていた。この研究では，ハロタン使用に伴う死亡率は，当時用いられていた他の吸入麻酔薬と同等で，10,000件中1例の割合で致死的肝壊死が発生すると結論された。さらに，ハロタン使用に伴って原因不明の発熱や黄疸が出現した場合，その患者にハロタンの再使用は避けるべきであるとも警告している。1981～1984年のイソフルランによる致死的肝壊死の報告では，約1,400万症例の調査で45例，1990～1996年のセボフルランによる致死的肝壊死の報告では，約200万症例の調査で8例であった。この発生率は，いずれも，手術後原因不明の肝機能障害発生率700例に1例や，無輸血手術後のnonA, nonB肝炎感染確率の3.3％に比較してかなり低いといえる。とはいっても，あらゆる臓器障害の原因を究明し，手術麻酔からリスクを限りなく減らすことは，われわれの任務である。

a. ハロタン肝炎

　臨床的にハロタン麻酔に伴う肝障害には，2つのタイプがある（表2）。一つは，ハロタン麻酔を受けた成人の20％に出現し，ALTおよびASTの軽度上昇を伴うもの。もう一つは，広範な肝壊死を伴い，50～75％もの死亡率が特徴のいわゆるハロタン肝炎である。

　投与されたハロタンの約25％が代謝されるが，ほとんどは酸化的代謝を受ける。そのうちのわずかに1％未満が，低酸素分圧下で還元的代謝を受ける。酸化的代謝は，大部分はCYP2E1により，一部はCYP2A6によって，トリフルオロ酢酸と塩素イオンおよび臭化イオンに分解される。その代謝過程で生じるトリフルオロアセチルクロリドの一部が，組織タンパ

表2　ハロタン肝炎2タイプの特徴

軽症型　血液検査上のみにでる肝障害	劇症型　肝細胞壊死・黄疸を主体とする肝障害
頻度　1：5	頻度　1：10,000
ハロタンの嫌気性代謝が原因	ハロタンの好気性代謝が原因
ハロタン投与量依存性	2回目以降のハロタン麻酔に多い
酵素誘導，肥満，肝臓酸素化状態が影響	抗原抗体反応である
ATL，ASTの軽度上昇	ALT，AST，Bil，ALPの著明な上昇
麻酔後早期発症（1〜3日後）	発症は比較的遅い（7〜10日後）
局所的壊死	広範な壊死
自然治癒	死亡率50％以上

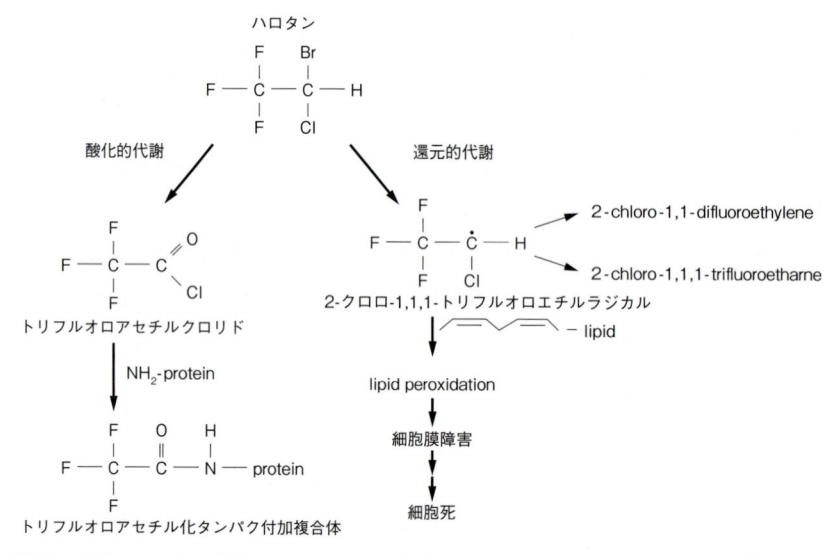

図2　各種CYPにより触媒されるハロタンの酸化的および還元的代謝における主な代謝産物
(Kharasch ED, Hankins DC, Fenstamaker K, et al. Human halothane metabolism, lipid peroxidation, and cytochromes P(450) 2A6 and P(450) 3A4. Eur J Clin Pharmacol 2000；55：853-9 より引用)

クと反応し，トリフルオロアセチル化タンパク付加複合体を形成する（図2）。その分子上の抗原決定基に対して，特異的抗体反応またはT細胞免疫反応を惹起する可能性がある。その場合，再度ハロタンに曝露されると免疫学的な病態を引き起こす。これが，劇症型のハロタン肝炎の機序である。

一方，還元的代謝は，CYP2A6およびCYP3A4で触媒され，最終代謝産物は無機臭素イオンと無機フッ素イオンである。その還元反応過程で組織活性酸素の形成が起こり，細胞膜障害を惹起させ，軽度肝障害を生じさせると考えられる。

1980年に初めて，ハロタン肝炎と診断された患者11人のうち7人から，ハロタン投与を受けたウサギから採取した肝細胞の表面と反応する血清抗体が確認された[4]。次いで，ハロタン肝炎患者から，肝ミクロソームタンパクそのものを，あるいはトリフルオロアセチル化された肝ミクロソームタンパクを認識する血清抗体の存在を確認した報告がいくつかされた[5]。これらの報告により，ハロタン肝炎の機序が明らかにされた。

b. その他の吸入麻酔薬

　吸入麻酔薬による肝障害の発生頻度は，ハロタン約20％，エンフルラン約2.5％，イソフルラン約0.2％，デスフルラン約0.01％といわれている。これらの吸入麻酔薬は，酸化的代謝を受け，ハロタンと同様あるいは類似のトリフルオロアセチル化タンパク付加複合体を形成するため，頻度はハロタンよりはるかに低いが，同様の機序により肝壊死を起こす可能性がある。頻度の差は，それぞれの吸入麻酔薬の体内代謝率に比例し，トリフルオロアセチル化タンパク付加複合体の産生量に相関する[6]。ただし，その肝障害による死亡率は，さらに低率である。

　また，セボフルランの代謝過程では，トリフルオロアセチル化タンパク付加複合体が産生されることはなく，さらに他の代謝産物がハプテンを形成する可能性も低いとされる。よって，セボフルランによる肝障害の発生率は極めて低いと考えられ，報告もないことはないがセボフルランとの因果関係に乏しい。

c. 危険因子と予防

　健常人では肝臓の低酸素症や嫌気性代謝は見られないが，術前より肝機能障害のある患者に肝血流量をいくらか減少させる吸入麻酔薬を使用すれば，低酸素症や機能障害を起こす可能性は十分ある。しかし，手術麻酔中に最も問題となると思われるのは，肝血流を減少させるような手術操作や術式である。よって，臨床麻酔において重要なことは，術前の肝機能評価ばかりでなく，術中・術後の肝血流保護，さらには術中の術者とのコミュニケーションである。

　ハロタン肝炎の危険因子は，ハロタン麻酔回数[7]，術前から投与されている薬物（ハロタンと同じCYPを分解酵素とする薬物；例えばフェノバルビタール）による酵素誘導が大きな比重を占める[8]。また，ハロタン肝炎が母親と娘，姉妹，従姉妹で出現した報告があり，遺伝的素因が関与している可能性もある[9]。さらに，ハロタン肝炎患者には，約2倍女性に多い性差，大部分は中年成人であり小児に少ない年齢差，肥満患者に多いなどの特徴がある。また，術前よりの肝疾患の既往が，危険因子となる統計学的証拠はない。しかし，現在の臨床麻酔における麻酔薬の選択肢は豊富であり，術前より肝機能障害のある患者に吸入麻酔単独の方法を選択することは避けるべきかもしれない。

2）腎障害

　ハロゲン化（フッ化）吸入麻酔薬が代謝されると，直接的な腎毒性を有する無機フッ素を生ずる。メトキシフルランは，現在まったく臨床では使用されなくなったが，無機フッ素による腎毒性を理解する上で，歴史上重要な吸入麻酔薬である。

a. メトキシフルランの腎障害

　メトキシフルラン麻酔後の腎障害の最初の報告は，1969年Crandellらによるものである[10]。メトキシフルラン麻酔41症例中13例に一過性の多尿性腎不全が発生し，その後に血

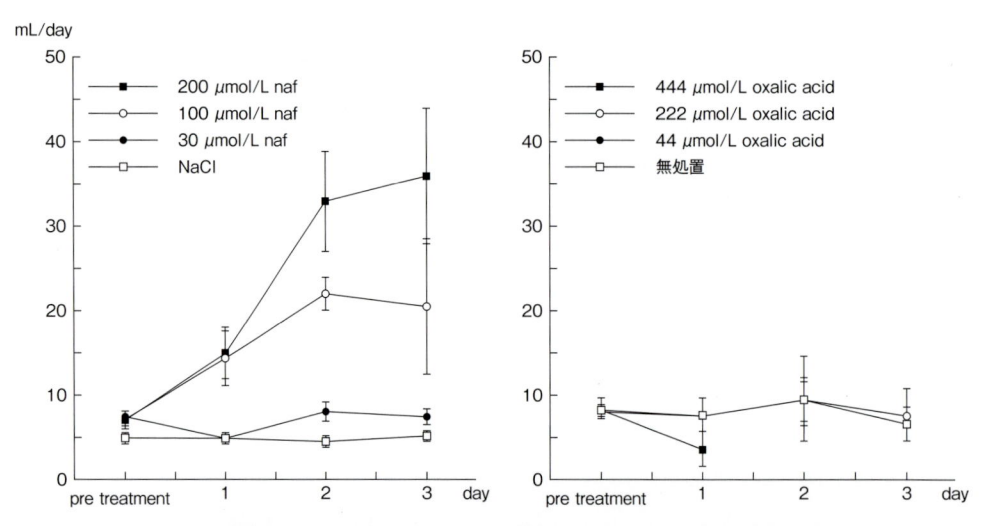

図3 ラットの腹腔内にフッ化ナトリウムとシュウ酸をそれぞれ注入した時の尿量の増加の測定
フッ化ナトリウムを注入した場合のみ，用量依存性に多尿が観察された．

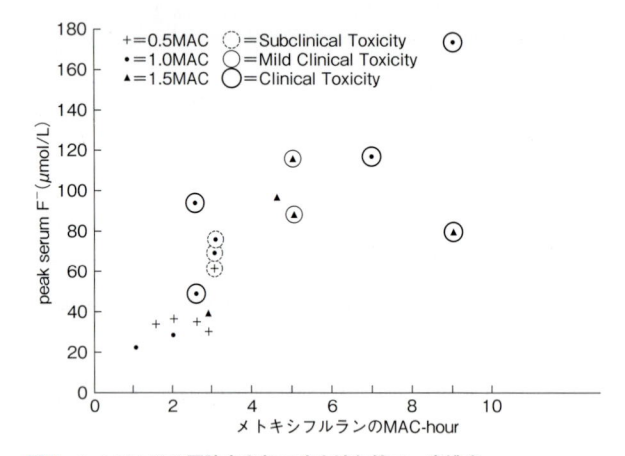

図4 ヒトにおける腎障害を起こす血清無機フッ素濃度
(Cousins MJ, Mazze RI. Methoxyflurane nephrotoxicity. A study of dose response in man. JAMA 1973 24；225：1611-6 より引用)

中BUN，クレアチニンの上昇が観察された．メトキシフルランは，体内代謝率75％と高く，肝臓や腎臓で代謝されてフッ素とシュウ酸とに分解される．そこで，オスのFischer 344ラットの腹腔内にいくつかの濃度のフッ化ナトリウムを注入すると，フッ化ナトリウムの濃度依存性に日ごとに多尿となる腎障害が発生する[11]．この腎障害は，多尿，高ナトリウム血症，血清浸透圧上昇など，ヒトで観察される無機フッ素による腎機能障害と同様の変化を示した．なお，Fischer 344ラットの腹腔内にいくつかの濃度のシュウ酸を注入し観察しても，なんの変化も起こさなかった（図3）．ヒトで多尿性腎障害を起こす血清無機フッ素濃度の閾値は50 μmol/Lとされ，120 μmol/Lを超えると死亡例も報告されている（図4）．ラットにおけるこの閾値もヒトと同様な値であり，このような理想的な実験モデルが存在したことは，この分野の研究に拍車をかけることとなった．

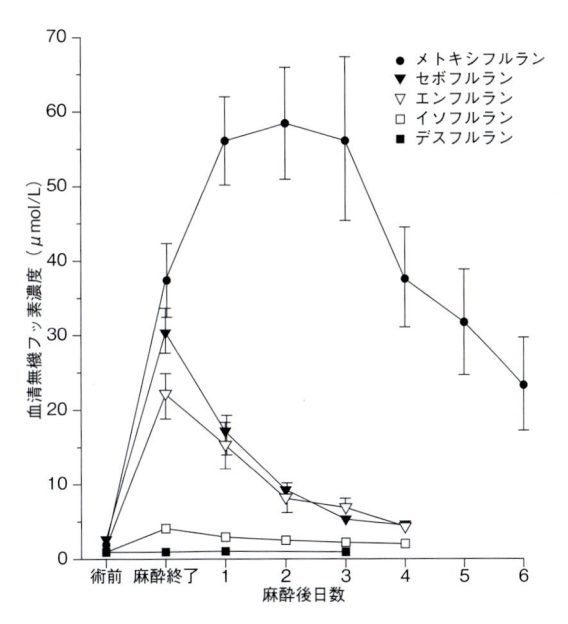

図5 各種吸入麻酔薬の麻酔前後の血清無機フッ素濃度の経時変化
麻酔薬曝露総量は，メトキシフルラン2～3 MAC-hour，セボフルラン3.7 MAC-hour，エンフルラン2.7 MAC-hourで，イソフルラン，デスフルランは麻酔後血清無機フッ素濃度はほとんど増加しなかった。
(Baden JM, Rice SA. Metabolism and toxicity of inhaled anesthetics. In：Miller RD, editor. Anesthesia. 5th ed. New York：Churchill Livingstone；2000. p.147 より引用)

b. 吸入麻酔薬の腎障害の機序

　エンフルランあるいはセボフルランで長時間の麻酔を行うと，時に最大血清無機フッ素濃度が50 μmol/Lを超えるという報告はあるが，臨床上問題となる腎障害は起こさないとされている。このことは，無機フッ素による多尿性腎障害の発症には，最大血清無機フッ素濃度ばかりでなく，その高濃度の持続時間が関係していることを示唆している。つまり，メトキシフルランは，血液／ガス分配係数が高いばかりでなく体内代謝率が75％と高く，最大血清無機フッ素濃度が50 μmol/Lを超え，さらに，その持続時間が長いといえる（図5）。

　また，メトキシフルランは，特異的にバソプレシンの作用を抑制することが分かっている。腎血流量は心拍出量の約20％であり，糸球体濾過量はその腎血流量の約20％である。そこで，心拍出量を3.2 L/minとすると，糸球体濾過量（原尿）は180 L/dayということになる。1日尿量（約1.8 L）＝糸球体濾過量×（100％－尿細管再吸収率）であるので，尿細管再吸収率が99％から95％にわずかに障害されただけで，1日尿量が約10 Lに達してしまう。

　セボフルランとメトキシフルランの代謝阻害率を，代表的な吸入麻酔薬代謝酵素CYPの阻害薬を用いて測定した研究がある（図6）。これによると，セボフルランの酸化的代謝に関与する酵素は，肝ミクロソームに比較的局在するCYP2E1がほとんど担っていることが分かる。一方，メトキシフルランの代謝酵素は，CYP2E1ばかりでなく，腎臓に比較的局在するCYP1A2，CYP2C，CYP2D6の関与も多いことが分かる。結果，メトキシフルランは腎臓内

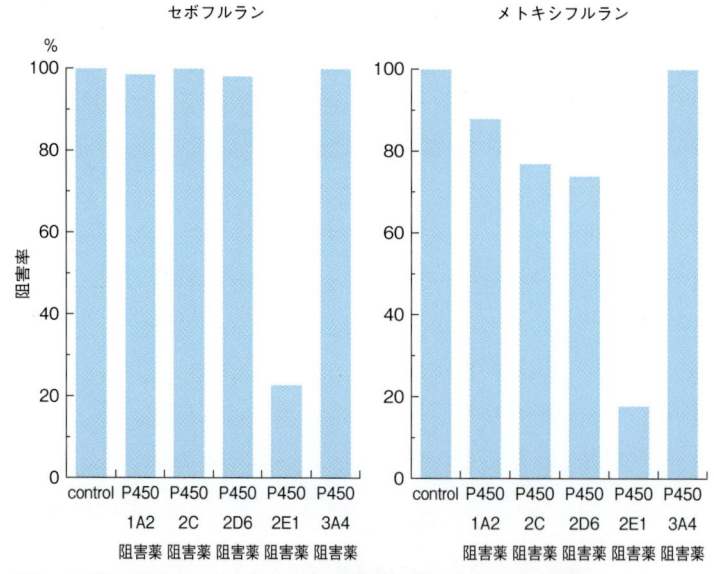

図6 セボフルランとメトキシフルランの代謝に関与するCYPの種類
(Kharasch ED, Hankins DC, Thummel KE, et al. Human kidney methoxyflurane and sevoflurane metabolism. Intrarenal fluoride production as a possible mechanism of methoxyflurane nephrotoxicity. Anesthesiology 1995;82:689-99より引用)

代謝も盛んであり，直接腎臓内に無機フッ素を蓄積させるので，腎毒性が生じやすい。

c. まとめ

　セボフルラン麻酔中に，血清無機フッ素濃度が50 μmol/Lを超えることがあるが，メトキシフルランやエンフルランとは違い，多尿性腎障害との関連は報告されていない。メトキシフルランとセボフルランとの相違点をまとめておく（表3）。第一に，腎障害を誘発するのは，最大血清無機フッ素濃度ではなく，全体的なフッ素増加の持続時間である。また，セボフルランの溶解度はメトキシフルランの1/10以下であり，メトキシフルランよりはるかに速く体外へ排泄される。第二に，セボフルランは主に肝臓で代謝されるが，メトキシフルランは肝臓と腎臓の両方で代謝されるため，腎臓内で無機フッ素が多量に産生されることが腎毒性の一因と考えられる。

　ハロタンは有意な脱フッ素化を受けず，イソフルランでは長時間麻酔をしても最高血清無機フッ素濃度はわずかにしかならず，デスフルランは脱フッ素化に極度の抵抗性をもつため，いずれの吸入麻酔薬も腎毒性はほとんどないと考えられている。

4 吸入麻酔薬と二酸化炭素吸収剤との反応

　吸入麻酔薬は，ソーダライムやバラライムのような二酸化炭素吸収剤と反応し，毒性物質を産生する。一つは，乾燥しきった二酸化炭素吸収剤と反応して発生する一酸化炭素，もう一

表3　ヒトにおけるセボフルランとメトキシフルランの代謝・排泄の特徴

	セボフルラン	メトキシフルラン
最高血中無機フッ素濃度	50 μmol/L	50 μmol/L
高濃度フッ素持続時間	12時間以下	2〜3日
体内代謝率	2〜5%	75%
排泄	ほとんどそのまま肺から排泄	組織溶解性が高く，代謝される量も多い
代謝酵素	CYP2EI, CYP2A6	CYP2EI, CYP2A6, CYP2B6, CYP2C, CYP2D6, CYP3A4
代謝部位	肝臓	肝臓（セボフルランの3倍）
	腎臓（微量）	腎臓（セボフルランの4倍）

つは，セボフルランの分解産物フルオロメチル＝2,2-ジフルオロ-1-（トリフルオロメチル）ビニル＝エーテル（compound A）である。しかし，これらの反応はある条件がそろうと産生量が増える特徴があるため，麻酔科医として知識があれば回避できるリスクといえる。

1）一酸化炭素

　1995年にMoon REが，吸入麻酔薬使用中の一酸化炭素中毒について報告したのが最初である[12]。一酸化炭素のヘモグロビンに対する親和性は酸素の250倍であり，一酸化炭素ヘモグロビンが増加すれば精神神経学的な障害を引き起こし，総ヘモグロビンの50％に達すると死亡する可能性がある。一酸化炭素中毒では，チアノーゼが認められず，パルスオキシメータによる一酸化炭素ヘモグロビンと酸化ヘモグロビンの識別が困難なため，全身麻酔中の診断は困難である。しかし，その後の研究で，特殊な条件がそろわないと一酸化炭素が生じないことが分かった。

a. 一酸化炭素発生の条件

　一酸化炭素産生量は，麻酔薬の種類や吸入濃度，二酸化炭素吸収剤の種類・温度・乾燥度などによって左右される。吸入麻酔薬の種類では，デスフルランが最も多く一酸化炭素を産生し，続いてエンフルラン，イソフルランの順に多く，セボフルランとハロタンではほとんど産生されない[13]。一酸化炭素産生の機序は，塩基の触媒で吸入麻酔薬からジフルオロメトキシ基のプロトンが引き抜かれるためである（図7）。一酸化炭素産生量の順位の理由は，デスフルラン，エンフルラン，イソフルランはジフルオロメチルエーテル類であり，セボフルランはモノフルオロメチルエーテル類であり，ハロタンはアルカン類であるためである。また，この反応を触媒するのはKOHまたはNaOHであり，二酸化炭素吸収剤〔主成分はCa(OH)$_2$あるいはBa(OH)$_2$〕のソーダライムもバラライムもこれらを含むため，一酸化炭素を産生する。ただし，バラライムのほうが産生量が多い。さらに，水分含量の高いまたは再加湿された二酸化炭素吸収剤は，一酸化炭素を産生しない。本来，ソーダライムには15％の，バラライムに

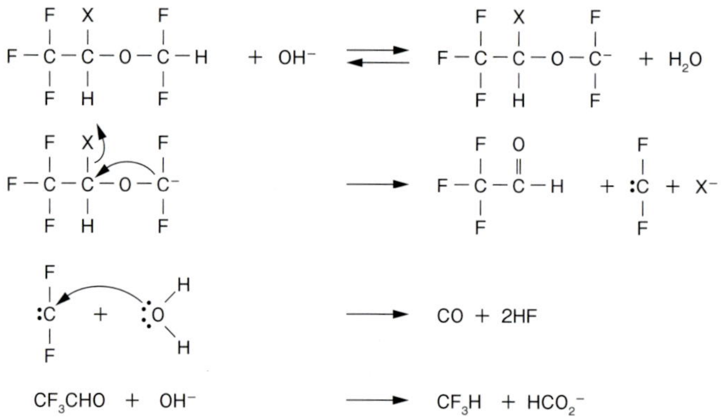

図7 イソフルラン（X = Cl）とデスフルラン（X = F）から一酸化炭素が発生し，トリフルオロメタンが生成される推定反応過程
（Baxter PJ, Garton K, Kharasch ED, et al. Mechanistic aspects of carbon monoxide formation from volatile anesthetics. Anesthesiology 1998；89：929-41 より引用）

は13％の水分を含み，これらが完全に乾燥した状態で使われない限り，大量の一酸化炭素は産生されない。一酸化炭素中毒の報告は，ほとんどが月曜日の1例目の麻酔あるいは24時間以上使用していない麻酔器を用いた症例であり，二酸化炭素吸収剤がかなり乾燥していたことが予想される。このため，吸入麻酔薬による一酸化炭素中毒のことを，通称 monday morning disease ともいう。

b. 一酸化炭素中毒の診断

前述のように，麻酔中，一酸化炭素中毒を発見するのは難しい。説明のつかない頻脈や高血圧のような交感神経亢進状態が出現したら，低酸素症の存在が疑われる。さらに，二酸化炭素吸収剤が乾燥している可能性があり，特に麻酔開始30～40分であれば一酸化炭素中毒を疑ってみる必要がある。疑わしければ，ただちに純酸素に切り替え，一酸化炭素ヘモグロビン量を測定する。確定したら，速やかに手術を終了させ，酸素療法や高圧酸素療法を行う。

c. 一酸化炭素発生の予防

一酸化炭素発生の機序および条件を理解していれば，予防策は簡単である。
①定期的に二酸化炭素吸収剤を新鮮なものに交換する。できれば，バラライムではなくソーダライムを使用すること。
②麻酔終了時にすべてのガス流量を確実にオフとする。
③休日明けや麻酔器を長期間使用しなかった場合は，新鮮な二酸化炭素吸収剤に交換するか再加湿する。再加湿とは，二酸化炭素吸収剤1.2 kg（一般的な麻酔器1台分）あたり約230 mL（約1カップ）の水を加えることである。
④麻酔中は呼気中の二酸化炭素と吸収剤が反応して水が生じるため，麻酔開始後しばらく経てば安心であり，低流量麻酔のほうが湿潤を保ちやすい。

図8 セボフルランの代謝産物

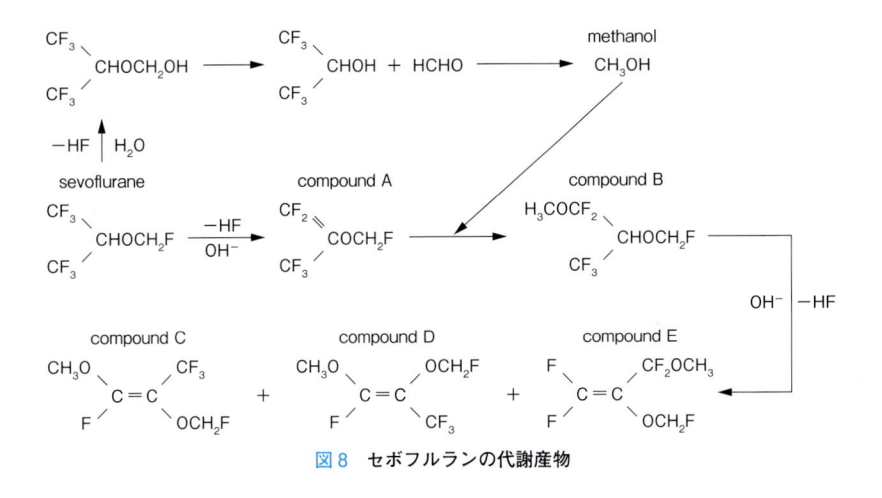

2) セボフルランと compound A

　特にセボフルランは，二酸化炭素吸着剤と反応し，数種類の分解産物が発生する[14]。代表的な物質はフルオロメチル＝2,2-ジフルオロ-1-（トリフルオロメチル）ビニル＝エーテル（compound A）で（図8），ハロタン，イソフルランからも発生するが極少量であり，デスフルランではほとんど発生しない。

a. compound A の特徴

　compound A は，乾燥したソーダライムよりも湿潤なもので発生しやすいが，バラライムでは逆に乾燥しているほうが発生しやすい特徴がある。また，ソーダライムよりもバラライムのほうがcompound A を多く産生する。さらに，バラライムとセボフルランが反応して高温となり火災が起きた事例があり，現在バラライムは製造販売中止となっている。

　麻酔回路内のcompound A 濃度は，セボフルラン濃度およびソーダライムの温度とともに上昇する。したがって，セボフルランの麻酔深度が深ければcompound A 濃度の上昇も大きく，低流量麻酔で呼気中の二酸化炭素とソーダライムとの反応が盛んでカニスタ内の温度が上昇すると，compound A の濃度も上昇しやすい（図9）。2％セボフルランをモデル麻酔回路（回路内に二酸化炭素を200 mL/min 加えた）に流して，回路内のcompound A 濃度を時間とともに観察した研究がある。ガス総流量4 L/min であれば，モデル麻酔回路内のcompound A 濃度は約6 ppm 程度で一定であったが，ガス総流量を低下させるに従ってcompound A 濃度は上昇し，麻酔時間とともにその勢いは鈍っていった（図10）。症例報告の中には，バラライム使用下で60 ppm に達した例があるが，ソーダライム使用下では50 ppm を超えた症例はなかった。

　compound A の発生とは直接因果関係が証明されてはいないが，欧米において，乾燥した二酸化炭素吸収剤とともにセボフルランを使用したときに，麻酔回路が異常発熱・発火した事

2 吸入麻酔薬の副作用　　35

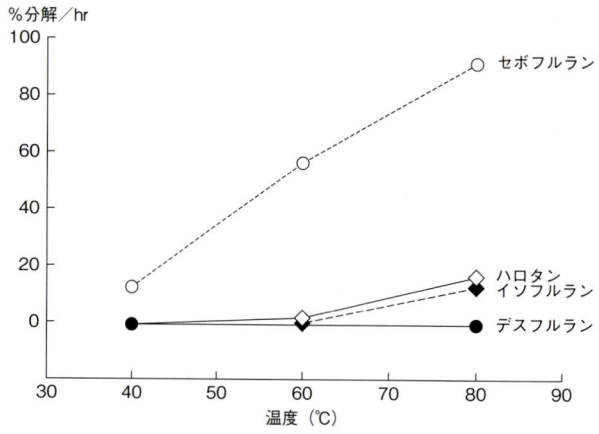

図9 ソーダライムによる各種吸入麻酔薬の分解率と温度
(Eger EI III. Stability of I-653 in soda lime. Anesth Analg 1987；66：983-5 より引用)

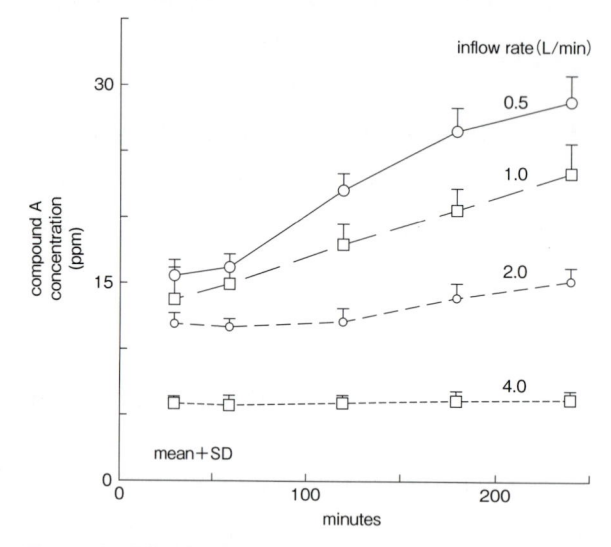

図10 ガス流量が麻酔回路内の compound A 濃度に与える影響
2%セボフルランを麻酔回路に流し，回路内の compound A 濃度を観察した．ガス流量が低ければ低いほど，compound A の産生と蓄積が起こる．
(Fang ZX, Eger EI II. Factors affecting the concentration of compound A resulting from the degradation of sevoflurane by soda lime and Baralyme in a standard anesthetic circuit. Anesth Analg 1995；81：564-8 より引用)

例が報告された．現在まで，日本国内での報告は入手されておらず，その原因のみならずセボフルランとの因果関係もまったく不明である．吸入麻酔薬を使用する際の一般的な注意として，二酸化炭素吸収装置の温度を定期的にチェックする必要がある．詳細は米国食品医薬品局（Food and Drug Administration：FDA）のホームページ（http://www.fda.gov/medwatch）を参照．

b. compound A による腎障害

1992年 Morio らは，ラットでは高濃度 compound A が腎障害および死亡を引き起こすことを初めて報告した[15]。以来，あらゆる研究が進められた。

● 腎障害の指標

ラットにおける compound A の腎障害については，病理学的には可逆性の尿細管細胞壊死，生化学的には血漿 BUN・Cr，尿中 NAG・α-GST，尿糖，タンパク尿の変化として証明されている[16]。一方，ヒトでは，臨床で一般的に使用されている血漿 BUN・Cr や尿濃縮試験では compound A の腎障害を見いだせないが，尿中 NAG・α-GST，尿糖，タンパク尿を指標とすると compound A の曝露量に応じた障害を認める[17]。

血漿 BUN・Cr は，腎機能を鋭敏に反映しているわけではないため，ヒトでの軽度な腎障害を診断できない。一方，尿中 NAG・α-GST は近位尿細管壊死を示唆し，尿糖は近位尿細管機能障害を示し，タンパク尿は糸球体濾過量の増加の結果である。さらに，尿濃縮能の低下は遠位尿細管の機能障害を，尿中 π-GST は遠位尿細管壊死を示唆する指標である。

compound A の腎障害の程度を考察する際，compound A の曝露量を当然考慮しなければならないが，前述の無機フッ素による腎障害同様，compound A の濃度と時間的因子を考慮に入れる必要がある。そこで，研究で使われている compound A の曝露量は，濃度と時間で ppm-hr と表現される。

● 腎障害の閾値

Eger は，compound A の曝露量と腎障害発症閾値を，ラットでは病理組織学的検査で，ヒトではアルブミン尿と尿中 NAG・α-GST を指標として調査した。その結果，ラットでの腎障害発症の compound A の曝露閾値は 150〜180 ppm-hr，ヒトでは 150 ppm-hr（50 ppm を 3 時間曝露に相当）であった（図 11）。しかも，compound A の曝露量が増加すればするほど，腎障害の程度も増悪する。

● 腎障害の機序

Kharasch らは，ラットにおける compound A による腎毒性は，β リアーゼ系で compound A が代謝され高反応性のチオノアシルフルオリドが産生されるためと主張している[18]。肝臓で compound A はグルタチオン抱合を受け，腎臓に運ばれてシステイン抱合を受ける。システイン抱合体は，β リアーゼの触媒下で代謝され，高反応性をもつチオノアシルフルオリドが産生される。チオノアシルフルオリドは，腎細胞タンパクをアシル化して腎毒性を発揮する（図 12）。ラットの腎細胞質およびミトコンドリアには β リアーゼが豊富に存在し，ヒトの 20〜30 倍量である。このことは，ラットにおける compound A による腎障害は重篤であり，ヒトでは軽度でかつ一過性であることの理由と考えられている。

これに対して Eger は，以下のように反論している。第一に，Kharasch らの実験では

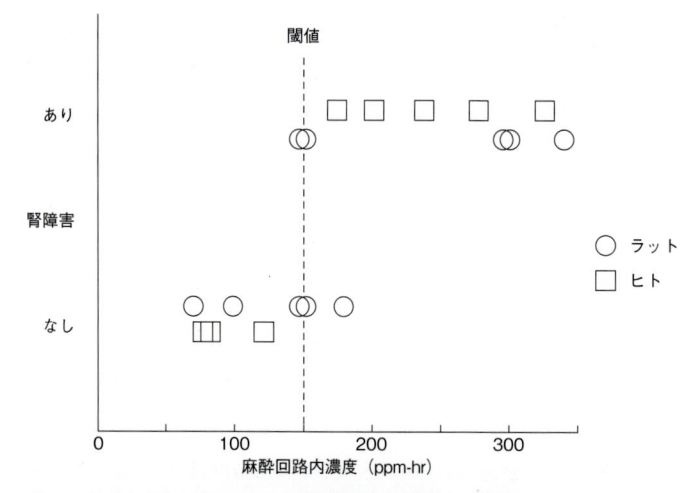

図11 吸入された compound A が腎障害を引き起こす閾値
compound A の曝露総量を ppm-hour で表して横軸に，腎障害の有無を縦軸にとって，各研究者の結果をプロットした．腎障害発生閾値は，ラットとヒトでほぼ同じとなった．
(Eger El II. 1997；ASA 発表資料より引用)

図12 compound A 活性化の推定代謝経路
肝臓内で生成される compound A のグルタチオン（GSH）抱合体が腎臓に運ばれ，γ-グルタミルトランスペプチダーゼ（γ-GTP），システイニルグリシンジペプチダーゼ，腎システイン抱合体β-リアーゼの触媒する反応により，腎タンパクをアシル化する腎毒性チオールが生成される．
(Martin JL, Kandel L, Laster MJ, et al. Studies of the mechanism of nephrotoxicity of compound. J Anesth 1997；11：32-7 より引用)

compound A を腹腔内投与しており，したがって，まず肝臓で代謝され肺を通過して腎臓に到達するため，ほとんど肺から排泄されてしまうはずである．しかし，本来臨床上 compound A は肺より吸収され腎臓に到達するわけであり，腎臓への直接作用が働いているはずである．第二に，もし β リアーゼ系が compound A の腎毒性の原因であれば，β リアーゼ阻害薬により腎毒性が軽減されるはずであるが，結果はさまざまであり，むしろ増悪させた報告もある．第三に，腎障害を起こす compound A の曝露閾値がラットとヒトで同じなのは，数十倍も β リアーゼの濃度が違う事実と相反している．そこで Eger は，compound A の反応性の高い二重結合部分が腎細胞タンパクをアルキル化し，腎障害を発症させると考えた．その裏付けとして，compound A の血液成分との結合反応や[19]，DNA との酵素系を介さない反応による姉妹染色体交換の亢進など[20]，compound A が反応性の高いことを示す事実を挙げている．

もし Eger の説が真実とすると，compound A の二重結合部分は腎細胞だけに障害を及ぼすばかりでなく，あらゆる臓器障害を起こす可能性があるはずである．compound A による肝障害の報告もあるが，いまだ証明はされていない．

●セボフルランの臨床麻酔上の問題

以上のようなセボフルランの問題点を考慮して，臨床麻酔における患者管理をどのようにするのかが重要である．セボフルランと二酸化炭素吸収剤が反応して compound A が発生し，腎障害を起こすことは事実である．これは，健常人ではさほど問題とはならないが，術前より腎障害を有する患者や腎予備能の低い高齢者などでは問題となるかもしれないので，セボフルランの使用には注意を要する．

compound A の発生量に影響する因子は，カニスタの温度と新鮮ガス流量であり，腎障害発症に影響する因子は，compound A の総曝露量（ppm-hr）である．よって，以前のように高流量麻酔でなおかつ短時間手術を選んでセボフルランを使用していれば，問題ないといえる．しかし，医療費削減問題や環境問題などを考慮すると，低流量麻酔を実施することはわれわれの使命である．さらに，毒性をもった代謝産物を生じない新しい吸入麻酔薬の開発も，われわれの任務であろう．

5 その他の毒性

1）亜酸化窒素

亜酸化窒素は，長時間投与によって，造血系と神経系に対する毒性を示すことが報告されている唯一の麻酔薬である．しかし，通常の臨床使用程度では大きな問題とはならない．

亜酸化窒素はヒト組織では代謝されないが，腸内細菌によって還元され，窒素と活性酸素に分解される．これにより，ビタミン B_{12} に含まれるコバルト原子が酸化され，造血補酵素とし

ての作用が阻害される。一般的に，健常人が50％亜酸化窒素を吸入し12時間後に巨赤芽球性造血が出現し，24時間後には著明になる[21]。数日間の持続亜酸化窒素吸入によって，完全な骨髄不全が生じ得る[22]。

亜急性混合型脊髄変性症は，数ヶ月にわたり毎日亜酸化窒素に曝露されて初めて出現する[23]。これは，相当量の亜酸化窒素で汚染された環境下で作業を数ヶ月間続けた程度ではなく，亜酸化窒素乱用者のような大量持続投与の場合を指す。症状には，四肢のしびれ感および知覚異常，平衡感覚異常および歩行障害，触覚障害，筋力低下などがある。

2) 医療従事者への環境問題

手術室内の吸入麻酔薬濃度の施設基準値は，手術室の設備や麻酔器の進歩の歴史とともに改変されてきた。1970年代にはエア・コンディショニング下で亜酸化窒素200〜500 ppm，ハロタン2〜5 ppmであったが，余剰ガス排出システムが導入されてからは亜酸化窒素10〜35 ppm，ハロタン0.2〜0.5 ppmに低減された。このことで，手術室従事者の直接曝露による麻酔作用に基づく頭痛，嘔気，めまい，眠気などの訴えは，ほとんど聞かれなくなったとしている[24]。現在の米国の推奨値は，亜酸化窒素2 ppm以下，揮発性吸入麻酔薬0.5 ppm以下とされている。手術室従事者の健康被害についても手術患者同様，肝障害，腎障害や亜酸化窒素による血液関連疾患の報告が多い。特に，女性従事者についての研究がほとんどで，自然流産・不妊症が一般女性より増加した報告や，胎児の催奇性が陽性となった報告などがある。しかし，吸入麻酔薬との関連や科学的根拠ははっきりしないが，職業上の曝露を減らす環境づくりや勤務体制整備は重要である。

米国の女性麻酔科医へのアンケート調査によると，全麻酔時間の75％以上が小児麻酔の女性小児麻酔科医231名と一般の女性麻酔科医1,275名とで比較すると，自然流産率でのみ小児麻酔科医で高率であった[25]。小児麻酔のほうが成人麻酔より麻酔科医の吸入麻酔曝露が多いという前提のもとであるが，この結果が吸入麻酔薬の慢性吸入が原因かどうかは判定不可能である。

一方，オスの家兎に5日間総計24 MAC-hoursのイソフルランまたはセボフルランを吸入させ，12日後から41日後までの精子を採取し，41日後の精巣を病理学的に調査した[26]。結果は，コントロール群に比べて，精子の濃度／活動性が日を追って著明に低下し，41日後の精巣においては精母細胞の変性が認められた。家兎においては，吸入麻酔薬の慢性曝露はオス不妊の原因となりうる。ヒト男性に対する吸入麻酔薬の影響は，今後の研究課題であろう。

吸入麻酔後の患者で活性酸素の処理能力が低下するのであれば，吸入麻酔薬に慢性曝露されている手術室従事者の活性酸素抵抗性も減弱するのではないかという仮定が成り立つ。少なくとも連続3年間以上毎日6時間以上手術室内勤務していた麻酔科医・術者・看護師など30人と，職業上ストレスの近い同施設のスタッフ30人を対象に，血中および赤血球中のSOD (superoxide dismutase)，GSH-Px (glutathione peroxydase)，微量元素濃度（セレニウム，

銅，亜鉛）を比較検討した[27]。手術室従事者のほうが，いずれも有意に低値を示し，活性酸素処理能力の低下をうかがわせた。すなわち，手術室従事者は，吸入麻酔薬慢性曝露により免疫力が低下し，疾病抵抗性が減弱する危険があると示唆された。やはり因果関係ははっきりしないが，手術室環境や麻酔方法について細心の注意と配慮が必要であろう。

3）発癌性

　吸入麻酔薬は，発癌性物質のいくつかと類似した化学構造を有するので発癌性を示すことが懸念されるが，それを支持する疫学研究などの証拠はない。麻酔薬の曝露による発癌性を調査するためには，余剰ガス慢性曝露を受けている手術室従事者の疫学調査が重要である。しかし，その調査を遂行するためには，彼らの曝露総量や時間的因子の計測，ならびにストレスなど他因子の排除など課題が多い。

　手術室従事者や歯科診療従事者における癌発生率調査は，いくつか報告されている。最大規模の調査は，ASA（American Society of Anesthesiologists）とAANA（American Association of Nurse Anesthetists）とによって行われ，全米595施設の手術室従事者を対象にした後向き研究である[28]。女性会員の癌発生率は，麻酔薬に曝露されていない対照女性の1.3〜1.9倍であった。特に，子宮頸癌の危険性を示唆する報告もあり，やはりこの分野では今後の綿密な調査が必要であろう。

6 悪性高熱症

　悪性高熱症（malignant hyperthermia：MH）は，揮発性吸入麻酔薬や脱分極性筋弛緩薬などによって誘発される重篤な疾患である。常染色体優性遺伝であるが，発生頻度は4〜30歳の男児から若い男性に多いとされ，同年代で死亡率も高い。1985年にダントロレンが発売されてから，劇症型悪性高熱症の死亡率は80％から激減したが，最近の20年間でも10〜20％と致死率の高い疾患である。

　臨床的診断も，筋生検による診断も，統一された絶対的なものはない（表4）。治療は，トリガーとなる薬物の中止，ダントロレンの投与，100％酸素による過換気，クーリングである。最も重要なことは，早期発見，早期治療である。

1）発症機序

　1983年に遠藤らにより，MH患者での骨格筋小胞体からのカルシウムによるカルシウム放出（Ca-induced Ca-release：CICR）機構の異常亢進が報告された[29]。素因的にCICR機構が亢進している患者に吸入麻酔薬を使用すると，カルシウムの骨格筋小胞体内への取り込み速度

表4 悪性高熱症の診断方法

1. 筋生検
    1) CICR（Ca-induced Ca-release）速度の測定
        筋生検後48時間以内に測定開始する（広島大学）
    2) IVCT（in vitro contracture test）
        筋生検後5時間以内に開始する
        ハロタンおよびカフェインで筋束が拘縮を起こす濃度を測定
    3) 病理組織学的検査
        市原らの研究：骨格筋線維のコア構造の発見
2. 遺伝子診断
3. 細胞レベルでの診断
    骨格筋から培養した骨格筋細胞や点変異を導入したRYR1を組み込んだ細胞を用いる方法
4. Bリンパ球を使用した診断：末梢血採血のみで可能（埼玉医科大学）
5. in vivoでの骨格筋の代謝測定
    大腿直筋に80 mMのカフェインを500 mcL注入しP_{CO_2}を測定する

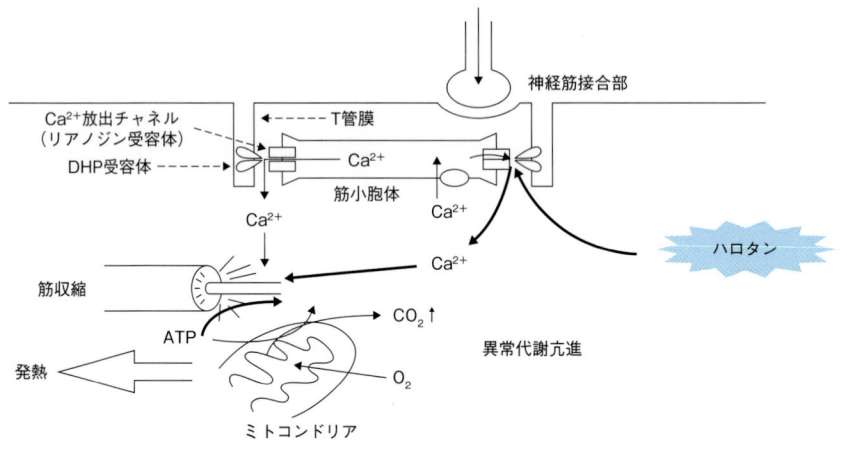

図13 悪性高熱症の推定発症機序
骨格筋細胞膜のT管膜と筋小胞体終末槽との間に形成されるフット構造で，リアノジン受容体（RYR1）はDHP（ジヒドロピリジン）受容体と形態学的に結合している．

を超えてカルシウムの放出が起こり，骨格筋細胞内カルシウム濃度が上昇し，筋強直，熱産生，エネルギー消費，アシドーシスなどが生じると考えられている（図13）．

このCICR機構を司るカルシウムチャネルが，骨格筋小胞体のリアノジン受容体（RYR1）である．RYR1は，骨格筋細胞膜のT管膜と筋小胞体終末槽との間に形成されるフット構造で，ジヒドロピリジン（DHP）受容体と形態学的に結合している．このRYR1遺伝子は，ヒトでは第19染色体の19q13.1に存在することが分かっている．その他，MHと関連するアミノ酸変異を伴う部位は，60か所以上発見されている．

2）吸入麻酔薬

骨格筋小胞体からのカルシウム遊離作用は，ハロタン＞メトキシフルラン＞エンフルラン＞イソフルラン＞セボフルラン＞エーテルの順に力価が強い．ただし，亜酸化窒素は問題になら

ないほど弱い。一方，このCICR機構は，Mg^{2+}やプロカインなどで抑制される。

カフェインやハロタンによるCICR機構の促進作用は，悪性高熱症素因者（MHS）でも，正常者でも認められる。しかし，MHSでは，もともとCICR機構が亢進しているうえにカフェインやハロタンでさらに促進され，筋拘縮が起こりやすくなる。これを利用したMH診断方法に，IVCT（*in vitro* contracture test）がある。

おわりに

吸入麻酔薬の有害作用と毒性について述べてきたが，心配のあまり吸入麻酔薬の臨床使用をすぐに控えてしまうのは，あまりに端的すぎる。吸入麻酔薬にも多くの利点があるわけで，大事なことは，その有害作用・毒性の発生機序と特性を知り，最大限の予防を施すことである。ただし，compound Aの問題だけは，低流量麻酔でのセボフルランの使用を避ける以外に策はないようである。特に，術前より腎障害を合併した患者の長時間麻酔には，セボフルランの低流量麻酔は避けるべきであろう。

最近では，吸入麻酔薬単独ではなく静脈麻酔薬を併用したり，硬膜外麻酔ばかりでなく末梢神経ブロックを併用した全身麻酔など，さまざまな方法が施行されている。吸入麻酔薬に他の麻酔方法を併用することにより，吸入麻酔薬の使用量を減らし，その有害作用・毒性の発現を予防することができる。一方で，他の麻酔方法による副作用も出現する危険性が生じてくるので，十分な注意が必要である。あるいは，他の麻酔薬との相加・相乗効果により，未知な有害作用が発生するかもしれない。今後，大規模な研究によるエビデンスを作っていくことが望まれる。そして，われわれには，さらに安全かつ理想的な麻酔薬の開発の一助となるべき義務があるといえる。

現在使用可能な吸入麻酔薬だけでも数種類あり，静脈麻酔薬に至っては数えきれないほどである。そこに各種区域麻酔法やラリンジアルマスクなどのデバイスまで含めると，われわれの麻酔方法の選択肢はいくつになるであろうか。やはり重要なことは，十分な知識と患者評価をベースに，適切な麻酔方法・麻酔薬を選択することであろう。

文 献

1) Subcommittee on the National Halothane Study of the Committee on Anesthesia, National Academy of Sciences. National Research Council Summary of the National Halothane Study. Possible association between halothane anesthesia and postoperative necrosis. JAMA 1966；197：775-88.
2) Weinshilboum R. Inheritance and drug response. N Engl J Med 2003；348：529-37.
3) Cohen EN, Van Dyke RA. Metabolism of volatile anesthetics. Massachusetts：Addison-Wesley；1977.
4) Vergani D, Mieli-Vergani G, Alberti A, et al. Antibodies to the surface of halothane-altered rabbit hepatocytes in patients with severe halothane-associated hepatitis. N Engl J Med 1980；303：66-71.
5) Martin JL, Kenna JG, Martin BM, et al. Halothane hepatitis patients have serum anti-

bodies that react with protein disulfide isomerase. Hepatology 1993 ; 18 : 858-63.
6) Njoku D, Laster MJ, Gong DH, et al. Biotransformation of halothane, enflurane, isoflurane, and desflurane to trifluoroacetylated liver proteins : Association between protein acylation and hepatic injury. Anesth Analg 1997 ; 84 : 173-8.
7) Böttiger LE, Dalén E, Hallén B, et al. Halothane-induced liver damage : An analysis of the material reported to the Swedish Adverse Drug Reaction Committee, 1966-1973. Acta Anaesthesiol Scand 1976 ; 20 : 40-6.
8) Carney FM, Van Dyke RA. Halothane hepatitis : A critical review. Anesth Analg 1972 ; 51 : 135-60.
9) Hoft RH, Bunker JP, Goodman HI, et al. Halothane hepatitis in three pairs of closely related women. N Engl J Med 1981 ; 304 : 1023-4.
10) Crandell WB, Pappas SG, Macdonald A. Nephrotoxicity associated with methoxyflurane anesthesia. Anesthesiology 1966 ; 27 : 591-607.
11) Mazze RI, Cousins MJ, Kosek JC. Dose-related methoxyflurane nephrotoxicity in rats : A biochemical and pathologic correlation. Anesthesiology 1972 ; 36 : 571-87.
12) Moon RE. Cause of CO poisoning, relation to halogenated agents still not clear. J Clin Monit 1995 ; 11 : 67-71.
13) Wissing H, Kuhn I, Warnken U, et al. Carbon monoxide production from desflurane, enflurane, halothane, isoflurane, and sevoflurane with dry soda lime. Anesthesiology 2001 ; 95 : 1205-12.
14) Cunningham DD, Huang S, Webster J, et al. Sevoflurane degradation to compound A in anaesthesia breathing systems. Br J Anaesth 1996 ; 77 : 537-43.
15) Morio M, Fujii K, Satoh N, et al. Reaction of sevoflurane and its degradation products with soda lime. Toxicity of the byproducts. Anesthesiology 1992 ; 77 : 1155-64.
16) Kharasch ED, Frink EJ Jr, Zager R, et al. Assessment of low-flow sevoflurane and isoflurane effects on renal function using sensitive markers of tubular toxicity. Anesthesiology 1997 ; 86 : 1238-53.
17) Eger EI 2nd, Gong D, Koblin DD, et al. Dose-related biochemical markers of renal injury after sevoflurane versus desflurane anesthesia in volunteers. Anesth Analg 1997 ; 85 : 1154-63.
18) Kharasch ED, Thorning D, Garton K, et al. Role of renal cysteine conjugate beta-lyase in the mechanism of compound A nephrotoxicity in rats. Anesthesiology 1997 ; 86 : 160-71.
19) Eger EI 2nd, Ionescu P, Koblin DD, et al. Compound A : Solubility in saline and olive oil ; destruction by blood. Anesth Analg 1996 ; 83 : 849-53.
20) Eger EI 2nd, Laster MJ, Winegar R, et al. Compound A induces sister chromatid exchanges in Chinese hamster ovary cells. Anesthesiology 1997 ; 86 : 918-22.
21) O'Sullivan H, Jennings F, Ward K, et al. Human bone marrow biochemical function and megaloblastic hematopoiesis after nitrous oxide anesthesia. Anesthesiology 1981 ; 55 : 645-9.
22) Lassen HC, Henriksen E, Neukirch F, et al. Treatment of tetanus ; Severe bone-marrow depression after prolonged nitrous-oxide anaesthesia. Lancet 1956 ; 270 : 527-30.
23) Layzer RB. Myeloneuropathy after prolonged exposure to nitrous oxide. Lancet 1978 ; 2 : 1227-30.
24) Burm AG. Occupational hazards of inhalational anaesthetics. Best Pract Res Clin Anaesthesiol 2003 ; 17 : 147-61.

25) Gauger VT, Voepel-Lewis T, Rubin P, et al. A survey of obstetric complications and pregnancy outcomes in paediatric and nonpaediatric anaesthesiologists. Paediatr Anaesth 2003 ; 13 : 490-5.
26) Ceyhan A, Cincik M, Bedir S, et al. Effects of exposure to new inhalational anesthetics on spermatogenesis and sperm morphology in rabbits. Arch Androl 2005 ; 51 : 305-15.
27) Türkan H, Aydin A, Sayal A, et al. Effect of volatile anesthetics on oxidative stress due to occupational exposure. World J Surg 2005 ; 29 : 540-2.
28) Occupational disease among operating room personnel : A national study. Report of an Ad Hoc Committee on the Effect of Trace Anesthetics on the Health of Operating Room Personnel, American Society of Anesthesiologists. Anesthesiology 1974 ; 41 : 321-40.
29) Endo M, Yagi S, Ishizuka T, et al. Changes in the Ca-induced Ca-release mechanism in the sarcoplasmic reticulum of the muscle from a patient with malignant hyperthermia. Biomed Res 1983 ; 4 : 83-92.

（瀧浪　將典）

ミニ知識 薬物性腎障害

▼概要

　薬物を直接的な原因とする腎障害は急性腎不全の約20％を占め，特に，患者側の危険因子として，高齢（>60歳），潜在的な腎機能低下〔糸球体濾過率（glomerular filtration rate：GFR）<60 mL/min/1.73 m²〕，脱水，腎毒性薬物に対する多重曝露，糖尿病，心不全，敗血症などが知られている[1]。薬物の腎機能に与える悪影響は，一般に，①糸球体における血行動態の変化（例えば，非ステロイド性抗炎症薬やアンギオテンシン変換酵素阻害薬，アンギオテンシン受容体拮抗薬は，それぞれプロスタグランジンやアンギオテンシンによる糸球体濾過圧の内分泌性自動調節に影響），②尿細管細胞毒性（アミノグリコシド，アムホテリシンB，造影剤），③炎症（非ステロイド性抗炎症薬やアセトアミノフェン，アシクロビル，抗菌薬，抗悪性腫瘍薬，利尿薬，プロトンポンプ阻害薬などによる間質性腎炎），④結石形成（抗菌薬，抗ウイルス薬，メトトレキサートなど），⑤横紋筋融解（HMG-CoA還元酵素阻害薬やニューキノロン系抗菌薬，抗うつ薬，抗ヒスタミン薬，ベンゾジアゼピン，ケタミンなどによるミオグロビン尿症），⑥血栓性微小血管障害（抗血小板薬やシクロスポリンなどに伴う免疫反応や直接的な血管内皮障害）などに分類される[2]。これらの悪影響を避けるには，可能であれば，腎毒性の低い代替薬（非ステロイド性抗炎症薬であれば，プロスタグランジンに影響の少ないスリンダクやアセトアミノフェン，アスピリンなどに変更）を利用し，脱水などの危険因子を前もって是正し，腎機能に応じた薬物の投与調節を行うことが必要である。また，ベースライン値の腎機能評価をMDRD式やCockcroft-Gault式に基づくGFRやクレアチニンクリアランス（creatinine clearance：Ccr）として求めておくことも重要である（表1）。

▼症状と徴候

　原因薬物が腎障害をもたらす機序によっても異なるが，尿量減少（乏尿）や浮腫などが腎機能低下に伴う一般的な症状である。その他，代謝産物の蓄積による疲労感，集中力低下，食欲減退，嘔気，瘙痒などを伴う。また，薬物起因性では，発熱や発疹，関節痛，IgE上昇，好酸球増多が認められ，著しいタンパク尿を伴うネフローゼ症候群を示すこともある。

▼診断と治療

　診断は，通常，薬物投与中の腎機能モニタリングによって行われる。予防可能な薬物有害事象の36％は，血液検査に基づく監視が不十分であることが原因とされ[3]，特に，危険因子を有する対象に腎毒性の可能性がある薬物を投与する場合，ベースライン値に加えて定期的なフォローアップのための検査を計画すべきである。腎機能の低下を知るには，通常，血清クレアチニン値の上昇が早期診断の手がかりとなるが，一定の診断基準が存在するわけではない。したがって，ベースラ

表1 GFRとクレアチニンクリアランスの予測式

改訂MDRD簡易式（mL/min/1.73m²）：腎機能評価と慢性腎疾患のステージ分類に適用

男性：GFR = 0.741 × 175 × 年齢$^{-0.203}$ × 血清クレアチニン mg/dL$^{-1.154}$
女性：GFR = 0.741 × 175 × 年齢$^{-0.203}$ × 血清クレアチニン mg/dL$^{-1.154}$ × 0.742

Cockcroft-Gault式（mL/min）：薬物の投与量調節に適用

男性：Ccr =｛(140 − 年齢) × 体重 kg｝/｛72 × 血清クレアチニン mg/dL｝
女性：Ccr = 0.85 ×｛(140 − 年齢) × 体重 kg｝/｛72 × 血清クレアチニン mg/dL｝

Schwartz式（mL/min）：小児における薬物の投与量調節に適用

身長 cm × k ÷ 血清クレアチニン mg/dL （kは年齢や性別によって異なる補正係数）

イン値からの50％以上の上昇や0.5 mg/dL（ベースライン値が2 mg/dL未満の場合）または1.0 mg/dL（ベースライン値が2 mg/dLを超える場合）以上の上昇が認められる場合を急性腎不全と捉えるのが一般的である。また，血中尿素窒素の上昇やアシドーシス，高カリウム血症，低ナトリウム血症，高リン酸血症などが，腎機能の低下に伴って認められ，さらに，シスプラチンやアミノグリコシドなどの尿細管細胞障害性の薬物では，尿中のN-アセチル-β-D-グルコサミニダーゼ（NAG）やβ$_2$-ミクログロブリン，α$_1$-ミクログロブリンなどの追跡が必要である。これらの検査所見で腎機能の低下が明らかであれば，原因として疑われる薬物（または，複数の薬物が併用され，いずれが原因薬物か不明である場合には，新たに加えられた薬物から順次中断するか，腎毒性が最も高いと考えられる薬物から排除する）を中止するとともに，血圧や循環血液量の維持，アシドーシス補正，栄養管理などの支持療法を行うべきである。一方，アレルギー性間質性腎炎ではステロイド投与が有効とされる。これらの治療によっても改善傾向が認められない場合には血液透析療法を考慮する。

▼予後

薬物性腎障害の多くは可逆的である。腎障害が早期に発見され，原因薬物に対する曝露が中断されれば，通常，腎機能の回復が認められる。したがって，この点で予後は比較的良好と考えられる。

文 献

1) Leblanc M, Kellum JA, Gibney RT, et al. Risk factors for acute renal failure：inherent and modifiable risks. Curr Opin Crit Care 2005；11：533-6.
2) Schetz M, Dasta J, Goldstein S, et al. Drug-induced acute kidney injury. Curr Opin Crit Care 2005；11：555-65.
3) Gurwitz JH, Field TS, Harrold LR, et al. Incidence and preventability of adverse drug events among older persons in the ambulatory setting. JAMA 2003；289：1107-16.

（津崎　晃一）

ミニ知識　薬物性肝障害

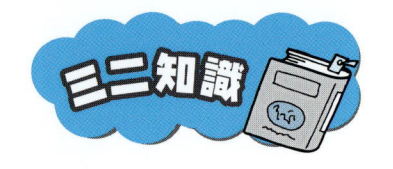

▼概要

　肝障害の重要な原因として薬物の存在が挙げられる．一説によれば，900種類以上の薬物がその原因とされ，劇症肝炎の20〜40%に薬物が関与するともいわれる．また，発生頻度としては10,000〜100,000人に1人程度とされている．この薬物に起因する肝障害の症状は多様性に富み，無症候性の肝酵素上昇から劇症肝不全にまで至る．薬物性肝障害の危険因子としては，人種（黒人やヒスパニックにおけるINH感受性），年齢（高齢者は，肝クリアランスの低下や薬物相互作用，肝血流低下，薬物結合の変化，肝容積の減少，低栄養，感染などを伴いやすい），性別（女性＞男性），アルコール摂取（肝障害を導きやすく，硬変変化をもたらす一方，グルタチオン貯蔵を低下させる），遺伝要因（薬物代謝酵素の変化が異常反応を生じさせやすい）などが知られている[1]．一方，薬物が肝毒性をもたらす機序としては，直接肝細胞に悪影響を及ぼす場合と，異常薬物反応として障害を与える場合の2つが知られている．例えば，前者ではアセトアミノフェンが代表的であり，投与量依存性に肝細胞障害を生じる．また，後者では，免疫反応が関わる感受性亢進（フェニトイン）や代謝産物による異常反応（INH）が知られている．臨床像としては，①無症候性のアミノ基転移酵素上昇にとどまるもの，②アミノ基転移酵素上昇に急性肝細胞損傷を伴うもの，③アミノ基転移酵素やビリルビンの上昇が亜急性または急性壊死を疑わせるもの，④胆汁うっ滞によるアルカリフォスファターゼ上昇を示すもの，⑤肝外症状として発熱や皮疹，好酸球増多，肺障害，腎障害，Reye症候群などを伴うものなどがある．また，病理学的には，①急性肝細胞障害（アセトアミノフェンやハロタンによる中心性壊死），②慢性肝細胞障害としての色素沈着（フェノチアジンやフェナセチンに伴うリポフスチン）や脂肪変性（アスピリンやバルプロ酸による微小細管脂肪変性），肝硬変，③急性胆汁うっ滞（エリスロマイシン，スリンダク），④慢性胆汁うっ滞（クロルプロマジン，イブプロフェン），⑤肉芽腫性肝炎（カルバマゼピン，ヒドララジン），⑥自己免疫性肝炎（メチルドパ，ミノサイクリン），⑦血管病変（アザチオプリン，ステロイド）などの多彩な所見が認められる．

▼症状と徴候

　薬物性肝障害の初発症状としては，投与開始後1〜4週に認められる発熱や発疹，皮膚瘙痒，黄疸などが挙げられる．また，食欲不振や悪心・嘔吐，腹痛などの消化器症状に加えて全身倦怠感を訴えることも多い．肝障害を肝細胞障害型，および胆汁うっ滞または混合型の2型に分ける場合，前者では発熱や発疹，食欲不振などの全身症状を示しやすい一方，後者では黄疸や皮膚瘙痒，褐色尿が主となる．

▼診断と治療

　診断は，単一の薬物が関与する場合は比較

表1　薬物性肝障害の分類

型分類	診断基準
肝細胞障害型	ALT＞2N＋ALP≦N または ALT比/ALP比≧5
胆汁うっ滞型	ALT≦N＋ALP＞2N または ALT比/ALP比≦2
混合型	ALT＞2N＋ALP＞N かつ 2＜ALT比/ALP比＜5

ALT：アラニンアミノ基転移酵素，ALP：アルカリフォスファターゼ，N：基準値上限，ALT比：ALT/N，ALP比：ALP/N

的単純であるが，複数の薬物が疑われる場合，その特定は困難である。薬物性肝障害の診断については，既往歴（薬物投与から発症までの期間や経過，アルコールなどの危険因子の有無，ウイルス性肝炎などの他の原因の有無，過去の肝障害の有無）や血液検査所見（好酸球増多の有無，血清逸脱酵素の上昇程度と経過），薬物リンパ球刺激試験（drug lymphocyte stimulation test：DLST）などによるスコアリングシステム[2]が提唱され，2点以下を「可能性が低い」，3～4点を「可能性あり」，5点以上を「可能性が高い」とする場合，感度98.7％，特異度97.0％と良好であることが示されている。なお，この診断基準では，薬物性肝障害が血清逸脱酵素により表1のように定義・分類されるとともに，薬物投与中の肝障害については常に薬物性の可能性を念頭に置き，疑わしい場合には肝臓専門医の判断に委ねることの必要性などが注意点として加えられている。

薬物性肝障害の治療には，特異的な手段（例外的には，アセトアミノフェンによる肝障害にN-アセチルシステイン，バルプロ酸による肝障害にカルニチンが用いられる）が存在せず，すべてが症候にもとづく支持療法を主体とし，グリチルリチン製剤やステロイド，ウルソデオキシコール酸，タウリン，コレスチミド，脂溶性ビタミン（ビタミンA，K）の補充などが行われる。また，究極的な重症型である劇症肝炎には，血漿交換や血液透析，さらには肝移植が考慮される。

▼予後

薬物性肝障害の予後は，肝障害の程度に依存してさまざまである。しかし，重症例の予後は決して芳しいものとは言えず，例えば，急性肝細胞障害型で黄疸を伴う場合，致死率は10～50％とされるが，近年の研究では10％程度とするものが多い[3,4]。

文　献

1) Navarro VJ, Senior JR. Drug-related hepatotoxicity. N Engl J Med 2006；354：731-9.
2) 滝川　一，恩地森一，高森頼雪ほか. DDW-J 2004 ワークショップ薬物性肝障害診断基準の提案. 肝臓 2005；46：85-90.
3) Björnsson E. Drug-induced liver injury：Hy's rule revisited. Clin Pharmacol Ther 2006；79：521-8.
4) Chalasani N, Fontana RJ, Bonkovsky HL, et al. Causes, clinical features, and outcomes from a prospective study of drug-induced liver injury in the United States. Gastroenterology 2008；135：1924-34.

（津崎　晃一）

3 静脈麻酔薬・鎮静薬・鎮痛薬の副作用

はじめに

本章では，手術麻酔・集中治療領域で広く用いられている，静脈内に投与される薬物の副作用について述べる。

1 プロポフォール

1）propofol infusion syndrome

　プロポフォールに関連する死亡の第一例は1990年にデンマークで報告された2歳の女児であるが，この時点では大きな関心を得られなかった。急性呼吸器疾患の集中治療中，鎮静目的でプロポフォールを投与されたのちに，5名の患児が代謝性アシドーシス，心不全を呈して死亡した報告[1]が小児集中治療領域でのプロポフォール使用の懸念を高めることになった。重症感染症の小児がプロポフォールによる鎮静中に同様の症状を示すと致死率が高いことが知られている。

　Brayは，代謝性アシドーシス，治療抵抗性の徐脈，心不全，高脂血症，横紋筋融解，急性腎不全，肝腫大，脂肪肝を主徴とする病態がプロポフォール投与と関連があると考え，propofol infusion syndrome（PRIS）と名付けた[2]。この病態とよく似た臨床像を示す頭部外傷，多発外傷の成人患者の報告が相次いでいる。

　Kamらのデータベース検索によれば，2006年までに61例（小児32例，成人29例）のPRISが報告されている[3]。そのうち小児20例，成人18例が死亡しており，死亡率は60％を超えている。多くは呼吸器または中枢神経疾患（頭部外傷，てんかん重積，脳炎）で鎮静中の患者であった。これらの患者は，48時間を超えるプロポフォールの大量投与（＞5 mg/kg/hr），カテコラミン，副腎皮質ステロイド投与を受けており，発症機序としてミトコンドリア呼吸鎖の障害，遊離脂肪酸濃度上昇，糖質供給不足などが考えられている。ミトコンドリア呼吸鎖に特異的な欠陥があるミトコンドリアミオパチーとPRISは類似の病像を呈する。重症患

者への糖質補給が不十分であると，代替エネルギー源としての脂質代謝が亢進して，脂肪酸増加につながる。過剰な遊離脂肪酸は不整脈を惹起する作用があり，PRISでみられる心室性不整脈の一因と推定されている。体内の糖の蓄えは，成人に比べて小児ではより速く枯渇することと，鎮静に必要な体重あたりのプロポフォール投与速度が大きいことが，成人よりも小児においてPRISの頻度が高いことの一因かもしれない[4]。現時点では，名前のとおり，プロポフォール投与が唯一の発症原因であると確定されたわけではないものの，集中治療中の患者に，鎮静目的で長時間にわたって大量投与を続けることには慎重を要する。オーストラリアの薬物副作用委員会は，成人患者のICUにおける鎮静目的で投与されるプロポフォールは，4 mg/kg/hrを超えないこととする警告を発しているが，国際的な合意の得られた投与指針はまだないのが現状である。

　頭部外傷患者の脳代謝抑制のために，高用量のプロポフォール投与を長期間必要とする状況では，代替薬としてチオペンタールの使用を考慮すべきである[5]。PRISの致命率は依然として高いため，発症の可能性に早期に気づくことが重要である。原因不明の代謝性アシドーシス，血清乳酸値，クレアチンキナーゼの上昇，高脂血症はいずれもPRIS発症の可能性を考慮すべき所見である。PRIS発症を疑ったら即刻プロポフォールの投与を中止するとともに，血液透析，体外循環による呼吸循環補助を早期に開始することが救命の可能性を高める[6]。

　プロポフォールを用いた全身麻酔中の発症例はまれではあるが，皆無ではない。慢性心房細動に対するラジオ波焼灼術をプロポフォール鎮静下（平均投与速度5 mg/kg/hr，投与時間395分）に施行された31歳女性が，術中に進行性の代謝性アシドーシスを呈したため，プロポフォール投与を中止して，亜酸化窒素とフェンタニルによる麻酔に変更したところ，アシドーシスは徐々に改善した[7]。前立腺摘出術をプロポフォール・レミフェンタニルの全静脈麻酔下（プロポフォール平均投与速度7.8 mg/kg/hr，投与時間4時間半）に施行された64歳男性が手術中に乳酸増加，代謝性アシドーシスを示したため，術後ICUでの鎮静をミダゾラムに切り替えて回復した報告がある[8]。これらの症例報告のみから，プロポフォール麻酔中のアシドーシスをすべてPRISに起因するものと短絡することはできないが，比較的短時間投与でも酸塩基平衡の異常が生じる可能性を知ることは必要である。手術室，ICUともに鎮痛薬，他の鎮静薬を適宜併用してプロポフォールの投与速度を減らすことが重要と考えられる。

　Vasileらは，PRISの発症には「素地要因」と「引き金要因」があると述べており，「素地要因」として内因性のカテコラミンや糖質コルチコイド，全身性炎症やサイトカイン産生，「引き金要因」として大量プロポフォール投与，外因性カテコラミン，ステロイド投与を挙げている[9]。PRIS発症に特異体質や遺伝的素因が関与しているかどうかは，今後の研究課題である。もしそのような素因が発見されれば，悪性高熱素因のある患者に揮発性麻酔薬投与を避けるように，プロポフォールの投与適応が明確になる可能性がある。頭部外傷や脳血管障害に対する開頭手術患者で術後も鎮静，呼吸管理が予想される場合，あるいは術前からプロポフォールによって鎮静されている集中治療中の患者の手術におけるプロポフォール使用の是非は，今後議論されるべき問題だろう。循環系の徴候を伴わず，代謝性アシドーシス，横紋筋融解を呈する

ものはプロポフォールの投与時間が数時間以内でも発症したケースがあるので，プロポフォール投与時には常に頭の片隅に PRIS の可能性を考えておくことが重要である[10]。

2) 徐　脈

プロポフォールは徐脈のリスクを有意に高める。Tramèr らの検討ではプロポフォール投与による徐脈の number-needed-to-harm（NNH）は 11.3（95％信頼区間；7.7 ～ 21）であるが，小児斜視手術に限ると NNH＝4.1（95％信頼区間；3 ～ 6.7）になり，徐脈発生リスクは高くなる[11]。心臓刺激伝導系の異常がある場合，β 遮断薬など，心拍数低下作用のある薬物が併用投与されている場合も同様である。レミフェンタニルとの併用，特にボーラスあるいは急速投与は徐脈リスクの高い患者では禁忌と考えるべきであろう。挿管時にベクロニウム，ロクロニウムを用いる場合，筋弛緩薬に心拍増加作用がないので要注意である。

3) 静注時血管痛

プロポフォール静脈内投与時の血管痛の軽減策は実施容易な臨床研究の格好の題材として，多くの方法が検討されている。Picard らの血管痛に関する研究の系統的レビューでは，前腕を駆血したうえでプロポフォール投与の 30 ～ 120 秒前にリドカイン 0.5 mg/kg を静注する方法がもっとも有効（number-needed-to-treat：NNT＝1.6）であった[12]。プロポフォールの温度，投与速度，希釈の有無，留置カテーテルの太さは血管痛発生にかかわる有意な因子ではなかった。リドカイン併用は容易で有効性の高い方法であるが，広く普及しているとはいい難い。プロポフォール投与時の血管痛は頻度が高いにもかかわらず，麻酔科医はそれを重要な副作用とは考えていない傾向がある[13]。

リドカイン併用に替わる，より簡便な方法としてオピオイドの前投与が検討されている。プロポフォール投与前にレミフェンタニル 0.25 μg/kg/min を 1 分間以上投与すると，血管痛の頻度は 62％から 30％に低下した[14]。扁桃摘出術を受ける 5 ～ 12 歳の小児にレミフェンタニル 0.5 μg/kg を 30 秒かけて投与すると，プロポフォール 3 mg/kg 投与時の血管痛を有意に低下させた[15]。Lee らは 128 名の外科手術患者を 4 群に分けて，それぞれレミフェンタニル標的濃度調節持続静注（target controlled infusion：TCI）〔target concentration（C_T）＝2，4，6 ng/mL〕または生理食塩液を投与したのち，プロポフォール TCI で導入した。血管痛を訴えた患者は 4 ng/mL，6 ng/mL 群で有意に少なかったが，血管痛の頻度と強さに関して 4 ng/mL と 6 ng/mL 群間に差はなかった。4 ng/mL，6 ng/mL の NNT は，それぞれ 2.16，1.55 でリドカイン併用に匹敵する値であった。導入中に重大な副作用のないことから，プロポフォール投与時の血管痛軽減にはレミフェンタニル C_T＝4 ng/mL の TCI 投与が有効と結論している[16]。レミフェンタニル 0.35 μg/kg/min を 30 秒間投与後に，リドカインと混合したプロポフォール（混合比プロポフォール 200 mg：リドカイン 20 mg）を投与する方法は，レミ

フェンタニル前投与あるいはリドカイン混合の処置を単独で行う方法と比べて，いっそう血管痛を訴える患者を減らすことができた[17]。

4) 膵　炎

　消化器外科以外の手術後に膵炎を合併することは比較的まれである。米国食品医薬品局（Food and Drug Administration：FDA）への報告例のうち，4例は手関節手術，乳房部分切除術，股関節手術などの軽度〜中等度侵襲の術後に腹痛，循環不全，膵酵素上昇を生じたもので，うち2例は呼吸窮迫症候群，急性腎不全を併発して死亡している[18]。この4例はいずれも麻酔導入に通常量のプロポフォールを投与されている。肺炎でICU入院中の51歳女性の鎮静にプロポフォールを最大12 mg/kg/hrで7日間にわたって投与中，血中アミラーゼ，リパーゼ，トリグリセリドの上昇を認めたため，膵炎を疑ってプロポフォール投与を中止したところ，約7日間で軽快した。第17病日に気管切開のために200 mgのプロポフォールが投与され，再び膵炎の所見を呈した[19]。35歳男性の尿道狭窄レーザー切開のため，短時間の麻酔にプロポフォールを投与後，数時間して急性膵炎を発症した[20]。術後膵炎の原因は多様であり，複数の薬物が投与される周術期に特定の薬物を原因と断定することは難しい。高トリグリセリド血症は膵炎の原因の一つに挙げられているが，プロポフォールの血中脂質への影響については，定まった見解がない。Gottardisらは集中治療中の患者に3日間プロポフォールを投与したが，血中脂質濃度は変化しなかった[21]。Carrascoらは，3日間プロポフォールで鎮静された患者20名中10名で有意な血中脂質上昇を認めている[22]。プロポフォールによる麻酔導入後に生じた膵炎の報告はほかにもあり[18, 23〜25]，術後患者が上腹部痛，原因不明の循環不全を呈した場合には鑑別診断の一つに膵炎を考慮すべきである。

2 レミフェンタニル

1) 徐　脈

　他のμ-受容体アゴニストと同様に，レミフェンタニルは徐脈を来す。最近はアトロピンの前投薬を行わない趨勢であるので，麻酔科医は導入時の心拍数が少なめになることに慣れている。問題となるのは著しい徐脈や心停止を来す場合である。

　78歳男性の麻酔導入を8%セボフルランで行い，mivacuriumとレミフェンタニル0.5 μg/kgを1分間で投与したところ，心静止となり，胸壁叩打により回復した[26]。冠動脈バイパス手術を予定された54歳男性にレミフェンタニル1 μg/kgのボーラス投与とetomidateを投与したところ，心拍数が30/分台まで低下し，喉頭展開や気管挿管の刺激では心拍数は増加しなかった[27]。65歳男性の冠動脈バイパス手術の麻酔導入時に5%セボフルランとレミフェンタ

ニル0.5μg/kg/90秒の投与で心静止となり，アトロピンと胸壁叩打によって回復した[28]。82歳女性の眼外傷手術に際してプロポフォール（TCI目標濃度2μg/mL）とレミフェンタニル0.7μg/kgを1分間で投与後，心拍数が30/分台に低下，血圧測定不能となり，アドレナリン投与とペーシングを必要とした[29]。

　これらの症例に共通するのは急速なレミフェンタニル投与と，他の徐脈を来す要因（β遮断薬，Ca^{++}チャネル遮断薬）の存在である。筋弛緩薬自体に心拍増加作用がないものが多用されることも徐脈，心停止の頻度を高めることにつながるかもしれない。喉頭展開の刺激とオピオイド濃度のタイミングを合わせるように，レミフェンタニルを高速（>0.5μg/kg/min）で投与する方法には注意が必要である。徐脈，低血圧は挿管完了後，手術開始までの侵襲の少ない時期に生じやすい。挿管完了後にレミフェンタニルを0.1μg/kg/min程度に減速することは，循環抑制の軽減策として有効であるが，減速後もしばらくはレミフェンタニルの効果部位濃度はさらに増加するため，挿管操作を始める時点で減速するのも一法である。

2）筋強直

　オピオイドの副作用として筋強直はよく知られている。尾状核のGABAニューロンの関与が示唆されているが，正確な機序は不明である。Streisandらは，12名の健康なボランティアにフェンタニルを150μg/minで，総量15μg/kgを投与した[30]。12名中6名で筋強直が生じた。筋強直発生時点の予測効果部位濃度は9.7 ng/mLであった。筋強直を生じた被験者は呼吸が停止し，呼びかけに対する応答がなかったが，筋強直を生じなかった被験者は経過中，ずっと意識は保たれていた。彼らの論文中のk_{e0}の値0.054 min^{-1}を用いてフェンタニル濃度のシミュレーションを行うと，効果部位濃度が約8 ng/mL以上において筋強直が起こり，その持続時間は約11分となり，実際に筋強直が認められた時間（平均11分，範囲7～23分）と一致する。このことからは，フェンタニルによる筋強直発生と濃度に関係があるように思われる。しかし興味深いことに，筋強直を生じなかった残りの6名と，筋強直が生じた6名の間に，フェンタニル動脈血中濃度の実測値には全く有意差がなく，その理由については不明とされている。フェンタニル，レミフェンタニルのいずれも急速ボーラス投与時に発生することが多く，オピオイド濃度の絶対値よりも濃度の上昇速度の関与が大きいと推測される。実際，開腹手術で比較的高いレミフェンタニル濃度（>6～8 ng/mL）を維持すると，筋弛緩薬の必要量は従来の少量フェンタニル併用麻酔に比べて少ない傾向があるが，このようなケースで術中の筋強直発生が多くなるとのデータはない。

　併用投与される薬物も関係しており，レミフェンタニル投与の30～60秒以内に就眠鎮静薬を投与した場合には筋強直の発生を認めていない[31]。導入中に筋強直が生じた場合，速効性筋弛緩薬ロクロニウムを投与して，迅速な対応が可能になるが，不必要な高速投与を行わないことが，筋強直を防ぐもっとも基本的な対策である。レミフェンタニルと就眠薬をどのような順序で投与すべきかについて一定の見解はないが，まず就眠薬（プロポフォール）を投与し

て，意識消失時の効果部位濃度を確認する方法は，術中覚醒を防ぐ基本的対策の一つである。プロポフォールによる意識消失後，マスク換気が可能であることを確認したら，筋弛緩薬を投与し，同時にレミフェンタニルの投与を始めることで，筋強直を防ぐことが可能である。初回ボーラス投与を行わずに，0.5 μg/kg/min で投与すれば，開始 90 ～ 120 秒後に効果部位濃度は 2 ～ 3 ng/mL になる。挿管までの時間と，どの程度喉頭展開，挿管時の交感神経反応を抑制する必要があるかに応じて，レミフェンタニルの投与速度を調節する。

3）声門閉鎖

麻酔導入時，オピオイド投与後にマスク換気が難しくなることがある。これは胸腹部の筋強直によることもあるが，声門閉鎖による場合もある。Abrams らはオピオイド投与後のマスク換気困難の機序を追究するため，冠動脈バイパス手術患者を 2 群に分け，一方は上気道の局所麻酔下に意識下挿管を行い，他方は経口エアウェイを挿入してマスク換気を行った[32]。sufentanil 3 μg/kg（フェンタニル 30 μg/kg 相当）静脈内投与で麻酔を導入した。筋弛緩薬投与前後の換気コンプライアンスは，意識下挿管群では有意な変動を認めないのに対して，マスク換気群の筋弛緩薬投与前値は意識下挿管群よりも有意に低く，かつ筋弛緩薬投与によってコンプライアンスが増加した。このことからマスク換気群の筋弛緩薬投与直前の低コンプライアンス（換気困難）は体幹部の筋強直ではなく，上気道の狭窄が原因であると結論している。声門をファイバースコープで直視した研究でも，sufentanil 投与後の声門閉鎖が観察されている[33]。声門閉鎖（喉頭痙攣）は，手術侵襲が急に増大していわゆる麻酔が浅くなった状態で起こりやすいと考えられているが，この現象がオピオイド濃度依存性に生じるものであれば，逆に手術侵襲が小さくなっているのに，オピオイドが高濃度で維持されている時に起こる可能性がある。

レミフェンタニルは手術終了直前まで，高い濃度のまま投与されることが多いので，注意を要する。筆者はラリンジアルマスクで気道確保し，プロポフォール・レミフェンタニルの全静脈麻酔下の鼠径ヘルニア手術中，皮膚閉創時に突然カプノグラムが変形，消失し，陽圧換気時に異常音を聴取した例を経験した。ラリンジアルマスクの位置のずれ，誤嚥は認めず，手動換気不能であったため，サクシニルコリンを投与してすぐに回復した。マスク換気困難の原因が体幹の筋強直であれ，声門閉鎖であれ，筋弛緩薬を投与すれば解決するが，ラリンジアルマスクなどの声門上エアウェイで気道を確保して陽圧換気を行うことが増えているので，術中の換気困難の一因としてオピオイドによる声門閉鎖を考慮することは重要になる。

4）呼吸抑制（自発呼吸下投与時）

オピオイドは μ-受容体を介して呼吸を抑制する。調節換気を行えば，全く問題にはならない副作用であるが，手術侵害刺激による呼吸数増加と上手にバランスをとることができれば，

自発呼吸数を指標とした，オピオイドの投与量，速度調節が可能になる。筋弛緩を必要としない手術では，ラリンジアルマスクなどで気道確保のうえ，自発呼吸を温存しながらフェンタニルをボーラスまたは持続投与することが以前から広く行われている。

　レミフェンタニルを自発呼吸下の患者に投与することは，欧州でも1996年の発売後まもなくから検討された。Peacockらは，下肢静脈瘤，鼠径ヘルニア手術などの体表面手術の麻酔をプロポフォール・レミフェンタニルの全静脈麻酔（total intravenous anesthesia：TIVA）で行って，患者の反応をチェックした[34]。レミフェンタニルの投与速度が0.025 μg/kg/min では，皮膚切開時に88％の患者に体動，血圧上昇，心拍数増加などの反応が生じるが，0.1 μg/kg/min では73％の患者に有意な呼吸抑制が生じた。手術終了時点の投与速度は0.026〜0.053 μg/kg/min で，76〜100％の患者に安定した自発呼吸が得られた。Murdochらは，体表面の日帰り手術の麻酔をプロポフォール・レミフェンタニルTCIで行って，安定した自発呼吸は20例中12例でしか得られなかった[35]。呼吸が安定した時点のレミフェンタニル投与速度は0.019〜0.107 μg/kg/min で，患者間に5倍以上の個体差があった。自発呼吸を温存できるレミフェンタニル投与速度の中央値は約0.05 μg/kg/min であるが，個体差が大きいことから，実際には0.02〜0.03 μg/kg/min 程度の極めて低い速度から始める必要がある。このような超低速投与では開始後20分程度は呼吸数に大きな変化を認めないことが多いが，投与開始から30〜40分以上経過したのちに，著明な呼吸数の減少を来すことがあるので要注意である。

　一方，ごく短時間の疼痛を伴う処置に際してレミフェンタニルをボーラス投与することは，眼科手術の球後麻酔施行時などに行われている。ボーラス投与では多くの場合，一過性に呼吸は停止または著明に抑制され，特に呼吸抑制は高齢者で著しい[36]。Eganらの検討は，ボランティアにレミフェンタニルのみを25〜200 μg 投与したもので[36]，他の中枢抑制薬を併用投与された場合は相乗作用によって著明な呼吸抑制が生じる[37]。ボーラス投与後15分以内に換気量は投与前値に回復する[38]。レミフェンタニルのcontext-sensitive half-timeは約3分であるが，換気量がボーラス投与後3分で回復するわけではないことに注意が必要である。

5）シバリング

　智歯抜歯，下肢静脈瘤，膝関節鏡の日帰り手術患者201名を対象としたレミフェンタニルとalfentanilの比較検討では，術後シバリングを示した患者はレミフェンタニル群（10/102）がalfentanil群（1/99）より有意に多かった[39]。レミフェンタニル群の手術時間は17〜95分で，体温低下が著しい術式ではないが，シバリングが有意に多い理由は不明とされている。

　耳鼻咽喉科手術をTIVA（プロポフォール/レミフェンタニルまたはプロポフォール/alfentanil）で行った98名の検討で，術中の保温に留意して両群とも核心温は36℃台に維持されたが，レミフェンタニル群では49名中20名（41％）に術後シバリングを認め，alfentanil群（5/49，10％）よりも有意に多かった[40]。術中の熱喪失がレミフェンタニル投与後のシバリング発生にかかわっている可能性は低い。投与中止後に急速に濃度が低下することが関与し

ているかもしれないが，明確な原因確定には至っておらず，適切な体温保持対策を施すことと，術後鎮痛を十分に行うことが現実的な対処法といえる。

6）急性退薬徴候

context-sensitive half-time が投与時間の長短に無関係に，約3分と極めて短いレミフェンタニルは，きちんと術後鎮痛対策を講じることが，円滑な麻酔覚醒を得るうえで必須である。集中治療領域でレミフェンタニルを数日間以上の長期にわたって投与後，離脱の際に他の薬物によって十分な鎮痛を行ったにもかかわらず，レミフェンタニル投与中止後に激しい急性退薬徴候を呈してレミフェンタニル再投与を要した症例が報告されている[41]。交通外傷後，ICUで呼吸管理中の成人患者3名にレミフェンタニルがそれぞれ2日間，15日間，33日間投与された。気管チューブ抜去1～2時間後に投与を中止したところ，中止後わずか10分ほどで，頻脈，血圧上昇，呼吸数増加，発汗，四肢振戦，瞳孔散大を伴った興奮状態となった。モルヒネ，クロニジン，ケタミン，ハロペリドールを投与しても効果なく，レミフェンタニルを投与再開すると急速に興奮症状は改善し，その後24～48時間かけて徐々に減量，離脱に成功した。濃度調節性の高いレミフェンタニルはICUでの鎮痛薬として応用されている[42,43]。この報告にみられる急性退薬徴候は，他薬物が奏功せず，レミフェンタニルの再投与のみによって改善するという点が特徴的である。症例数が少ないため，投与量，投与期間など，どのような因子が発症と関連するのかは，今後解明されるべき問題である。

7）痙攣様活動

フェンタニル誘導体によって痙攣様の中枢神経興奮が生じることがある。42歳の女性が内視鏡下の子宮内膜ポリープ切除を予定された。患者は術中意識があることを希望したため，レミフェンタニル投与下に婦人科医が傍頸管ブロックを施行することとした。1 μg/kg/min でレミフェンタニル持続投与を開始して，軽度の鎮静効果が現れた時点で減速の予定だったが，投与開始約3分後に，突然意識消失，眼球上転，両上肢の強直性間代性の動きが生じた[44]。呼吸停止，酸素飽和度の70％台への低下を認めたため，レミフェンタニル投与を中止し，100％酸素によるマスク換気，プロポフォール，サクシニルコリン投与を行った。約15分後，患者は完全に意識を回復し，傾眠，昏迷状態，尿失禁は認めなかった。

オピオイドによる痙攣様活動は，てんかん発作時のような脳波所見を認めないことから[45]，抑制系がオピオイドによって抑えられることによるミオクローヌスであるとの考えもある。報告例はベンゾジアゼピンを投与されておらず，またレミフェンタニルの投与速度がかなり高速であることから，投与3分後の効果部位濃度は 10 ng/mL の高値に達していたと予測され，これが痙攣様活動を引き起こした可能性がある。

8）急性耐性

　術中にレミフェンタニルに対する急性耐性が発現するか否かは，肯定的[46,47]，否定的[48,49]な結果の論文があり，定まった見解がないのが現状である。急性耐性は，レミフェンタニルの登場に伴って初めて脚光をあびた問題ではなく，フェンタニルについても耐性の存在を示唆する論文がある[50]。しかし，この研究では2時間半の婦人科手術中に15 μg/kgのフェンタニルが投与されており，通常量よりかなり多い。フェンタニルの場合，術後に呼吸抑制が遷延することを懸念して，比較的投与量が少なめであったために，あまり耐性の問題を意識することがなかったのかもしれない。

　レミフェンタニルは呼吸抑制残存の心配がないため，必要以上の速度で投与されることになりがちである。急性耐性の発現と，オピオイドの総投与量に関連があるかは不明であるが，レミフェンタニルの投与速度は，手術侵襲の強さを考慮して必要にして十分な速度にとどめるべきである[47]。

9）術後痛覚過敏

　オピオイドの投与後にかえって疼痛が増強されることが知られている。動脈硬化性の下肢虚血のある62歳男性に血行再建手術が予定された。術前から鎮痛薬としてトラマドール150 mg，フェンタニルパッチ75 μgが投与されていた。麻酔はプロポフォール・レミフェンタニルで行い，レミフェンタニル平均投与速度は0.29 μg/kg/minであった。術後ICU入室2時間後，上腹部痛に対してモルヒネ2 mgを投与すると，著しく痛みが増強し，2回目のモルヒネ投与でも同様であったため，ケタミン5 mgを投与したところ，著明に改善した[51]。

　オピオイド投与後の痛覚過敏にはN-メチル-D-アスパラギン酸（N-methyl-D-aspartate：NMDA）受容体の関与が推測されている。Guignardらは，NMDAアンタゴニストであるケタミンの術後オピオイド使用量に与える影響を開腹手術患者50名で検討した[52]。麻酔はデスフルラン0.5 MACとレミフェンタニルで行い，導入直後にケタミン0.15 mg/kgをボーラス投与して手術終了まで2 μg/kg/minで持続投与した。ケタミン投与群は対照群に比べて術中レミフェンタニル投与速度が有意に低く（0.21 vs 0.28 μg/kg/min），術後24時間内のモルヒネ使用量は有意に少なかった（46 vs 69 mg）。麻酔終了後，覚醒，気管チューブ抜去までの時間，術後悪心・嘔吐（postoperative nausea/vomiting：PONV）には有意差を認めなかった。

3 デクスメデトミジン

1）循環抑制

　クロニジンよりも選択性の高いα₂-アゴニストとして，術後ICUでの鎮静に用いられているデクスメデトミジンは，交感神経抑制による血圧低下，徐脈，急速投与による血圧上昇の副作用があるが，その程度は比較的軽いものとされている[53]。重症筋無力症でピリドスチグミンを内服中の52歳女性が，胸腺摘出術中に著しい徐脈から心停止となった[54]。ミダゾラム10 mgによる鎮静下に胸部硬膜外カテーテルを留置後，1 μg/kg/10分の緩徐ボーラスに続き，0.2 μg/kg/hrでデクスメデトミジンを投与した。フェンタニル250 μg，プロポフォール200 mgによる導入後，イソフルラン0.7～0.9％で麻酔維持中，胸骨切開時に心停止となり，アドレナリン，アトロピン投与で回復している。本症例は複数の薬物が投与されているため，デクスメデトミジンを心停止の主因とすることはできないが，本薬が麻酔薬，鎮痛薬の必要量を著明に減らすことはよく知られており[55]，抗コリンエステラーゼ薬内服によって，術前から副交感神経優位の状態にある患者に対して各種薬物の投与量が過剰であった可能性は否めない。デクスメデトミジン投与時には，他の薬物投与量に十分留意する必要がある。

2）呼吸抑制

　デクスメデトミジンは他の鎮静薬，鎮痛薬と異なり，呼吸抑制作用が極めて軽微であるため，ICUでの人工呼吸器からの離脱前に投与を中止する必要がなく，気管チューブ抜去後も患者の状態が安定するまで投与を続けることができるのが利点とされている[56]。気管狭窄や肺気腫を合併した50～60歳台の患者3名の手術をデクスメデトミジンと局所浸潤麻酔併用で行った報告では，5～10 μg/kg/hrという高速投与にもかかわらず，自発呼吸は保たれ，うち1名は気道を開通させるため，下顎挙上を要したものの，空気呼吸下での血液ガス値は正常範囲内であった[57]。
　一方，他の薬物との併用投与で呼吸停止を来した報告がある[58]。69歳女性の膣式子宮摘出術を亜酸化窒素・イソフルラン・モルヒネ7.5 mgで行い，手術後半からデクスメデトミジンを0.5 μg/kg/hrで投与した。デクスメデトミジンの持続投与はPACUへの搬送中も続行され，1回換気量約400 mL，呼吸数10/分の自発呼吸が得られた。PACUにて抜管1分後に呼吸停止となり，酸素飽和度が81％まで低下，意識も消失した。α₂-アゴニストは，オピオイドと併用しても後者の呼吸抑制作用を増強することなく，鎮痛作用のみ増強できるとされているが[59,60]，この症例報告は前記の循環抑制と同様に，併用薬物の量，種類によってはデクスメデトミジン投与により有意な呼吸抑制が生じうることを示すものである。

4 ドロペリドール

1）心電図変化

　2001年12月，当局に報告された273例のデータに基づき，米国FDAはドロペリドールが心電図上QT間隔を延長し，torsades de pointes（TdP）のリスクを高めるとして，その使用に警告を発した。2003年発表のPONVの治療指針では，ドロペリドールに関する警告に鑑み，オンダンセトロンのような5-HT₃拮抗薬を制吐薬の第一選択と推奨している[61]。FDAは2.5 mg以下の用量のドロペリドール投与を承認していないため，現実に広く行われている低用量（0.625〜1.25 mg）についても，警告が妥当なものであるかについて多くの議論がなされている[62,63]。HabibらはFDAの警告発出の根拠となった273例中，1.25 mg以下の投与量で生じた重篤な心血管系事象10件を詳細に検討して，不整脈（心室性頻拍，TdP，心室細動，徐脈）の原因には基礎疾患や他の薬物の関与の可能性があり，ドロペリドールとの間に明確な因果関係は認められないと結論している[64]。120名の耳鼻咽喉科手術患者にPONV予防のため，麻酔導入後手術開始前にドロペリドール0.625ないし1.25 mgを投与した研究では，投与3〜6分後に心拍数補正したQTc間隔延長（15〜22 msec）を認めたが，生理食塩液投与の対照群との間に有意差はなかった[65]。PONVを訴えた患者85名において0.75 mgドロペリドールあるいは4 mgオンダンセトロンについて，心電図変化を比較した検討では，投与数分後に両者とも同程度の17〜20 msecのQTc間隔延長を呈し，5-HT₃拮抗薬の低用量ドロペリドールに対する優位性は示されなかった[66]。精神科領域ではドロペリドールと薬理作用の類似する薬物（例：ハロペリドール，チオリダジンなど）にQT延長作用，TdPを生じる副作用があることが知られている[67]。Nuttallらは，FDAの警告以前と以後で一般外科手術患者におけるTdPの発生頻度を後向きに検討した。警告前の3年間に手術48時間以内にQT延長，TdPを生じた患者は1.66％，警告後は1.46％であった。警告以前は手術患者の約12％（95％信頼区間：7.3〜18.3％）でドロペリドールが使用されていたが，警告後は0％であり，著者らはFDAの警告は過剰反応であって不必要であると結論している[68]。プロポフォール，レミフェンタニルによるTIVAが普及した今日，フェンタニル，ドロペリドールを用いる古典的な神経遮断麻酔（neurolept anaesthesia：NLA）を行う機会も，その必要性も格段に低くなっている。ドロペリドールは，強力な制吐作用を必要とする場合のみ，ごく少量（0.5〜1 mg程度）投与されるにすぎなくなっている。FDAの警告が過剰反応であるかについては議論の余地があるが，Nuttallらが推定したドロペリドールによる不整脈誘発リスク（3.6/10,000）は硬膜外麻酔後に硬膜外血腫を生じるリスクの約60倍であり，安易な使用は控えるのが得策と思われる[69]。

5 ナロキソン

1) 肺水腫

　μ-受容体アンタゴニストであるナロキソンは，単独投与では呼吸循環系への作用は軽微であるが，オピオイドの呼吸抑制作用を拮抗する目的で投与された場合，健康若年者においても肺水腫[70〜73]，不整脈，心停止[74]，血圧上昇[75]，脳動脈瘤破裂[76]などの重篤な副作用を生じることがあり，注意が必要である。これらの循環器系副作用は，心疾患のない健常人にも生じることがあり，死亡例の報告もある[77]。17歳，16歳の健康男性の麻酔中に投与されたフェンタニルによる呼吸抑制を拮抗するため，それぞれ100μg，200μgのナロキソンを静脈内投与したところ，気管チューブ抜去後まもなく，肺水腫を発症した[78]。関節鏡検査後の呼吸抑制に対してナロキソンを40〜80μgの少量ずつ投与された26歳男性も術後回復室で肺水腫像を示した[79]。ナロキソンによる血圧上昇，不整脈，肺水腫の原因は急激に鎮痛作用が拮抗されることで，中枢性にカテコラミン分泌が高まるためとされているが，ごく少量のナロキソン投与で，オピオイドのいわゆるpartial reversalを行った場合でも，肺水腫を生じることがあるのは注目すべきである。レミフェンタニルの登場で，術中投与されたオピオイドの呼吸抑制が術後に遷延することは少なくなり，オピオイド拮抗薬のナロキソンを使う機会も減っているが，だからこそ重篤な副作用を熟知することが重要である。

6 ミダゾラム

1) paradoxical reaction

　鎮静，不安除去を目的としてミダゾラムを投与後，逆に患者が不穏，興奮状態となり，時には医療従事者に敵対行為を示すことがあり，奇異性反応（paradoxical reaction）と総称されている。19歳女性に7分間で総量5 mgのミダゾラムを投与して局所麻酔下に第3大臼歯抜歯処置を始めたところ，疼痛はないものの泣き始めて処置続行が困難になった。フルマゼニル0.2 mg投与により，患者との意思疎通が可能になった[80]。21歳女性の抜歯に際して7 mgを使用後，患者が非常に暴力的になって，指示に従わなくなったため，フルマゼニルを投与すると静穏になった。上記の2例はいずれもミダゾラム投与後の不穏，暴力行為の記憶がなく，フルマゼニルで正常な状態に復帰している点が特徴的である。脊髄くも膜下麻酔あるいは硬膜外麻酔下の手術時にミダゾラムで鎮静された患者についてのWeinbroumらの検討では，奇異性反応は58名中6名（10.2%，信頼区間2.3〜18.3%）に生じ，その発現はミダゾラム投与の45〜210分後であった[81]。フルマゼニル0.1〜0.5 mgの投与30〜120秒以内に奇異性反応

は消失した。反応を示した群の平均年齢が高いほかは，奇異性反応を生じるか否かを予測できる因子はなかった。奇異性反応の発症機序に関してはGABA受容体の遺伝的変異，セロトニンの関与も考えられているが，完全な解明には至っていない。奇異性反応の治療にフルマゼニルが有効であるとの報告は症例報告であって，大規模な無作為対照試験は行われていない。フルマゼニルとミダゾラムの作用持続時間の差によって，再鎮静が生じることがあるので注意を要する。

2）ミダゾラムと他の薬物との相互作用

ミダゾラムはチトクローム CYP3A によって代謝される。多くの薬物がこの CYP3A による代謝を受けるため，相互作用が生じる可能性が高い。抗真菌薬のイトラコナゾール，フルコナゾール，グレープフルーツジュースと併用するとミダゾラムの代謝が抑制されて作用時間が延長する[82, 83]。逆に CYP3A を誘導する抗結核薬のリファンピシンはミダゾラムの半減期を著明に短縮する[84]。

7 術中覚醒

一般的に副作用は，薬物の絶対的あるいは相対的な過量投与によるものが多いが，術中覚醒は過小投与による有害事象である点が特徴である。全身麻酔中の覚醒の頻度は，比較的新しい検討では 0.1〜0.9% とされている[85〜88]。プロポフォールと alfentanil の TIVA を行った約 2,500 例中（全例に筋弛緩薬投与），5 例に術中覚醒が生じている[89]。この 5 例のうち，初期 4 例の術中覚醒が生じた期間中に施行された TIVA は 739 例（頻度 0.54%），一方直近の 1 年間の TIVA 925 例中，術中覚醒は 1 例のみであった（頻度 0.11%）。初期の術中覚醒例は，インフュージョンポンプの速度表示の小数点部分が点灯しなかったため，プロポフォールが本来投与すべき量の 1/10 しか注入されなかった例や，体位変換時に血管内カテーテルが抜けて 5 分間，静脈麻酔薬が投与できなかった例など，十分な注意を払っていれば防ぐことができたとしている。

レミフェンタニル登場後の TIVA でも，術中覚醒の報告例がある[90, 91]。2002 年から 2004 年の 3 年間に 8 施設，計 80,000 例を超える症例を検討した報告では術中覚醒は 6 例で，頻度は 0.0068% と従来の報告値と比べて著しく低くなっている[92]。この報告の麻酔法は揮発性吸入麻酔薬とオピオイドによるバランス麻酔が主で，TIVA はごく少数であった。6 例全例に筋弛緩薬が投与されており，bispectral index（BIS）などの脳波モニタリングは行われていなかった。これまでに報告された術中覚醒の多くが筋弛緩薬を投与されている状況で起きていることは重要である。レミフェンタニルの高濃度を維持していると，開腹手術でも少量の筋弛緩薬で手術が可能であり，train-of-four, double burst stimulation などのモードで筋弛緩効果をモニタし

ながら適量の投与にとどめれば，術中覚醒を早期に発見できるかもしれない。Ekman らは BIS モニタの使用前後で術中覚醒の頻度が 0.18％から 0.04％に有意に低下したと報告している[93]。術中覚醒の高リスク群を対象とした無作為対照試験では，BIS モニタの使用は覚醒例の頻度を有意に低下させている[94]。

　Mathews らは，TIVA 下に頸椎手術を受けた患者で，術中の 2 度の BIS 値上昇から，それぞれプロポフォールのシリンジ交換後の投与再開忘れ，三方活栓の微小な亀裂部からのプロポフォール漏れが原因であることに気づいた症例を報告している[95]。TCI で表示される予測濃度は，あくまでも薬物が患者体内に投与されているときのみ，意味のある数値である。静脈麻酔薬には，吸入麻酔ガスモニタリングのような実際に薬物が投与されているかを検知するシステムが存在しない。TIVA 中の術中覚醒は，静脈麻酔薬自体の問題よりも，投与速度や静脈確保部位の確認といった基本的事項に対する注意が不十分である場合に起きているものが多く，この点の啓蒙が望まれる。

おわりに

　最も基本的な医療技術である末梢静脈確保が困難であることは比較的少ない。そのため，静脈麻酔薬は安易に投与されがちである。プロポフォール，レミフェンタニルは特に濃度調節性が高く，投与中止後速やかに濃度が低下するが，副作用は必ずしも濃度低下と並行して，急速に消失するわけではない。本章では言及していないが，スガマデクス登場後のロクロニウム投与が，言葉は悪いが少々「雑」になった感を持つ旧世代の麻酔科医は筆者だけではあるまい。術中だけでなく，術後に遷延する副作用の可能性も考慮した慎重な薬物投与が重要なことは，超短時間作用性薬物が主流になっても普遍の原則である。いったん静脈内に投与された薬は，決してそのまま取り出すことができないという静脈麻酔薬の本質を肝に銘じる必要がある。

文　献

1) Parke TJ, Stevens JE, Rice AS, et al. Metabolic acidosis and fatal myocardial failure after propofol infusion in children：Five case reports. BMJ 1992；305：613-6.
2) Bray RJ. Propofol infusion syndrome in children. Paediatr Anaesth 1998；8：491-9.
3) Kam PC, Cardone D. Propofol infusion syndrome. Anaesthesia 2007；62：690-701.
4) Short TG, Young Y. Toxicity of intravenous anaesthetics. Best Pract Res Clin Anaesthesiol 2003；17：77-89.
5) Kelly DF. Propofol-infusion syndrome. J Neurosurg 2001；95：925-6.
6) Culp KE, Augoustides JG, Ochroch AE, et al. Clinical management of cardiogenic shock associated with prolonged propofol infusion. Anesth Analg 2004；99：221-6.
7) Burow BK, Johnson ME, Packer DL. Metabolic acidosis associated with propofol in the absence of other causative factors. Anesthesiology 2004；101：239-41.
8) Salengros JC, Velghe-Lenelle CE, Bollens R, et al. Lactic acidosis during propofol-remifentanil anesthesia in an adult. Anesthesiology 2004；101：241-3.
9) Vasile B, Rasulo F, Candiani A, et al. The pathophysiology of propofol infusion syndrome：A simple name for a complex syndrome. Intensive Care Med 2003；29：

1417-25.
10) Fudickar A, Bein B, Tonner PH. Propofol infusion syndrome in anaesthesia and intensive care medicine. Curr Opin Anaesthesiol 2006 ; 19 : 404-10.
11) Tramèr MR, Moore RA, McQuay HJ. Propofol and bradycardia : Causation, frequency and severity. Br J Anaesth 1997 ; 78 : 642-51.
12) Picard P, Tramer MR. Prevention of pain on injection with propofol : A quantitative systematic review. Anesth Analg 2000 ; 90 : 963-9.
13) Macario A, Weinger M, Truong P, et al. Which clinical anesthesia outcomes are both common and important to avoid ? The perspective of a panel of expert anesthesiologists. Anesth Analg 1999 ; 88 : 1085-91.
14) Roehm KD, Piper SN, Maleck WH, et al. Prevention of propofol-induced injection pain by remifentanil : A placebo-controlled comparison with lidocaine. Anaesthesia 2003 ; 58 : 165-70.
15) Rahman Al-Refai A, Al-Mujadi H, Petrova IM, et al. Prevention of pain on injection of propofol : A comparison of remifentanil with alfentanil in children. Minerva Anestesiol 2007 ; 73 : 219-23.
16) Lee JR, Jung CW, Lee YH. Reduction of pain during induction with target-controlled propofol and remifentanil. Br J Anaesth 2007 ; 99 : 876-80.
17) Kwak K, Kim J, Park S, et al. Reduction of pain on injection of propofol : Combination of pretreatment of remifentanil and premixture of lidocaine with propofol. Eur J Anaesthesiol 2007 ; 24 : 746-50.
18) Leisure GS, O'Flaherty J, Green L, et al. Propofol and postoperative pancreatitis. Anesthesiology 1996 ; 84 : 224-7.
19) Kumar AN, Schwartz DE, Lim KG. Propofol-induced pancreatitis : Recurrence of pancreatitis after rechallenge. Chest 1999 ; 115 : 1198-9.
20) Betrosian AP, Balla M, Papanikolaou M, et al. Post-operative pancreatitis after propofol administration. Acta Anaesthesiol Scand 2001 ; 45 : 1052.
21) Gottardis M, Khunl-Brady KS, Koller W, et al. Effect of prolonged sedation with propofol on serum triglyceride and cholesterol concentrations. Br J Anaesth 1989 ; 62 : 393-6.
22) Carrasco G, Molina R, Costa J, et al. Propofol vs midazolam in short-, medium-, and long-term sedation of critically ill patients. A cost-benefit analysis. Chest 1993 ; 103 : 557-64.
23) Wingfield TW. Pancreatitis after propofol administration : Is there a relationship ? Anesthesiology 1996 ; 84 : 236-7.
24) Bird H, Brim V. Propofol and postoperative pancreatitis. Anaesthesia 2000 ; 55 : 506-7.
25) Gottschling S, Larsen R, Meyer S, et al. Acute pancreatitis induced by short-term propofol administration. Paediatr Anaesth 2005 ; 15 : 1006-8.
26) Kurdi O, Deleuze A, Marret E, et al. Asystole during anaesthetic induction with remifentanil and sevoflurane. Br J Anaesth 2001 ; 87 : 943.
27) DeSouza G, Lewis MC, TerRiet MF. Severe bradycardia after remifentanil. Anesthesiology 1997 ; 87 : 1019-20.
28) Wang J, Winship S, Russell G. Induction of anaesthesia with sevoflurane and low-dose remifentanil : Asystole following laryngoscopy. Br J Anaesth 1998 ; 81 : 994-5.
29) Reid JE, Mirakhur RK. Bradycardia after administration of remifentanil. Br J Anaesth

2000 ; 84 : 422-3.
30) Streisand JB, Bailey PL, LeMaire L, et al. Fentanyl-induced rigidity and unconsciousness in human volunteers. Incidence, duration, and plasma concentrations. Anesthesiology 1993 ; 78 : 629-34.
31) Glass PS, Gan TJ, Howell S. A review of the pharmacokinetics and pharmacodynamics of remifentanil. Anesth Analg 1999 ; 89 : S7-14.
32) Abrams JT, Horrow JC, Bennett JA, et al. Upper airway closure : A primary source of difficult ventilation with sufentanil induction of anesthesia. Anesth Analg 1996 ; 83 : 629-32.
33) Bennett JA, Abrams JT, Van Riper DF, et al. Difficult or impossible ventilation after sufentanil-induced anesthesia is caused primarily by vocal cord closure. Anesthesiology 1997 ; 87 : 1070-4.
34) Peacock JE, Luntley JB, O'Connor B, et al. Remifentanil in combination with propofol for spontaneous ventilation anaesthesia. Br J Anaesth 1998 ; 80 : 509-11.
35) Murdoch JA, Hyde RA, Kenny GN. Target-controlled remifentanil in combination with propofol for spontaneously breathing day-case patients. Anaesthesia 1999 ; 54 : 1028-31.
36) Egan TD, Kern SE, Muir KT, et al. Remifentanil by bolus injection : A safety, pharmacokinetic, pharmacodynamic, and age effect investigation in human volunteers. Br J Anaesth 2004 ; 92 : 335-43.
37) Nieuwenhuijs DJ, Olofsen E, Romberg RR, et al. Response surface modeling of remifentanil-propofol interaction on cardiorespiratory control and bispectral index. Anesthesiology 2003 ; 98 : 312-22.
38) Babenco HD, Conard PF, Gross JB. The pharmacodynamic effect of a remifentanil bolus on ventilatory control. Anesthesiology 2000 ; 92 : 393-8.
39) Cartwright DP, Kvalsvik O, Cassuto J, et al. A randomized, blind comparison of remifentanil and alfentanil during anesthesia for outpatient surgery. Anesth Analg 1997 ; 85 : 1014-9.
40) Crozier TA, Kietzmann D, Dobereiner B. Mood change after anaesthesia with remifentanil or alfentanil. Eur J Anaesthesiol 2004 ; 21 : 20-4.
41) Delvaux B, Ryckwaert Y, Van Boven M, et al. Remifentanil in the intensive care unit : Tolerance and acute withdrawal syndrome after prolonged sedation. Anesthesiology 2005 ; 102 : 1281-2.
42) Kuhlen R, Putensen C. Remifentanil for analgesia-based sedation in the intensive care unit. Crit Care 2004 ; 8 : 13-4.
43) Dahaba AA, Grabner T, Rehak PH, et al. Remifentanil versus morphine analgesia and sedation for mechanically ventilated critically ill patients : A randomized double blind study. Anesthesiology 2004 ; 101 : 640-6.
44) Haber GW, Litman RS. Generalized tonic-clonic activity after remifentanil administration. Anesth Analg 2001 ; 93 : 1532-3.
45) Katz RI, Eide TR, Hartman A, et al. Two instances of seizure-like activity in the same patient associated with two different narcotics. Anesth Analg 1988 ; 67 : 289-90.
46) Vinik HR, Kissin I. Rapid development of tolerance to analgesia during remifentanil infusion in humans. Anesth Analg 1998 ; 86 : 1307-11.
47) Guignard B, Bossard AE, Coste C, et al. Acute opioid tolerance : Intraoperative remifentanil increases postoperative pain and morphine requirement. Anesthesiology

2000 ; 93 : 409-17.
48) Schraag S, Checketts MR, Kenny GN. Lack of rapid development of opioid tolerance during alfentanil and remifentanil infusions for postoperative pain. Anesth Analg 1999 ; 89 : 753-7.
49) Gustorff B, Nahlik G, Hoerauf KH, et al. The absence of acute tolerance during remifentanil infusion in volunteers. Anesth Analg 2002 ; 94 : 1223-8.
50) Chia YY, Liu K, Wang JJ, et al. Intraoperative high dose fentanyl induces postoperative fentanyl tolerance. Can J Anaesth 1999 ; 46 : 872-7.
51) Dumont H, Guntz E, Sosnowski M, et al. Opioid-induced hyperalgesia. Eur J Anaesthesiol 2007 ; 24 : 205-7.
52) Guignard B, Coste C, Costes H, et al. Supplementing desflurane-remifentanil anesthesia with small-dose ketamine reduces perioperative opioid analgesic requirements. Anesth Analg 2002 ; 95 : 103-8.
53) Ebert TJ, Hall JE, Barney JA, et al. The effects of increasing plasma concentrations of dexmedetomidine in humans. Anesthesiology 2000 ; 93 : 382-94.
54) Ingersoll-Weng E, Manecke GR Jr, Thistlethwaite PA. Dexmedetomidine and cardiac arrest. Anesthesiology 2004 ; 100 : 738-9.
55) Khan ZP, Munday IT, Jones RM, et al. Effects of dexmedetomidine on isoflurane requirements in healthy volunteers. 1 : Pharmacodynamic and pharmacokinetic interactions. Br J Anaesth 1999 ; 83 : 372-80.
56) Gerlach AT, Dasta JF. Dexmedetomidine : An updated review. Ann Pharmacother 2007 ; 41 : 245-52.
57) Ramsay MA, Luterman DL. Dexmedetomidine as a total intravenous anesthetic agent. Anesthesiology 2004 ; 101 : 787-90.
58) Ho AM, Chen S, Karmakar MK. Central apnoea after balanced general anaesthesia that included dexmedetomidine. Br J Anaesth 2005 ; 95 : 773-5.
59) Ebert T, Maze M. Dexmedetomidine : Another arrow for the clinician's quiver. Anesthesiology 2004 ; 101 : 568-70.
60) Khan ZP, Ferguson CN, Jones RM. Alpha-2 and imidazoline receptor agonists. Their pharmacology and therapeutic role. Anaesthesia 1999 ; 54 : 146-65.
61) Gan TJ, Meyer T, Apfel CC, et al. Consensus guidelines for managing postoperative nausea and vomiting. Anesth Analg 2003 ; 97 : 62-71.
62) Chang N, Simone A, Schultheis L, et al. Reviewing case reports and the droperidol warning : FDA response. Anesth Analg 2003 ; 97 : 1542.
63) Dershwitz M. There should be a threshold dose for the FDA black-box warning on droperidol. Anesth Analg 2003 ; 97 : 1542-3.
64) Habib AS, Gan TJ. Food and drug administration black box warning on the perioperative use of droperidol : A review of the cases. Anesth Analg 2003 ; 96 : 1377-9.
65) White PF, Song D, Abrao J, et al. Effect of low-dose droperidol on the QT interval during and after general anesthesia : A placebo-controlled study. Anesthesiology 2005 ; 102 : 1101-5.
66) Charbit B, Albaladejo P, Funck-Brentano C, et al. Prolongation of QTc interval after postoperative nausea and vomiting treatment by droperidol or ondansetron. Anesthesiology 2005 ; 102 : 1094-100.
67) Glassman AH, Bigger JT Jr. Antipsychotic drugs : Prolonged QTc interval, torsade de pointes, and sudden death. Am J Psychiatry 2001 ; 158 : 1774-82.

68) Nuttall GA, Eckerman KM, Jacob KA, et al. Does low-dose droperidol administration increase the risk of drug-induced QT prolongation and torsade de pointes in the general surgical population? Anesthesiology 2007 ; 107 : 531-6.
69) Charbit B, Funck-Brentano C. Droperidol-induced proarrhythmia : The beginning of an answer? Anesthesiology 2007 ; 107 : 524-6.
70) Wride SR, Smith RE, Courtney PG. A fatal case of pulmonary oedema in a healthy young male following naloxone administration. Anaesth Intensive Care 1989 ; 17 : 374-7.
71) Olsen KS. Naloxone administration and laryngospasm followed by pulmonary edema. Intensive Care Med 1990 ; 16 : 340-1.
72) Brimacombe J, Archdeacon J, Newell S, et al. Two cases of naloxone-induced pulmonary oedema--the possible use of phentolamine in management. Anaesth Intensive Care 1991 ; 19 : 578-80.
73) Johnson C, Mayer P, Grosz D. Pulmonary edema following naloxone administration in a healthy orthopedic patient. J Clin Anesth 1995 ; 7 : 356-7.
74) Cuss FM, Colaco CB, Baron JH. Cardiac arrest after reversal of effects of opiates with naloxone. Br Med J (Clin Res Ed) 1984 ; 288 : 363-4.
75) Azar I, Turndorf H. Severe hypertension and multiple atrial premature contractions following naloxone administration. Anesth Analg 1979 ; 58 : 524-5.
76) Estilo AE, Cottrell JE. Naloxone, hypertension, and ruptured cerebral aneurysm. Anesthesiology 1981 ; 54 : 352.
77) Andree RA. Sudden death following naloxone administration. Anesth Analg 1980 ; 59 : 782-4.
78) Prough DS, Roy R, Bumgarner J, et al. Acute pulmonary edema in healthy teenagers following conservative doses of intravenous naloxone. Anesthesiology 1984 ; 60 : 485-6.
79) Taff RH. Pulmonary edema following naloxone administration in a patient without heart disease. Anesthesiology 1983 ; 59 : 576-7.
80) Robin C, Trieger N. Paradoxical reactions to benzodiazepines in intravenous sedation : A report of 2 cases and review of the literature. Anesth Prog 2002 ; 49 : 128-32.
81) Weinbroum AA, Szold O, Ogorek D, et al. The midazolam-induced paradox phenomenon is reversible by flumazenil. Epidemiology, patient characteristics and review of the literature. Eur J Anaesthesiol 2001 ; 18 : 789-97.
82) von Moltke LL, Greenblatt DJ, Schmider J, et al. Midazolam hydroxylation by human liver microsomes in vitro : Inhibition by fluoxetine, norfluoxetine, and by azole antifungal agents. J Clin Pharmacol 1996 ; 36 : 783-91.
83) Kupferschmidt HH, Ha HR, Ziegler WH, et al. Interaction between grapefruit juice and midazolam in humans. Clin Pharmacol Ther 1995 ; 58 : 20-8.
84) Backman JT, Kivisto KT, Olkkola KT, et al. The area under the plasma concentration-time curve for oral midazolam is 400-fold larger during treatment with itraconazole than with rifampicin. Eur J Clin Pharmacol 1998 ; 54 : 53-8.
85) Jones JG. Perception and memory during general anaesthesia. Br J Anaesth 1994 ; 73 : 31-7.
86) Myles PS, Williams DL, Hendrata M, et al. Patient satisfaction after anaesthesia and surgery : Results of a prospective survey of 10,811 patients. Br J Anaesth 2000 ; 84 :

6-10.
87) Ranta SO, Laurila R, Saario J, et al. Awareness with recall during general anesthesia : Incidence and risk factors. Anesth Analg 1998 ; 86 : 1084-9.
88) Sebel PS, Bowdle TA, Ghoneim MM, et al. The incidence of awareness during anesthesia : A multicenter United States study. Anesth Analg 2004 ; 99 : 833-9.
89) Sandin R, Norstrom O. Awareness during total i. v. anaesthesia. Br J Anaesth 1993 ; 71 : 782-7.
90) Andres AH, Walk CB, Meywirth E, et al. Wachheitserlebnis unter Remifentanil- und Propofol-anästhesie ohne vegetative Reaktionen für den erinnerten Zeitraum. Anaesthesist 2005 ; 54 : 1000-4.
91) Ogilvy AJ. Awareness during total intravenous anaesthesia with propofol and remifentanil. Anaesthesia 1998 ; 53 : 308.
92) Pollard RJ, Coyle JP, Gilbert RL, et al. Intraoperative awareness in a regional medical system : A review of 3 years' data. Anesthesiology 2007 ; 106 : 269-74.
93) Ekman A, Lindholm ML, Lennmarken C, et al. Reduction in the incidence of awareness using BIS monitoring. Acta Anaesthesiol Scand 2004 ; 48 : 20-6.
94) Myles PS, Leslie K, McNeil J, et al. Bispectral index monitoring to prevent awareness during anaesthesia : The B-Aware randomised controlled trial. Lancet 2004 ; 363 : 1757-63.
95) Mathews DM, Rahman SS, Cirullo PM, et al. Increases in bispectral index lead to interventions that prevent possible intraoperative awareness. Br J Anaesth 2005 ; 95 : 193-6.

〔木山　秀哉〕

ミニ知識　横紋筋融解

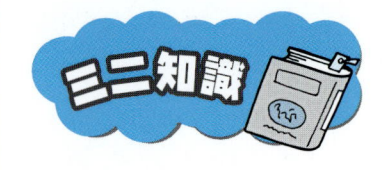

▼概要

　横紋筋融解は第二次大戦中の爆撃犠牲者における圧挫症候群（crush syndrome）として初めて報告され，その病因はさまざまであるが，筋細胞の崩壊に伴う高カリウム血症や代謝性アシドーシス，脱水，急性腎不全，播種性血管内凝固などを共通の病態とする。横紋筋融解の原因は，外傷性，運動誘発性，中毒（一酸化炭素，有機溶媒）・薬物性，環境性（熱中症），代謝性（低ナトリウム血症，低カリウム血症，甲状腺機能低下および亢進症，糖尿病性ケトアシドーシス），感染性（溶血性レンサ球菌などによる壊死性筋膜炎），自己免疫性（多発性筋炎，皮膚筋炎），遺伝性（代謝異常，先天性筋疾患）などに分類され，薬物によるものでは，その原因として抗ヒスタミン薬やサリチル酸，フィブラート系高脂血症薬，HMG-CoA 還元酵素阻害薬，抗精神病薬，抗うつ薬，麻酔薬（揮発性吸入麻酔薬，プロポフォール），筋弛緩薬，ニューキノロン系抗菌薬，アンギオテンシンⅡ受容体拮抗薬，プロトンポンプ阻害薬など，多種多様なものが挙げられる[1]。一方，利尿薬や緩下薬，アムホテリシン B，甘草，ステロイドなどに伴う慢性的な低カリウム血症が二次的な筋細胞膜の脆弱性をもたらすことが知られている。横紋筋融解を生じる機序は，それぞれの原因によって異なるが，直接的な筋細胞毒性によるものでは，細胞膜の破壊や細胞内エネルギー代謝に対する悪影響（ATP欠乏）が筋小胞体におけるカルシウム恒常性を阻害するためと考えられている。

▼症状と徴候

　横紋筋融解は，易疲労感や脱力，軽度の筋痛から急性腎不全に至る多彩な症状を示す。筋肉は硬く腫脹し，自発痛や圧痛，脱力を伴うが，必ずしも明らかであるとは限らない。また，筋膜コンパートメント内の圧上昇が絞扼性の末梢神経障害などのコンパートメント症候群を示す場合がある。さらに，随伴症状として，急性腎不全や播種性血管内凝固，心筋障害に伴う急性心筋症，呼吸筋の関与に伴う呼吸不全が生じうる。

▼診断と治療

　横紋筋融解の早期発見には，常に疑いを持っておくことが重要である。確定診断は生化学検査所見に基づくが，最も重要な指標はCKである。一般には，典型的な症状や危険因子を伴ううえに，基準値の5〜10倍のCK高値を示す場合，横紋筋融解の存在が疑われる。横紋筋融解に対するCKの感度は100%とされるが，特異度は必ずしも高くなく，6〜12時間ごとに検査を繰り返してピーク値を得るべきである。通常，CKは横紋筋融解の発症後24時間以内にピークに達し，以後，1日あたり30〜40%の比率で低下するとされるが，高値に留まる場合は筋融解が持続的に生じているか，コンパートメント症候群の発症を疑うべきである。他に認められる生化学検査所見には，アルドラーゼやLDH，ALT，ASTなどの上昇，高カリウム血症や低カルシウム血症などの電解質異常，腎障害に伴うBUNやクレアチニンの上昇，

播種性血管内凝固に伴う出血凝固異常，心筋障害に伴う心筋トロポニンT高値などがある．また，尿中ミオグロビンの存在は褐色尿の原因となり，酸性尿条件下（＜pH 5.6）におけるミオグロビンの分解産物（ferrihemate）は，直接的な腎機能障害や尿細管機能障害，細胞死をもたらす．ミオグロビンの腎毒性は，これらferrihemateの直接作用やウロモジュリン（Tamm-Horsfallタンパク）との結合がもたらすミオグロビン円柱の析出による尿細管閉塞，さらには，糸球体濾過率の低下による[2]．また，ヘモグロビン尿はヘモグロビン円柱による尿細管閉塞や直接的な尿細管上皮細胞障害を生じうる．腎機能障害を防ぐには，ミオグロビン尿とヘモグロビン尿のいずれにおいても尿量維持と尿のアルカリ化を促すことが重要となるが，後者に対してはハプトグロビン投与による遊離ヘモグロビンの結合処理が有用である[3]．横紋筋融解に対する治療目標は，その進展を防ぐことにあり，薬物性であれば原因薬物に対する再曝露の防止に加えて，鎮静や体冷却，輸液（fluid resuscitationやマンニトールによる尿量維持），代謝性アシドーシスや電解質異常の是正が必要となる．また，コンパートメント症候群に対しては，筋膜切開を考慮する．

▼予後

薬物性の横紋筋融解は，特に腎機能障害を伴わない場合には比較的良好な予後を示すとされ，急性期を過ぎた後の筋細胞再構築や腎機能回復もほぼ良好とされる．しかし，早期診断や早期治療が重要であることは言うまでもなく，原因や重症度に依存して予後不良な場合があることに注意すべきである．

文　献

1) Coco TJ, Klasner AE. Drug-induced rhabdomyolysis. Curr Opin Pediatr 2004；16：206-10.
2) Bosch X, Poch E, Grau JM. Rhabdomyolysis and acute kidney injury. N Engl J Med 2009；361：62-72.
3) Prendergast BD, George CF. Drug-induced rhabdomyolysis--mechanisms and management. Postgrad Med J 1993；69：333-6.

（津崎　晃一）

4 局所麻酔薬の副作用
―全身毒性に対する予防策と対応策―

はじめに

外科手術の麻酔管理を区域麻酔で施行するか，あるいは全身麻酔との併用で実施すると，周術期の罹病率の低下，医療コストの減少，入院期間の短縮，良好な術後鎮痛，認知機能の温存などの利点が得られる[1〜3]。しかし，局所麻酔薬の不適切な使用は重篤な合併症をもたらしかねないばかりか，細心の注意で局所麻酔薬を使用しても，重篤な副作用を生じる可能性がある。こうした事態に対処するための準備が重要なことは論を待たない。本章では，局所麻酔薬の全身毒性に関連する近年の知見からいくつかの論点をとりあげ，予防策と対応策を中心に解説する。

1 「極量」の功罪

局所麻酔薬を投与する際，用量と濃度のいずれを増加させても，効果の発現は促進され，効果は延長し，満足すべき麻酔効果が得られる確率が増加すると信じられている[4]。しかし，過量投与は局所麻酔薬中毒の危険性を増大する。臨床医にとって高用量の投与は危うい誘惑である。このため，過量の基準として最大耐容量が設定されており，この基準の啓蒙的意義は大きく，広く浸透している。

これまで，この基準量は絶対的な基準という印象を与える「極量」で表現されることが多かった。しかし，現在では最大［許容］投与量，推奨最大投与量などと記されることが多く，英文では maximum recommended dose あるいは recommended effective dose と表現されている。現在市販されている局所麻酔薬製剤の添付文書では基準最高用量あるいは推奨用量と表現されており，医師の裁量余地を示唆する表現である（1992年に改訂された第12改正日本薬局方からは，主に劇薬と毒薬に付記されていた極量という表現が廃止された。日本麻酔科学会編『麻酔科学用語集（第3版）』では「極量」(maximum [tolerance] dose) が収載されているが，同様に用語集に収載されている最大耐容量という用語を本項では用いた）。

この最大耐容量が普遍的な基準でないことは，国によって多少異なることからも見て取れ

表1 フィンランド，ドイツ，日本，スウェーデン，米国における局所麻酔薬の公式な推奨最大投与量

	フィンランド	ドイツ	日本	スウェーデン	米国
2-chloroprocaine	—	—	—	—	800 mg
（アドレナリン添加）	—	—	—	—	1000 mg
プロカイン	—	500 mg	600 mg	—	500 mg
（アドレナリン添加）	—	600 mg	—	—	—
Articaine	7 mg/kg	4 mg/kg	—	—	—
（アドレナリン添加）	7 mg/kg	4 mg/kg	—	—	—
ブピバカイン	175 mg 200 mg（腕） 400 mg/24hr	150 mg	2 mg/kg	150 mg	175 mg
（アドレナリン添加）	175 mg	150 mg	—	150 mg	225 mg
レボブピバカイン	150 mg 400 mg/24 hr	150 mg	—	150 mg	150 mg
（アドレナリン添加）	—	—	—	—	—
リドカイン	200 mg	200 mg	200 mg	200 mg	300 mg
（アドレナリン添加）	500 mg	500 mg	500 mg	500 mg	500 mg
メピバカイン	—	300 mg	400 mg	350 mg	400 mg
（アドレナリン添加）	—	500 mg	—	350 mg	550 mg
プリロカイン	400 mg	—	—	400 mg	—
（アドレナリン添加）	600 mg	—	—	600 mg	—
ロピバカイン	225 mg 300 mg（腕） 800 mg/24 hr	—	200 mg（硬） 300 mg（伝）	225 mg	225 mg 300 mg（腕）
（アドレナリン添加）	225 mg	—	—	225 mg	225 mg 300 mg（腕）

腕：腕神経叢ブロック，硬：硬膜外麻酔，伝：伝達麻酔
（日本に関する記載は最新の添付文章から引用）
(Strichartz GR, Berde CB. Local anesthetics. In：Miller RD, editor. Miller's anesthesia. 6th ed. Philadelphia：Elsevier Churchill Livingston；2005. p.573-603 より改変引用)

る（表1）[5]。これらの設定は薬物動態学的観察からの推定や，症例報告における使用量から決定されており，EBM（evidence based medicine）に基づいて決められたものではない[5]。経験ある麻酔科医であれば，最大耐容量を超えた投与であっても，問題なく経過した症例を多数経験していると想像する。実際，美容外科における脂肪吸引術では，アドレナリンを添加した低濃度の局所麻酔薬を大量に皮下浸潤する麻酔（tumescent anesthesia）が行われているが，驚くことに55 mg/kgまでのリドカインは安全に使用できると主張されている[6,7]。一方，星状神経節ブロックを例にとれば，偶発的な椎骨動脈への注入ではわずか10 mgのリドカインでも痙攣発作を招きかねない[8]。局所麻酔薬に関していえば，「中毒の危険性のない許容量の限界値」といった最大耐容量に対する定義は誤解を招くおそれがある。最大耐容量に関する問題点はこれまでも議論されてきたが[5,9,10]，包括的な基準では対応できないさまざまな臨床状況がある。例えば，①注射部位あるいはブロックの種類による差がほとんど考慮されていな

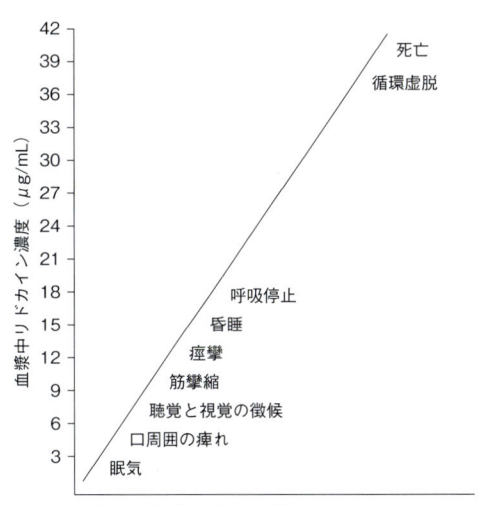

図1 血漿中リドカイン濃度と毒性の関係
(Mather LE, Cousins MJ. Local anesthetics and their current clinical use. Drugs 1979；18：185-202 より引用)

グラフ縦軸：血漿中リドカイン濃度（μg/mL）
- 死亡
- 循環虚脱
- 呼吸停止
- 昏睡
- 痙攣
- 筋攣縮
- 聴覚と視覚の徴候
- 口周囲の痺れ
- 眠気

い，②各種病態や年齢に応じた薬物動態学および薬力学的な背景が配慮されていない，③血管収縮薬を添加した場合や持続投与の場合の基準がほとんど示されていない，などである．基準量を超えた投与症例において重篤な合併症を生じて法的問題に至った場合，この点を根拠に医療者が不利な事態に陥る懸念もある．局所麻酔薬が全身毒性をもたらす原因には，過量投与よりも偶発的な血管内注入の頻度が高いため，その予防対策こそ重要という主張には頷ける．これらの問題点の関連事項を後述する．

2 浸潤・伝達麻酔における血管内投与の予防策

偶発的な血管内注入を予防するために，注入前の吸引操作が推奨されているが，この吸引試験が陰性であっても血管内投与は発生する．耳鳴，口周囲のしびれ，金属味，眩暈，眠気，興奮，多弁などの症状は，局所麻酔薬の血中濃度の上昇を示唆する徴候である．通常，血中濃度の上昇に従い痙攣，さらに循環虚脱へと進展する（図1）[11]．したがって，局所麻酔薬の少量分割投与は，血中濃度が痙攣域に達する前に，前駆症状に気づく機会を増すと考えられる．患者が自ら症状を訴えなくても，患者に対する問いかけや，様子を観察することで早期に異変に気づくように心がけたい[12,13]．一定量のレボブピバカインを1ないし3分間で静脈内投与した場合の動脈血中の最高濃度（Cmax）を比較すると，投与を緩徐にすることでCmaxが約40%減少することが，無麻酔下のヒツジを対象とした研究で確かめられている[13]．局所麻酔薬が肺に取り込まれる現象が知られているが，この速度はほぼ一定なことから，投与速度の多寡が動脈血中の濃度の差を生じると説明されている．少量分割投与や緩徐な投与を支持する結果である．

4 局所麻酔薬の副作用

表2 局所麻酔薬を血管内に注入する危険を最小限にするために推奨する手技と環境

1. 酸素飽和度の変化を音程で知らせる機能を備えた標準的なモニタリング
2. 酸素投与
3. 緩徐かつ段階的に注入量を増量する（5 mL を 10〜15 秒で）
4. 静かに吸引して血液の逆流がないことを確認してから，5 mL ずつ注入する
5. 5〜15 μg のアドレナリンを含有する局所麻酔薬を初回の試験投与量とし，心拍数の増加（＞10 bpm），収縮期血圧の上昇（＞15 mmHg），第Ⅱ誘導上のT波の減高（＞25％）の出現を観察
6*. ベンゾジアゼピンの前投薬は，局所麻酔薬の毒性がもたらす痙攣の閾値を上昇させる
7. 患者を覚醒したままにするか，そうでなければ医師と意味のある会話が可能な程度の鎮静とする
8. いつでも即座に利用が可能な蘇生用の器具と薬品

＊筆者注：無麻酔下のブタを対象とした研究では，ベンゾジアゼピン系薬物を前投与したのちに，高用量のブピバカインを静脈内投与すると，痙攣が先行することなく循環虚脱が生じる[15]。
(Buckenmaier CC 3rd, Blleckner LL. Anesthetic agents for advanced regional anaesthesia: A north american perspective. Drugs 2005 ; 65 : 745-59 より改変引用)

頭頸部の神経ブロック（星状神経節ブロック，頸神経叢ブロック，斜角筋間ブロックなど）では，動脈内に局所麻酔薬を注入すると直接脳循環に達するので，少量の偶発的注入であってもただちに痙攣を来す可能性がある。この場合，症状の持続は短いが準備を怠らないようにしたい。Buckenmaier ら[14] による血管内注入の予防対策を表2に列挙した。

3 硬膜外麻酔における血管内注入の予防対策

1）背　景

硬膜外カテーテルが血管内に留置される頻度は，0.2〜11％と報告されているが，おおむね2％前後と考えられている[16]。硬膜外麻酔ではしばしば高用量を使用するので，偶発的な血管内注入は重篤な副作用を招くおそれがある。カテーテルの血管内留置を発見する目的で少量の薬物をマーカーとして投与し，その反応から血管内留置を発見する手法は，しばしば研究対象とされている[16,17]。硬膜外カテーテルには，先端が開口した単孔型と，複数の側孔を設けて盲端に終わる多孔型が市販されている。カテーテルのデザインの差異が，安全性に及ぼす影響にも関心が寄せられている。

2）吸引テスト

注射針のみならずカテーテルを介した吸引テストも血管内留置を確実に判定できるわけではない。硬膜外腔に存在する静脈叢の血管では，胸腔内圧を反映して静脈圧が低いため，吸引テストがもたらす陰圧が静脈を虚脱させやすいと想像されている[16]。判定精度が低下する理由の一つであろう。

カテーテルから血液が吸引される頻度を単孔型と多孔型の硬膜外カテーテルで比較すると，

表3 硬膜外カテーテルの血管内留置を判定するための，アドレナリン試験投与における診断基準

背景	心拍数	収縮期血圧
60歳未満，覚醒時，β遮断薬投与なし 　Moore と Batra 1981 　Guinard ら 1990	≧ 20 bpm	≧ 15 mmHg
β遮断薬投与あり 　Guinard ら 1990		≧ 15 mmHg
60歳以上 　Guinard ら 1995 　Schoenwald ら 1995	≧ 9 bpm	≧ 15 mmHg
全身麻酔下 　Liu と Carpenter 1996 　Desparment ら 1990	≧ 8 bpm	≧ 13 mmHg

アドレナリン15μgを静脈内投与後，120秒以内に上記の変動があれば陽性とする。
(Mulroy MF, Norris MC, Liu SS. Safety steps for epidural injection of local anesthetics : Review of literature and recommendations. Anesth Analg 1997 ; 85 : 1346-56 より改変引用)

多孔型が高いとする報告[18〜22]が多数を占めるものの，両型は同等とする報告[23,24]もある。両者のカテーテルから試験投与した場合の中毒症状の発生頻度も検討されてはいるが[19,20]，規模の大きな研究を要するために有意差を得るには至っていない。単孔型を用いた吸引試験の偽陰性は，24〜56％にも及ぶと報告されているので[17]，血管内留置の頻度は単純に比較できない。吸引試験の感度や特異度について，両型を直接比較した臨床研究はないが，吸引時に血管が虚脱しにくいと想像されることから，多孔型が優ると主張されている[25]。しかし，多孔型では複数のコンパートメント（例えば硬膜外腔，くも膜下腔，血管内など）に同時に開口するという欠点が，硬膜外造影によって確認されている[26]。日常使用しているカテーテルのデザインにも関心をもちたい。細菌フィルター内に液体と空気が混在していると，製品によってはエアブロックを起こして吸引試験の信頼性が低下することが指摘されている[27]。

3) アドレナリンの試験投与

1981年，Mooreら[28]は少量のアドレナリンを添加した局所麻酔薬の静脈内投与後に観察される血行動態の変化から，カテーテルの血管内留置を推定できると報告した。現在では，15μgのアドレナリンを含有した3 mLの局所麻酔薬の投与後に，20 bpm以上の心拍数の増加あるいは15 mmHg以上の収縮期圧上昇があれば陽性と判定するのが一般的である（表3）[12,29]。吸引テストと2〜3 mLの局所麻酔薬を試験投与後に硬膜外麻酔を実施した17,349症例の検討によれば，20症例（0.1％）に局所麻酔薬の全身毒性の症状が現れたと，わが国の教育病院から報告されている[30]。これに対しアドレナリン15μgの試験投与を実施してから硬膜外麻酔を施行した16,870症例の検討では，全身毒性の出現は2例（0.01％）にすぎなかった[31]。いずれも後向きの検討であり，異なる背景をもつ研究であるが，アドレナリン試験の有用性をおおむ

ね示唆している。少量の薬物を静脈内投与して，カテーテルが血管内留置された状態を模擬化する手法には，多数の変法が検討・提唱されている。負荷薬物や投与量をはじめとして，高齢者，産婦（陣痛時），小児，β遮断薬投与者，麻酔下などの背景を有する患者における判定や負荷薬物がもたらす副作用に関する議論は今日も続いている。

少量のアドレナリンを投与すると心電図上のT波の形態が変化する現象が，機序に不明な点が多いにもかかわらず，血管内留置の判定に極めて有用であるとTanakaらのグループによって報告されている[32~38]。セボフルラン・亜酸化窒素麻酔下に，15 μgのアドレナリンを静脈内投与したのち，第II誘導のT波に25％以上の減高がみられた場合，心拍数（≧10 bpm）を用いた基準よりも信頼性が高く，高い精度（感度＝100％，特異度＝100％）で血管内留置が判定されると，述べられている[32]。

4）アドレナリン以外の薬物を用いた試験投与

アドレナリンの代わりにイソプロテレノール[38~41]やエフェドリン[42]などが検討されている。なかでもTanakaら[41]は，イソフルラン・亜酸化窒素麻酔下に3 μgのイソプロテレノールを静脈内投与した際の心拍数の変動（≧20 bpm）を基準にした判定は信頼性が高い（感度＝100％，特異度＝100％）と結論している。産婦[38]や小児[39,40]を対象としたイソプロテレノール試験の検討が散見されるが，くも膜下腔や硬膜外腔に投与した場合の神経毒性に対する安全性が確立していないことが問題にされている。

リドカイン，ブピバカイン，ロピバカイン，2-chloroprocaineなどの局所麻酔薬[29]も試験薬物として試みられている。陣痛が発来した産婦にリドカイン100 mgあるいは2-chloroprocaine 100 mgを静脈内投与したのちの，主観的症状（金属味，耳鳴，眩暈）の有無を評価基準とした比較研究がなされている。リドカインのほうが優れたマーカーであり，味覚変化と耳鳴がともに出現すれば，有用な基準（感度＝100％，特異度＝81％）であると報告されている[43]。

フェンタニルは，脊髄に対する神経毒性の心配がなく，子宮血流にも影響しない薬物である。本剤100 μgを陣痛の開始した産婦の硬膜外あるいは静脈内のいずれかに投与した場合，麻酔科医は鎮静状況や眩暈などの症状から，投与経路を識別可能か否かが検討されている。感度，特異度ともに92％という結果から，産婦における血管内留置の判定に利用できると結論されている[44]。しかし，わが国では産婦に対する硬膜外カテーテルの挿入機会は，帝王切開術の直前が多いと思われるので，胎盤移行を考慮する必要がありそうである。

5）特殊な背景を有する患者における試験投与

　β遮断薬の投与者では，βアドレナリン受容体刺激に対する心拍数の応答が減弱するため，心拍数が血管内留置を判定するための適切な指標とはならないが[45]，収縮期血圧（≧15 mmHg）を指標とすれば判定の信頼性は損なわれないとされている[46]。全身投与に限らず，点眼薬としてβ遮断薬が使用されていても心拍数の変動は抑制されるようである[47]。

　加齢もアドレナリンがもたらす心拍数の増加を抑制する[48〜50]。年代別解析によれば，60歳以上では心拍数を用いた基準（≧10 bpm，アドレナリン10μg投与後，セボフルラン・亜酸化窒素麻酔下）の信頼度が低下した。しかしアドレナリン15μgの投与後であれば，基準となる心拍数の変動を9 bpm以上に変更することで，信頼性（感度＝100％，特異度＝100％）は保たれる[46]（表2）。

　T波の減高（≧25％）が成人における判定基準とされていることは前述した。小児においては，セボフルラン・亜酸化窒素麻酔下に，アトロピン（0.01 mg/kg）の前処置後にアドレナリン0.5μg/kgを投与する，というプロトコルが検討されている。成人と異なりT波の増高（≧25％）が，心拍数の増加（≧10 bpm）とともに，信頼性の高い判定基準（感度，特異度，陽性予測値，陰性予測値のすべてが100％）であるとTanakaら[33]は報告している。これに対し，ほかのグループによるイソフルラン麻酔下の同様な研究では，T波の変化に一定の傾向はなく，この基準に否定的な見解を示している[51]。

　臨床使用濃度でのハロタン，イソフルランおよびセボフルランは，小児[52,53]および成人[54]のいずれにおいても，アドレナリン投与後の心拍数の増加を抑制する。1MACの揮発性麻酔薬では，15μgのアドレナリン投与後の心拍数≧8 bpm，収縮期血圧≧13 mmHg陽性とする基準の採用をMulroyら[16]は推奨している（表2）。

　脊髄くも膜下麻酔下であっても，心拍数（≧20 bpm）と収縮期血（15≧mmHg）による一般的な診断基準の信頼性は低下しない[55]。脊髄くも膜下硬膜外併用麻酔（脊硬麻）でもエピネフリン試験は有用と考えてよさそうである[56]。

　産婦に対するアドレナリン試験の是非が議論されている[25,56〜63]。妊娠ヒツジを対象とした研究では，試験量のアドレナリンであっても子宮血流の一過性減少が観察されている[58]。さらには，産婦ではアドレナリン投与後の心血管系反応の個人差が大きく，頻脈が陣痛とアドレナリンのどちらに由来するか判断が困難であり，感度や特異度が低値であった報告があること，胎児心拍が減少する症例があることから，アドレナリン試験に否定的な意見がある[59,60]。しかし，産婦では硬膜外カテーテルが血管内に留置される比率が7〜8.5％と一般患者よりも高く[16]，米国麻酔学会（American Society of Anesthesiologists：ASA）による産科領域の解決済麻酔事故の解析（closed claim study）でも，高額の補償例では局所麻酔薬中毒による痙攣の関与した症例が多数を占めていた[64]。これらの結果は，産婦における信頼度の高い判定方法の必要性を示唆している。産婦を対象としたアドレナリン試験が，比較的大きな規模で追試されている[63]。アドレナリン15μgとリドカイン45 mgを試験投与し，心拍数の急激な増

表4 成人(非妊婦)を対象とした，硬膜外カテーテルの血管内留置を判定するための試験投与に関するメタ・アナリシス

投与薬物	心拍数≧20 bpm			収縮期血圧≧15 mmHg			心拍数≧10 bpm または 収縮期血圧≧15 mmHg			T波減高≧25%		
	RCT (件)	感度 (%)	陽性予測値 (%)	RCT (件)	感度 (%)	陽性予測値 (%)	RCT (件)	感度 (%)	陽性予測値 (%)	RCT (件)	感度 (%)	陽性予測値 (%)
アドレナリン 5μg	1	73 [52～88]	100 [82～100]	3	50～80	90～100	1	70 [46～88]	100 [77～100]	2	95～100	100
アドレナリン 10μg	3	30～96	100	5	80～100	80～100	2	100	83～100	2	100	100
アドレナリン 15μg	10	20～100	100	13	93～100	83～100	2	100	83～100	3	100	100

感度および陽性予測値を範囲で示した．[ ]内は95%信頼限界
RCT：ランダム化比較試験
(Guay J. The epidural test dose：A review. Anesth Analg 2006；102：921-9 より改変引用)

表5 妊婦を対象とした，硬膜外カテーテルの血管内留置を判定するための試験投与に関するメタ・アナリシス

投与薬物	心拍数≧25 bpm			心拍数≧10 bpm			5分以内の鎮静，眠気，眩暈		
	RCT/CCT (件)	感度 (%)	陽性予測値 (%)	RCT/CCT (件)	感度 (%)	陽性予測値 (%)	RCT/CCT (件)	感度 (%)	陽性予測値 (%)
アドレナリン 5μg				1 CCT	87 [60～98]	77 [50～93]			
アドレナリン 10μg				1 CCT	100 [77～100]	78 [52～94]			
アドレナリン 15μg	1 RCT	50 [19～81]	71 [29～96]	1 CCT	100 [78～100]	79 [54～94]			
フェンタニル 100μg							2RCT	92～100	91～95

感度，陽性予測値は範囲で示した．[ ]内は95%頼限界
RCT：ランダム化比較試験，CCT：比較臨床試験
(Guay J. The epidural test dose：A review. Anesth Analg 2006；102：921-9 より改変引用)

加（≧10 bpm）を陽性として判定した結果，感度が100%，特異度が96%という信頼に足る結果を得ている．ただしこの研究では，僧帽弁狭窄症，頻脈（＞125 bpm），胎児心拍の異常パターン，子癇前症，陣痛間隔の短い産婦などは対象から除外するという配慮がなされている．この報告もあいまって，妊産婦に対するアドレナリン試験は捨て去るべきではないとの主張が複数の論説で展開されている[56,63]．

産婦に対するアドレナリンの副作用を回避するために，空気をマーカーとする方法が提唱されている．胎児心拍監視用ドプラー装置のプローブを胸骨上に設置し，1 mLの空気を単孔型の硬膜外カテーテルから投与したのちの母体心音の変化をとらえるものである[65]．心音の変化がない症例では，局所麻酔薬の毒性所見を認めなかった（偽陰性＝0%，95%信頼限界＝

表6 小児を対象とした，硬膜外カテーテルの血管内留置を判定するための試験投与に関するメタ・アナリシス

投与薬物	心拍数≧10 bpm			心拍数≧20 bpm			収縮期血圧≧15 mmHg			T波増高≧25%		
	RCT (件)	感度 (%)	陽性予測値 (%)	RCT (件)	感度 (%)	陽性予測値 (%)	RCT (件)	感度 (%)	陽性予測値 (%)	RCT (件)	感度 (%)	陽性予測値 (%)
アドレナリン 0.25 μg/kg	1	35 [15〜59]	100 [59〜100]				1	60	100	1	100 [83〜100]	100 [83〜100]
アドレナリン 0.5 μg/kg	7	67〜100	100	3	48〜80	100	6	81〜100	100	4	19〜100	67〜100
アドレナリン 0.75 μg/kg	10	100 [84〜100]	100 [84〜100]	1	57 [34〜78]	100 [74〜100]	1	91 [70〜99]	100 [82〜100]	1	33 [15〜57]	78 [40〜97]

感度，陽性予測値は範囲で示した．[ ]内は95%頼限界
RCT：ランダム化比較試験
(Guay J. The epidural test dose：A review. Anesth Analg 2006；102：921-9より改変引用)

表7 硬膜外カテーテルの血管内留置を検知するための試験方法を収集・統合して得られたエビデンス

対象	試験薬剤および投与量	判定基準
1. 成人（非妊婦）	アドレナリン 10〜15 μg	収縮期血圧≧15 mmHg
2. 成人（非妊婦）	アドレナリン 10〜15 μg	心拍数≧10 bpm または収縮期血圧≧15 mmHg
3. 妊婦	フェンタニル 100 μg	投与後5分以内の鎮静，眠気，眩暈
4. 小児	アドレナリン 0.5 μg/kg	収縮期血圧≧15 mmHg

(Guay J. The epidural test dose：A review. Anesth Analg 2006；102：921-9より改変引用)

0.0〜1.0%）。この報告をしたLeightonらは，のちに多孔型のカテーテルを用いて同様の検討を実施し，感度が82%であったため，以前の報告（100%）に比べて劣ることから，多孔型の製品は空気試験に適さないと述べている[66]。

6）試験投与のメタ・アナリシス

　血管内留置を検知するための判定法を収集統合したシステマティック・レビューが，2006年にGuay[29]によって記述された。解析にあたっては，①異なる施設・グループ間での再現性，②感度や陽性予測値などの指標で評価される有用性，③手技の複雑さと費用，④誤判定の結果が引き起こす事態，⑤問題のない患者に対して試験がもたらしかねない副作用と，その副作用を患者が受容できること，などを重視した。その結果，複数の施設からの複数のランダム化比較試験（randomized controlled trial：RCT）を統合し，感度と陽性予測値の両者がともに80%以上を示した判定方法を，「有用性あり」と結論した。多数の判定方法を，3種類の患者背景に分類して統合した結果がレビューでは示されている。一部を引用して表4〜6に示した。前述の条件に合致し，エビデンスとして採用された判定基準のみをさらに抜粋して表7に示した。

前掲の表3はナラティブ・レビュー，表7はEBMに基づくシステマティック・レビューによる推奨といえよう。前者では患者の背景ごとにカットオフ値を変更することで感度を保っている。このため臨床的には無視しうるようなわずかな心拍数や収縮期血圧の違いを，患者背景ごとに設定して差別化している。後者では，対象患者の背景に高齢者を含むか否か，麻酔下であるか否か，β遮断薬服薬の有無などの異質性があっても，これらを包括したメタ・アナリシスを行っている。この手法の良否は別としても，簡潔な要約結果が得られている。産婦に対してはフェンタニルの試験投与[44]を推奨しているのが特徴的である。

7）硬膜外麻酔の安全対策

　本項では血管内留置の予防策を中心に解説したが，局所麻酔薬（例えば3 mL）をアドレナリンと同時に投与することは，同時にくも膜下腔や硬膜下腔への誤留置対策である。ブピバカインやロピバカインを持続投与する場合でも，試験投与には，安全性が高いリドカインやメピバカインを選択するのが賢明であろう。脊硬麻においては，脊髄くも膜下麻酔単独で手術を施行し，硬膜外持続注入で術後鎮痛を行う場合も，カテーテルからの初回投与は必ず手術室で行うべきである[56]。わが国で市販されているアドレナリン含有リドカイン製剤は，0.5および1％製剤で1：100,000（10 μg/mL），2％製剤では1：80,000（12.5 μg/mL）の濃度に調整されている。これらの製品で3 mLの試験投与を行えばアドレナリンは過剰となる。アドレナリンを含有しない製品と混合するか，別途にアドレナリンの用意が必要である。調整に間違いや誤薬の機会が増えるようでは本末転倒なので，具体的な手順を徹底したい。

　硬膜外麻酔の際に，局所麻酔薬の血管内投与を防止するための確実な方法が，現状では確立していない。①血管内投与に対する危険性の認識を徹底すること，②吸引試験の実施，③アドレナリンなどによる適切な試験投与，④局所麻酔薬の分割漸増投与，⑤投与後の監視，⑥必要最小限の濃度と投与量などの複数の安全対策を併用することで安全を図りたい。

4　注射部位やブロックの種類による注意点

　神経ブロックや浸潤麻酔により投与された局所麻酔薬が，循環血漿中に吸収される速度は，①投与部位の血流（毛細血管の分布密度），②局所麻酔薬と組織の結合状態，③個々の局所麻酔薬の有する血管作動作用（血管拡張作用あるいは血管収縮作用）に左右される[4]。

　気管・気管支粘膜，胸膜，頭皮などでは，投与された局所麻酔薬は速やかに吸収される。気道粘膜へ局所麻酔薬を噴霧した後に痙攣発作を来した報告が散見されている[67]。下気道への投与は静脈内投与とほぼ同様な薬物動態を示すので，気管支鏡操作では注意を要する。awake craniotomyのために頭皮に浸潤させるロピバカインが，薬物動態学的検討の対象とされている。ロピバカインの血中濃度がピークに達するまでの時間は，過去に報告された硬膜外麻酔，

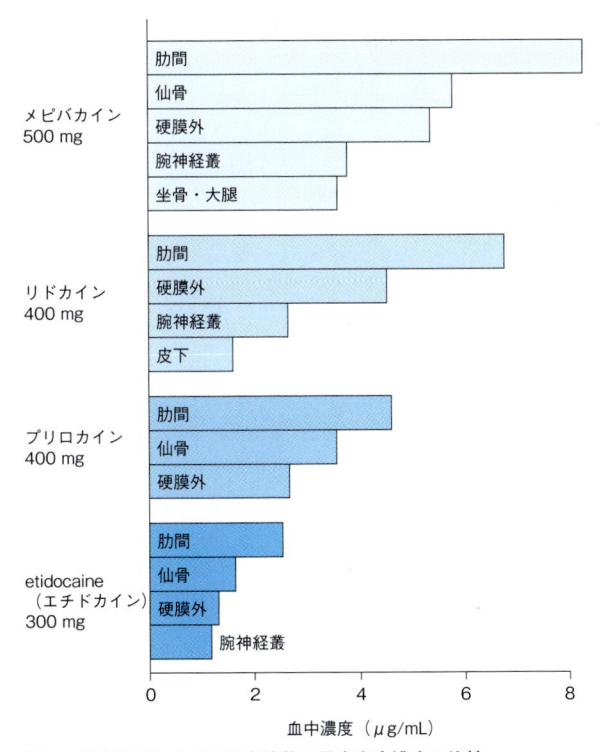

図2 投与部位による局所麻酔薬の最高血中濃度の比較
(Faccenda KF, Finucane B. Complication of regional anesthesia. Incidence and prevention. Drugs safety 2001;24:413-42 より引用)

肋間神経ブロック,腕神経叢ブロックのいずれよりも速やかであり,静脈内投与と類似した薬物動態を示すとされている[68,69]。

　健常皮膚や膀胱粘膜では局所麻酔薬は浸透しがたい。膀胱に大量の局所麻酔薬を充填して得られる鎮痛下に,内視鏡的処置が行われている。この方法では血中への局所麻酔薬の移行は緩徐である[70,71]。脂肪吸引術に対する麻酔法である tumescent anesthesia では,脂肪には血管が乏しいことが,比較的安全に施行できる理由の一つと考えられている[7]。

　同一量の局所麻酔薬を使用しても,施行する区域麻酔の種類によってCmaxは大きく異なることが古くから知られている。この傾向は,局所麻酔薬の種類が異なっても変わらない（図2)[72]。これまで肋間神経ブロックや仙骨麻酔が,血中濃度の上昇しやすい麻酔法として広く記載されてきたが,胸腔内麻酔も血中濃度の上昇しやすい麻酔法であることが指摘されている[73,74]。血中濃度が上昇しやすい区域麻酔は,肋間神経ブロック≒胸腔内麻酔＞仙骨麻酔＞硬膜外麻酔＞腕神経叢ブロックの順と考えてよさそうである。

5 患者側因子

1）背　景

　なんらかの病態や特殊な背景を有する患者では，局所麻酔薬の薬物動態も変化する。血中で速やかに加水分解されるエステル型局所麻酔薬に比べると，高用量のアミド型局所麻酔薬を投与する場合，安全な投与量も患者間に差を生じる。Rosenbergら[5]は，局所麻酔薬に対する包括的な最大耐容量への問題提起の観点から，患者の背景別に薬物動態の変化に応じた推奨を，総説の中で記述している。これらの推奨事項（表8）にはエビデンスとしてのグレード評価がなされているので，解説とともに紹介したい。

2）年　齢

　高齢者では臓器機能と血流量の低下のために，局所麻酔薬のクリアランスが低下する。加齢に伴う軸索の機能[75]および神経の形態[76]の変化と，神経周囲の脂肪組織の消失[77]が，局所麻酔薬の神経遮断作用に対する感受性を亢進させると推測されている。したがって，高齢者において投与量を減少させる理由は，薬物動態学的な変化よりも，むしろ薬力学的あるいは解剖学的な変化に由来すると考えられている。

　新生児では局所麻酔薬の主たる結合タンパクであるα_1-酸性糖タンパク（α_1-acid glycoprotein：AAG）が成人の約半分にすぎないため[78]，全身毒性を生じる危険性が高い。ロピバカインを用いた仙骨麻酔を生後4ヶ月未満の乳児に行うと，血漿中遊離ロピバカイン濃度は，より年長の乳児よりも高くなる[79]。

3）腎機能障害

　腎障害患者ではリドカインのクリアランスは，健常者と比較して同等とする報告[80]と低下する報告[81]がある。尿毒症患者にロピバカインを用いて腕神経叢ブロックを行うと，健常者に比べて血中濃度のピークは60％高く，クリアランスは40％低いが，AAGも増加しているために遊離ロピバカイン濃度は近似する[82]。しかし，代謝産物の(s)-2',6'-pipecoloxylide（PPX）は経時的に蓄積することから，ロピバカインの持続投与を継続すると，健常者に比べ遊離ロピバカインは高値になると推測されている[83]。

4）肝機能障害

　大多数の局所麻酔薬の薬物動態は，肝機能の低下と，これに伴う循環動態および体液分布の

表8 EBMに基づいた局所麻酔薬の使用量に関する推奨

推奨項目	推奨レベル
年齢	
1. 高齢者では投与量を減少させる．	C
2. 70歳を超える高齢者に，通常高用量の局所麻酔薬を用いる神経ブロック（硬膜外，腕神経叢，下肢の複合ブロック，胸膜内）を持続注入や反復投与で実施する際は，臓器障害のない壮年者よりも，年齢に応じて10から20%減量する．	D
3. 生後4ヶ月未満の乳児に高用量の局所麻酔薬を用いた区域麻酔を実施する際は，より年長の乳児よりも投与量を15%減少させる．	D
腎障害	
1. 尿毒症患者に局所麻酔薬を投与すると，非尿毒症患者よりも，速やか最高血漿中濃度に達し，高濃度で推移する時間も遷延する．	C
2. 通常高用量の局所麻酔薬を用いる腕神経叢ブロックや硬膜外ブロックでは，腎機能の障害の程度に応じて投与量を軽度減少（10から20%）させる．	D
3. 腎機能の低下は，局所麻酔薬とその一部の代謝産物のクリアランスを低下させる．	C
4. 短時間内（半減期の5倍未満）に局所麻酔薬の投与を反復する場合は，腎障害の程度に応じて減量し，持続区域麻酔では投与量を10から20%減少させる．	D
肝障害	
1. 肝障害患者であっても，単回投与のブロックでは通常量の局所麻酔薬が安全に使用できる．	C
2. 腎障害を合併した肝障害患者に，短時間（半減期の5倍未満）に投与を反復したり持続投与によるブロックを施行する際には，投与量を著しく減量（10から50%）する必要がある．	D
3. 肝障害患者では局所麻酔薬のクリアランスが顕著に低下し，局所麻酔薬とその代謝産物が蓄積するので，投与量を著しく減量（10から50%）する必要がある．	C
心不全	
1. 軽症，あるいは良好に管理された心疾患患者には，局所麻酔薬の投与量を減量する理由はない．	D
2. 肝・腎血流が減少するような重症心不全では，局所麻酔薬の全身クリアランスが著しく低下しているので投与量を減量する．	C
3. 低カリウム血症を伴う心不全ではアドレナリンの添加は避け，他の心疾患でもアドレナリンは低濃度に保つべきである．	D
4. 心不全では，ブピバカインとロピバカインの代謝産物の排泄も遅延する．	C
5. 心不全の患者で局所麻酔薬を反復あるいは持続投与する際には，10から20%減量する必要がある．	D
妊娠	
1. 妊娠第1期では，通常大量の局所麻酔薬を必要とする区域麻酔（腕神経叢，硬膜外など）は避ける．	D
2. ナトリウムチャネル遮断に対する神経軸索の感受性は，プロゲステロンによって増強されるので，通常少量の局所麻酔薬しか使用しない区域麻酔（脊髄くも膜下麻酔，浸潤麻酔）であっても，投与量をさらに減らすことができる．	C
3. 上記の処置は，母体と胎児に対する危険を増さない．	D
4. 帝王切開に対する硬膜外麻酔や脊髄くも膜下麻酔では，妊娠後期における解剖学的変化（狭小な被投与腔）と生理学的変化（被投与腔における圧の亢進と，局所麻酔薬に対する神経の感受性の亢進）のために，投与量を減少させる必要がある．	C
5. 妊婦でも少量の局所麻酔薬を用いた持続区域麻酔は，短期間であれば原則的に差し支えない．	D
薬物相互作用	
1. イトラコナゾールやフルボキサミンが投与されている患者に，ブピバカインやロピバカインを短期間に反復して大量投与する場合は，投与量を減少させる（10から20%）．	D
2. イトラコナゾールやフルボキサミンが投与されている患者に，ブピバカインやロピバカインを用いた長期間の持続区域麻酔を行う場合は，投与量を減少させる（10から20%）．	C

*Oxford University Centre for Evidence Based Medicine による推奨グレード
A：RCTのシステマティック・レビューあるいは十分に経過を追跡した質の高い前向きコホート研究のシステマティック・レビュー
B：コホート研究のシステマティック・レビュー，個々のコホート研究，質の低いRCT，アウトカム研究
C：症例研究，質の低いコホート研究，グレードBの研究からの推測
D：質の良否にかかわらず，結果が相反したり，結論の出ていない研究からのエビデンス，権威者の意見
(Rosenberg PH, Veering BT, Urmey WF. Maximum recommended dose of local anesthesia : A multifactorial concept. Reg Anesth Pain Med 2004 ; 29 : 564-75 より改変引用)

変化に影響を受ける。肝移植待機患者のような終末期の肝機能障害患者にロピバカインを単回静注した検討によれば，健常者に比較してクリアランスは60％低下するが，分布容積も60％増加するためにCmaxに差はなかった。しかし，長時間にわたってPPXが蓄積する症例があることから，持続注入によって到達する定常状態における血中濃度は，健常者に比べて2倍以上になると予想されている[84]。

重症の肝障害では，腎障害や心疾患を合併しやすいので，投与量の減量がいっそう重要になる。逆説的に表現すれば，飲酒に関連した軽度の肝機能異常では，リドカインのクリアランスは影響をほとんど受けない。

5）心不全

心不全がもたらす肝・腎の低灌流は，リドカインのクリアランスを低下させる[80]。肝動脈から肝に達したリドカインは，肝を通過する間にその3/4が除去されるのに対し，ロピバカインとブピバカインでは肝除去率がはるかに少ない。したがって心拍出量の低下は，ブピバカインやロピバカインのようなタンパク結合の強固な局所麻酔薬の排泄には，大きな影響を与えない。

脳血流は自動調節の支配下にあるので，低心拍出量状態であっても，循環血中の局所麻酔薬が運搬される諸臓器の中では，脳の占める割合が増大する。このため中枢神経毒性も来しやすい。一方，局所麻酔薬の注入部位では，低灌流のために血中への吸収が遅延する[4]。

アドレナリン添加のリドカインを用いた腕神経叢ブロックでは，一過性に血清カリウム値の低下のために不整脈が出現することがある[85]。

6）妊　娠

プロゲステロンが神経軸索の局所麻酔薬に対する感受性を増加させる現象は，ブピバカインやロピバカインの心毒性が妊娠によって増強する要因の一つとみなされている[86,87]。妊娠に伴う心拍出量の増大も，局所麻酔薬の血中への吸収を促進する。帝王切開では内分泌的な理由のほかに，妊娠子宮のもたらす硬膜外腔やくも膜下腔への機械的圧迫が，麻酔効果の範囲の拡大と発現の促進に強く影響する[4]。

7）薬物相互作用

アミド型局所麻酔薬は主に肝のチトクロームP450（CYP）で代謝される。リドカインはCYP1A2とCYP3A4で代謝され，ブピバカインの代謝にもCYP2D6とCYP3A4が関与する。CYP2D6の阻害薬であるシメチジン[88]あるいはプロプラノロール[89]が経口投与されていると，ブピバカインのクリアランスが前者で30％，後者で35％低下する。この両薬物は肝血流

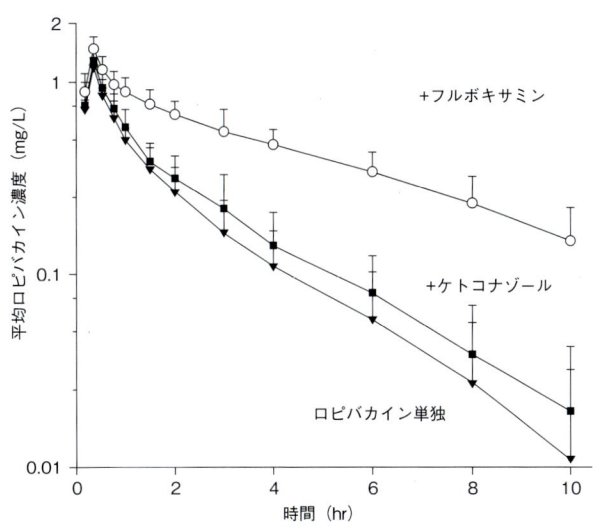

図3 ロピバカイン 40 mg を 20 分間で静脈内投与した後の，血漿中総ロピバカイン濃度の推移を平均値と標準偏差で示す

健常者 12 名を対象に以下の 3 群を交差法で投与した．
① ロピバカインを単独投与
② フルボキサミン 25 mg を 1 日 2 回・2 日間経口投与（計 100 mg）した 2 日目にロピバカインを投与
③ ケトコナゾール 100 mg を 1 日 2 回・2 日間経口投与（計 400 mg）した 2 日目にロピバカインを投与

フルボキサミンはロピバカインのクリアランスを 68％（95％ CI：62〜72％）低下させ，半減期を 1.9 時間から 3.6 時間に延長した（相対比 0.51，95％ CI：0.44〜0.6）．
（Arlander E, Ekström G, Alm C, et al. Metabolism of ropivacaine in humans is mediated by CYP1A2 and to a minor extent by CYP3A4：An interaction study with fluvoxamine and ketoconazole as in vivo inhibitors. Clin Pharmacol Ther 1998；64：484-91 より引用）

も低下させるが，肝除去率が軽度から中等度に留まるブピバカインでは，大きな影響を受けない．CYP3A4 阻害薬である抗真菌薬のイトラコナゾールの内服によっても，ブピバカインの排泄は 20〜25％低下する[90]．

　ロピバカインは主に CYP1A2 によって 3-OH-ropivacaine に，また主に CYP3A4 によって，PPX に代謝される[91]．また，選択的セロトニン再取り込み阻害薬（SSRI）であるフルボキサミンと抗真菌薬のケトコナゾール（経口薬は日本未発売）は，それぞれ強力な CYP1A2 阻害薬と CYP3A4 阻害薬であることも知られている．両薬物の 2 日間の経口投与がロピバカインの薬物動態に及ぼす影響が検討されている．フルボキサミンはロピバカインのクリアランスを 70％も低下させるが，ケトコナゾールでは，臨床的に問題とするような代謝抑制をもたらさなかった（図 3）[92]．フルボキサミンは臨床的に無視できない相互作用を招来する可能性があるので注意したい．

　表 8 で例示したグレードは，いずれも C ないし D であり，局所麻酔薬の許容される最大量は具体的に記載されていない．しかし，「局所麻酔薬の投与量については，年齢や併存疾患が薬物動態学や薬力学に与える影響を考慮に入れた投与計画を立てる」ことを強調して，Rosenberg ら[5]は総説の結びとしている．

6 長時間作用性局所麻酔薬とアドレナリン添加

1）背　景

　局所麻酔薬にアドレナリンを添加する目的[93]には，①血管内投与のマーカー，②血中局所麻酔薬濃度の低下，③作用発現の短縮，④麻酔効果の延長，⑤麻酔効果の増強，⑥虚血（無血）術野の提供，などがある．副作用対策の観点から①については前述した．次いで②の目的，すなわちCmaxを減少させることで，重篤な全身毒性を回避する手段としてのアドレナリン添加を解説する．

　アドレナリンはその血管収縮作用によって血流を減少させ，注入部位における局所麻酔薬の血中への吸収を遅延させる（局所クリアランスの低下）ことで，作用時間の延長が可能である．同時にCmaxを低下させ，最高濃度に至るまでの時間（Tmax）も遅延させうるので，副作用対策上も有用である．表1に示したように短時間から中等度の作用時間をもつ局所麻酔薬では，アドレナリンの添加時には最大耐容量が上乗せされているのに対し，長時間作用性の局所麻酔薬では，添加時の設定がほとんど記されていないことは，各国で一致している．比較的作用時間が短く血管拡張作用が明らかなリドカインを中心に，古くからアドレナリン添加が行われ，有用性も認められてきた[94〜96]．しかし，相対的に全身毒性が高いブピバカインやロピバカインでは副作用対策がいっそう重要であるが，アドレナリンの添加が普及しているとはいいがたい．長時間性局所麻酔薬に対するアドレナリン添加の有用性に関する検討を，薬物動態学と薬力学の両面から紹介する．

2）ブピバカインに対するアドレナリン添加

　ブピバカインを用いた硬膜外麻酔にアドレナリンを添加すると，麻酔効果の増強[97〜100]，作用発現の短縮[101]，作用時間の延長[101〜103]，低血圧の発生頻度の低下[103]，Cmaxの低下[104]，持続法における経時的血中濃度の低下[98,99,105,106]，帝王切開時の臍帯静脈血中濃度の低下[106,107]などの効果が得られる．

　一方では，硬膜外麻酔の効果発現時間と持続時間のいずれも変化しなかったとする報告[97]や，むしろTmaxが有意に短縮した報告[98]もある．乳児の仙骨麻酔においても，CmaxとTmaxの変動は認められていない[108]．また，無痛分娩のための硬膜外投与では，β_2作用を介した分娩時間の延長をもたらす可能性がある[106]．

　血中濃度の上昇を来しやすい胸膜内麻酔でも，ブピバカインへのアドレナリン添加が検討されている．添加により，単回注入法ではCmaxが約20％低下し，Tmaxは約70％延長した[109]．持続注入法でも全経過を通じた血中濃度の有意な減少を得ている[110]．以上，ブピバカインへのアドレナリン添加の有用性に対する評価は一致をみていない．

3）ロピバカインに対するアドレナリン添加

　わが国でも長時間作用性局所麻酔薬の主流となったロピバカインについても，アドレナリン添加の評価は定まっていない。ロピバカインを皮膚に注射した際の蒼白化[111]やレーザー血流計で計測した皮膚血流の減少[112]などの研究結果は，ロピバカインの血管収縮作用を示唆してきた（ヒトの動脈標本では，高濃度で血管拡張作用示す二相性効果が報告されている[113]）。実際，放射性同位体を用いて硬膜外腔の組織血流を計測した臨床研究では，ブピバカインの硬膜外投与後には血流が増加したが，ロピバカインではむしろ減少している[114]。イヌの硬膜外腔にロピバカインを投与した場合も，アドレナリン添加は麻酔作用の発現時間や持続時間には影響を及ぼさず，Tmaxも変化させなかった[115]。ロピバカインで尺骨神経ブロックを行う際にアドレナリンを添加しても，作用発現時間や効果持続時間に変化はなく[116]，腕神経叢ブロックにおいてもアドレナリン添加は薬物動態学的パラメータに影響を与えなかったとHickeyら[117]は報告している。アドレナリン添加に対するこれらの否定的な評価は，ロピバカインの臨床使用が開始された当初になされている。ロピバカイン単独でも長時間作用が得られることと重なり，アドレナリン添加が顧みられない理由となったのであろう。

　ヒトを対象としたロピバカインへのアドレナリン添加に関する比較研究を表9[116〜128]にまとめた。局所麻酔薬の持続注入が普及した近年になり，再び関心が集まった印象がある。薬物動態学的検討においては，過去の報告に比べてエビデンスのレベルが優る研究デザインのもとに行われた最近の研究では，前述のHickeyら[117]の報告と相反するような結果が得られている。すなわち，硬膜外麻酔ではCmaxの低下を（図4）[124]，仙骨麻酔[125]および胸部傍脊椎神経ブロック[127]でもCmaxの低下とTmaxの延長が示されている。また，持続硬膜外注入においても，いくつかの経時的な計測において血中濃度の減少が認められている[121,126]。硬膜外麻酔における薬力学的検討では，鎮痛効果の増強[122,123]や，硬膜外腔に同時投与したオピオイドに由来すると考えられる副作用の軽減[122,123]などを得た報告と，有用性を認めなかった報告[120,128]が混在している。薬力学的な利点よりも，どちらかといえば薬物動態学的な利点が優るようである。

　より最近になって，上述の論点を解明するためのユニークな動物実験が報告された[129]。ヒツジの硬膜外腔にロピバカイン（単剤もしくはアドレナリン添加）またはブピバカイン（単剤もしくはアドレナリン添加）を投与後に，静脈血，くも膜下腔，硬膜外腔のそれぞれからmicro dialysis法を用いて試料を同時採取し，局所麻酔薬濃度を測定している。その結果，硬膜外腔に投与されたアドレナリンは，両薬物の硬膜外腔中の濃度を増加させると同時に硬膜外腔からくも膜下腔への移行も促進した。また，アドレナリンの併用効果はブピバカインに著明であり，その理由としてロピバカインの内因性血管収縮作用が推測されている。

表9 ロピバカインを用いた区域麻酔における，アドレナリン添加に関する比較研究

報告者（年度）	区域麻酔の種別	使用薬物	症例数[a]	添加濃度（μg/mL）	Cmax（mg/L）	Tmax（mg/L）	添加の効果
Nolte ら（1990）	尺骨神経	R	10	5	—	—	NS
Hicky ら（1990）[b]	腕神経叢	R	8/9	5	NS（V）	NS（V）	—
Cedelholm ら（1994）	硬膜外（単回）	R	12/12	5	—	—	NS
Cedelholm ら（1994）	皮内注射	R	10	5	—	—	持続↑
Weber ら（2001）	大腿神経	R	20/21	5	—	—	NS
Leonard ら（2002）[c]	腰部硬膜外（持続）	R	11/10	5	—	—	運動麻痺↑
Kokki ら（2002）[d]	硬膜外（持続）	R+SF	29/32	5	—	—	鎮痛↑，瘙痒↓
Niemi ら（2002）	胸部硬膜外（持続）	R+F	12	2	—	—	鎮痛↑，悪心↓ 臥床時間↓
Lee ら（2002）	硬膜外（単回）	R	12/12	5	37%（V）↓ 30%（A）↓	NS（V） NS（A）	—
Van Obbergh ら（2003）[d]	仙骨（単回）	R	9/9	5	34%（V）↓	164%（V）↑	—
Förster ら（2003）[e]	腰部硬膜外（持続）	R+F	25/21	2	—	—	NS
Kamakar ら（2005）	胸部傍脊椎	R	10/10	5	25%（A）↓	33%（A）↑	—
Förster ら（2008）	腰部硬膜外（持続）	R+F	32/31	4	—	—	鎮痛↓

R：ロピバカイン，F：フェンタニル，SF：sufentanil，↑：上昇，増強または延長，↓：低下，軽減または短縮，Cmax：最高血中濃度，Tmax：最高血中濃度到達時間，A：動脈血，V：静脈血，NS：有意変化なし，—：検討せず
a：アドレナリン非添加／アドレナリン添加，単一の数値は交差試験
b：オープン・非無作為化試験，ほかはランダム化比較試験
c：無痛分娩症例，注入開始1時間後の静脈血中濃度は45%低下
d：小児症例
e：注入開始6時間後の動脈血中濃度低下
（文献116〜128より作成）

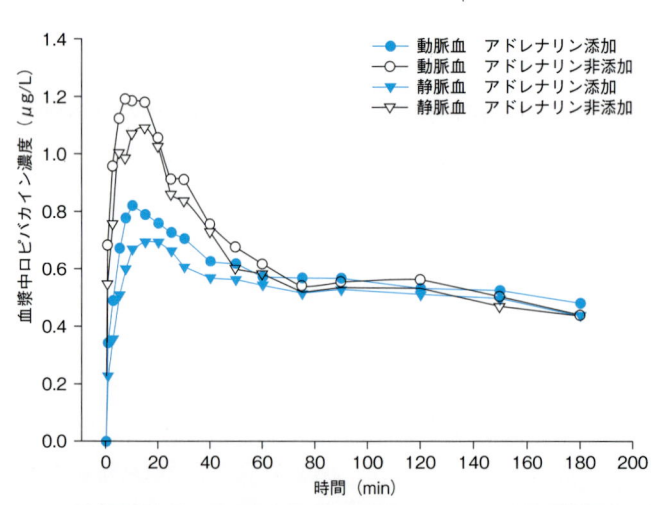

図4 子宮摘出術を受けた患者に対してロピバカイン1.5 mg/kgを硬膜外腔へ投与した後の，動脈血および静脈血の血漿中ロピバカイン濃度の推移
①ロピバカイン単剤（n = 12）
②ロピバカインにアドレナリン5μ/mLを添加（n = 12）
アドレナリンの添加により，静脈血のCmaxは37%低下し，動脈血のCmaxは30%低下した（ともにP＜0.01）．Tmaxは，静脈血と動脈血のいずれも有意差には至らなかった．
(Lee BB, Ngan Kee WD, Plummer JL, et al. The effect of the addition of epinephrine on early systemic absorption of epidural ropivacaine in humans. Anesth Analg 2002；95：1402-7 より引用)

7 ロピバカインなら蘇生は容易か？
―心停止症例からみえてくること―

1）ブピバカインとロピバカインの心毒性

　1979年のAlbright[130]による警鐘的な論説以降，臨床使用量であっても血管内投与されたブピバカインがもたらす心停止は，蘇生が困難であると認識されるようになった。Reizら[131]の古い総説では，ブピバカイン50〜360 mgを用いた区域麻酔で発生し，電気的除細動を要した心停止症例のうち，蘇生に成功したのは60％にすぎないと記されている。心肺蘇生に反応しないため体外循環を用いて蘇生し得た3症例[132〜134]が報告されていることも特筆すべきである。

　より安全な長時間作用性局所麻酔薬という期待のもとに登場したロピバカインは，臨床的にもブピバカインと比較して安全性は優るのであろうか。多数の動物実験において，痙攣誘発，心筋抑制，催不整脈性などから判断して，ロピバカインはブピバカインと比較して同等ないしは優っている[135,136]。ヒトを対象に全身毒性を比較検討した少数のRCTがある。Scottら[137]は12名の志願者に，ロピバカインあるいはブピバカインを交差法によって，中枢神経系症状（口周囲の痺れ，頭痛，耳鳴など）が出現するまで持続注入している。この結果，あらかじめ規定した最高用量（150 mg）までの注入が，前者においては7名が忍容できたのに対し，後者では1名しか忍容できなかった。また，局所麻酔薬の平均投与量も前者が有意に上回っていた（124 ± 38 mg vs 99 ± 30 mg，$P < 0.01$）。両薬物を用いたKnudsenら[138]による類似した研究では，忍容量に差はなかったが，中枢神経系症状の消退に要する時間はロピバカインで有意に短く，心電図上のQRS幅の延長はブピバカインで有意に大きかった。経胸壁心エコー検査では左室流入血流減速時間および1回拍出量は，ブピバカインのみがプラセボに比して有意に低下した。

　両薬物によって循環虚脱に陥った場合の，蘇生の難易が検討されている。無麻酔下のイヌでロピバカインおよびブピバカインの痙攣誘発量を決定し，翌々日にその2倍量を投与した場合の蘇生率が示されている[139]。前者では対象となった6頭すべてが成功したのに対し，後者で成功したのは6頭中の2頭にすぎなかった（統計学的有意差なし）。開胸犬を対象に平均血圧が55 mmHgに低下するまで各種局所麻酔薬を持続注入したのち，一定のプロトコルで蘇生が試みられている[140]。蘇生に反応せずに死亡した個体の比率は，ブピバカイン（50％）＞レボブピバカイン（30％）＞ロピバカイン（10％）＞リドカイン（0％）の順であった（$P = 0.065$）。蘇生に用いたアドレナリンで不整脈が誘発された比率もブピバカイン（44％）＞レボブピバカイン（20％）＞ロピバカイン（0％）＝リドカイン（0％）の順であり，死亡率とほぼ同様な傾向であった（$P < 0.05$）。ラットを用いたOhmuraら[141]による類似した研究によれば，3種の局所麻酔薬のいずれかを心静止に至るまでに持続注入した場合，必要とした平均累積投与量は

表10 長時間作用性局所麻酔薬の持続注入によって作成した心静止ラットの蘇生に要したアドレナリンの累積投与量

	ブピバカイン (n = 11)	レボブピバカイン (n = 10)	ロピバカイン (n = 11)
10 μg/kg	5 (45)	4 (40)	11 (100)
20 μg/kg	3 (27)	5 (50)	0 (0)
30 μg/kg	3 (27)	1 (10)	0 (0)

( ) は%
ロピバカインはブピバカインおよびレボブピバカインに対して有意差あり（P＜0.05）．
(Ohmura S, Kawada M, Ohta T, et al. Systemic toxicity and resuscitation in bupivacaine-, levo-bupivacaine-, or ropivacaine-infused rats. Anesth Analg 2001；93：743-8 より引用)

ロピバカイン＞レボブピバカイン＞ブピバカインの順であり，前2者はブピバカインに比べて有意に多かった．心静止の時点で局所麻酔薬の投与を中止し，心臓マッサージと並行してアドレナリン 10μg/kg を1分間隔で投与すると，蘇生率は3薬間に差がなかった（各薬物に12匹を割り付け，蘇生し得たのはそれぞれ11匹，10匹，11匹であった）．しかし，蘇生に要したアドレナリンの必要量はロピバカインが他の2薬に比べて有意に少なかった（表10）．

2) ブピバカインとロピバカインのMLAC

　動物実験の結果を総合すると，ロピバカインはブピバカインよりも蘇生が容易とみなすのが妥当であろう．しかし，局所麻酔薬を比較した薬力学的な研究結果を解釈するうえで留意すべき近年の知見がある．1995年 Columbo ら[142] は吸入麻酔薬の最小肺胞内濃度（minimum alveolar concentration：MAC）を決定する際に用いられる手法（up-down method）を局所麻酔薬の相対的な効力を決定するために応用し，硬膜外麻酔が鎮痛効果〔（視覚アナログ尺度 visual analogue scale：VAS）を用いた評価〕をもたらす局所麻酔薬の濃度（50％有効濃度）を測定した．以降，局所麻酔薬の評価手段として最小局所麻酔濃度（minimum local anesthetic concentration：MLAC）が注目されている[143〜145]．Polley ら[143] は分娩第1期の妊婦を対象として，硬膜外麻酔に用いたロピバカインとブピバカインのMLACを測定し，それぞれ 0.111％と 0.067％と報告した．すなわち，これまで鎮痛効果がほぼ等しいと考えられていた両薬物を比較すると，ロピバカインは40％効力が低かった．事実とすれば，両薬物の比較によってロピバカインの副作用が軽度であるとされた結果の一部は，等力価の前提条件で行われた比較ではないことに由来する．この点を考慮した動物実験も行われている．人工換気下のラットにおいてブピバカインと，これに対して等量のロピバカインあるいはMLACからみて等力価のロピバカインの3群を設定し，いずれかを持続注入している．この結果，心拍数および平均血圧の低下，不整脈，全身痙攣，心静止などの症状が出現する投与量は，いずれもロピバカインで有意に多かった．また，この実験で全身痙攣の発生に要した注入量を，自発呼吸下のラットに投与した場合，ロピバカイン（n = 10）では半数が心肺蘇生を要したものの全例が生存

した。これに対しブピバカイン（n = 5）では痙攣の発症に至る前に2例が心停止し，結果的には3例のみが生存した。したがって，MLACからみた等力価のロピバカインも，ブピバカインより全身毒性は少ないと結論されている[146]。

MLACの概念には異論も多く議論が続いている[147]。例えば，MLACは離散的な測定値に曲線を当てはめた用量反応曲線から決定した値ではなく，曲線上の特定のあるポイント（50%有効濃度）のみを決定しているという弱点があること，報告によってMLACの値のバラツキが多いこと，VAS値から設定したエンドポイントを変更すると異なるMLACが得られること，50%の患者で鎮痛を得るという前提自体が臨床にそっていないこと，などが挙げられている。Grafら[147]はMLACに関する総説を，以下のような懐疑的なコメントで結んでいる。「MLACの値は，局所麻酔薬の薬物動態を特徴づけ，定量化に相応しい指標としては推奨できないばかりか，臨床使用濃度における毒物学的な相対的特性を明確に予測するわけではないので，誤解を生じないようにすべきである。」

3）ロピバカインによる心停止症例

ヒトにおけるロピバカイン中毒の蘇生の難易を考察する場合，偶発的な臨床例からの類推に多くを頼らざるを得ない。ロピバカインを用いた区域麻酔施行時に発生した心停止症例を表11に列挙した[148〜157]。先に引用したAlbright[130]の警告がブピバカインの使用開始から10数年を経ていたのと同様に，ロピバカインによる心停止症例が2003年に最初に報告されると，その後の報告が相次いでいる現象は興味深い（米国におけるブピバカインとロピバカインの使用開始はそれぞれ1963年と1992年[5]）。表11の報告を総合すると以下のような実態が明らかとなる。①全症例が後遺症なく回復した，②吸引試験が陰性であっても血管内投与を生じる，③アドレナリンをマーカーとしても必ずしも血管内投与を検知できない，④前駆症状としての中枢神経系症状を全症例で認めた，⑤蘇生は比較的容易だが，ASAクラスの高い症例では蘇生に難渋する傾向がある。①については，未報告の症例があると想像するが，ロピバカインの相対的な安全性を示すものと考えたい。②および③は，さらなる予防策の必要性を示唆している。④を詳細に記述すれば，胸部不快感，会話困難，興奮，混乱，眼球の異常運動，意識消失，顔面・手の痙攣，全身痙攣など中枢神経系症状が，ベンゾジアゼピンが前投与されていた症例を含む全症例において心停止に先行していた。中枢神経系症状（central nervous system：CNS）と循環虚脱（circulatory collapse：CC）を来した時点における，それぞれの局所麻酔薬の投与量や血中濃度から求めたCC/CNS比は，局所麻酔薬により異なる。ヒツジを用いた実験によれば，CC/CNS投与量比は，リドカイン[158]が約7，ロピバカイン[159,160]とブピバカイン[158]は約2と報告されている。この比が高値なほど心血管系毒性に関する安全性が高いと考えられており[5,158〜160]，分割投与による前駆症状の診断が推奨されるゆえんである。しかし，血管内投与症例の大多数では，中枢神経系症状の発現から心停止までの経過は秒単位であり，ブピバカインの状況とさして変わらないことは，両薬物の近似したCC/CNS投

与量比からも頷ける。分割投与という安全対策の限界を示すものである。⑤のようにASAクラスが3であった症例では中等量のアドレナリンを心拍再開に要している。脂肪乳剤が蘇生に使用された症例については後述する。

　唯一，硬膜外麻酔で心停止が発生したYoshidaら[155]による帝王切開の症例は，発生機序に不明な点が多い。局所麻酔薬の注入から心停止までの経過時間（14分）や血中濃度の推移から考えると，血管内投与は否定的である。妊娠による感受性の亢進以外にも複合的な要因があり，相対的な過量投与となったのかもしれない。最大耐容量（200 mg）を単回投与したことは反省点であろう。ロピバカインによる心停止では体外循環の使用症例がないこと，また，公表された死亡症例のないことも，ロピバカインに有利な状況証拠である。結論的には，エビデンスを提示できないものの，ロピバカインはブピバカインよりも臨床的に蘇生は容易と判断して差し支えなかろう。わが国におけるロピバカインの消費量はすでにブピバカインをはるかに上回っているが，いまだ後者の使用施設も多い。ブピバカインは安価であり，バイアル製剤という使い勝手の良さがある。しかし，ロピバカインの薬理学的特性に基づく安全性に加えて，添加物によるアレルギー反応や，バイアル汚染の危険性がないという利点も勘案すれば，もはやブピバカインを積極的に選択すべき状況は極めて少ない。ただし，ロピバカインのもつ血管収縮作用を根拠に，四肢末端や陰茎などにおける使用は慎重であるべきとの意見[161]もあるので，ブピバカインを施設から排除すべきかどうかは悩ましい問題である。

8 局所麻酔薬中毒に対する新たな蘇生法
―脂肪乳剤を用いた蘇生法を中心に―

1）背　景

　ブピバカインによる心停止はしばしば蘇生が困難であることを繰り返し述べたが，ロピバカインであっても蘇生に難渋した症例は報告されている（表11）。治療抵抗性の局所麻酔薬中毒，とりわけ脂溶性の高い局所麻酔薬がもたらす全身毒性に対するbreakthroughとなる可能性を秘めた治療法が近年注目されている。脂肪乳剤を用いた蘇生法である。この治療法を提唱したWeinberg[162]は，カルニチン欠乏症を有する患者に皮下投与したブピバカインが極めて少量（22 mg）であったにもかかわらず，重篤な心血管症状を来した症例[163]を経験したことが，この研究を開始する端緒であったと述べている[162]。カルニチンは脂肪酸の分解を促進するビタミン様物質であり，体内ではほとんどが筋細胞に存在し，長鎖脂肪酸をミトコンドリア内に運搬する担体となっている。長鎖脂肪酸がミトコンドリア内膜を通過する際には，カルニチンと結合したアシルカルニチンとなる必要があり，この転換反応を触媒する酵素の一つであるカルニチン-アシルカルニチン移送酵素（carnitine acylcarnitine translocase：CACT）が，ブピバカインによって著しく抑制されたことが，この症例で心毒性が顕在した原因と推測している[164]。

表11 ロピバカインが関与した区域麻酔施行時の心停止症例

報告者 (年度)	年齢 (歳)	性別	体重 (kg)	ASA-PS	区域麻酔	吸引試験	ロピバカイン使用量(mg)	アドレナリン添加	先行CNS症状	致死的不整脈	推定発生機序	アドレナリン投与量(mg)	電気的除細動(回)
Klein ら (2003)	76	女	70	2	坐骨神経	−	160[a]	+	+	VF	血管内	−	−
Reinikanen ら (2003)	34	男	97	1	腕神経叢(斜角筋間)	−	150[b]	+	+	Asyst	血管内	1	−
Chazalon ら (2003)	66	女	45	2	坐骨神経＋浸潤	−	300	−	+	Asyst	過量	−	−
Huet ら (2003)	66	男	100	2	腰神経叢(大腰筋)	−	187.5	−	+	Asyst	血管内	2	×2
Gielen ら (2005)	15	女	59	1	坐骨神経	−	150	+	+	VF	血管内	−	×2
Khoo ら (2006)	54	女	100	3	腕神経叢(腋窩)	+	172.5	−	+	VF	血管内	3[c]	×4
Litz ら (2006)	84	女	50	3	腕神経叢(腋窩)	−	400	−	+	Asyst	過量	3[d]	−
Yoshida ら (2008)[e]	39	女	52	2	硬膜外	−	200	−	+	Asyst	過量?	−	×1
Sonsino ら (2009)	92	女	?	?	腕神経叢(鎖骨下)	?	150	−	[f]	Asyst	血管内	0.3[d]	−
Gnaho ら (2009)	82	女	45	3	腕神経叢(鎖骨下)	−	100[g]	−	+	VF	血管内	−[d]	×2

ASA-PS：ASA physical status, CNS：中枢神経系, VF：心室細動, Asyst：心静止, ?：記載なし
a：メピバカイン 300 mg を大腿神経ブロックのために併用
b：リドカイン 360 mg を併用
c：アミオダロンを併用
d：脂肪乳剤を併用
e：帝王切開症例
f：全身麻酔下に施行
g：クロニジン 50 mcg を添加
(文献 148～157 より作成)

2) 基礎実験

Weinberg らが報告した初期の3編の基礎研究[165〜167]を紹介する。脂肪乳剤を用いた蘇生法に関する最初の記載は，2つのプロトコルからなる実験結果として1998年に報告された[165]。最初のプロトコルでは，イソフルラン麻酔下のラットに前処置として生理食塩液(生食)ないしは各種濃度(10, 20, 30%)のイントラリピッド®を投与する4群を設定した(各 n = 6)。各前処置後，ブピバカインを持続静注して心静止に至る投与量を記録した。各群におけるブピバカインの投与量(中央値)は生食群で 17.8 mg，イントラリピッド®の3群では順に 27.6, 49.8, 82.0 mg であった。イントラリピッド®の濃度に応じてブピバカインの必要量は増加し，各群間に有意差を認めた($P < 0.001$)。次のプロトコルでは，イソフルラン麻酔

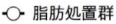

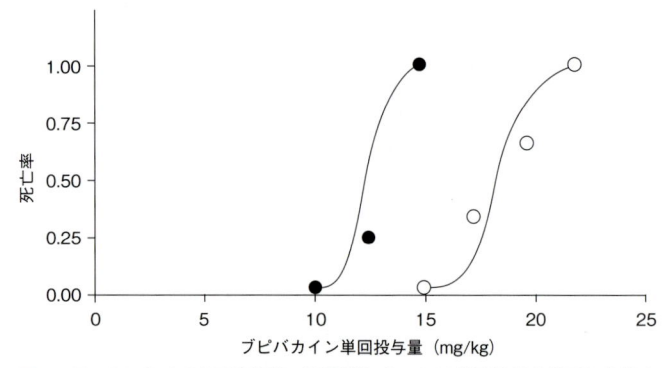

図5 ラットにおける生理食塩液（対照群）ないしは脂肪乳剤を併用した蘇生法と，ブピバカイン単回投与後の死亡率の関係
各ポイントは各群6匹における死亡率と，それらに相当するブピバカインの投与量を示した．対照群と脂肪乳剤群における50％死亡率は，それぞれ12.5 mg/kgと18.5 mg/kgであり，15 mg/kgの投与量では生存率に有意な差があった（P＜0.004）．
（Weinberg GL, Laurito CL, Geldner P, et al. Malignant ventricular dysrhythmias in a patient with isovaleric academia receiving general and local anesthesia for suction lipectomy. J Clin Anesth 1997；9：668-70 より引用）

下のラットに10〜25 mg/kg（2.5 mg/kg間隔）のブピバカインを単回静注後，イソフルランの投与を中止し，生食ないしは30％イントラリピッド®を単回静注に続いて持続投与した．心静止を来したラットには胸部圧迫による心蘇生を行った．同一量のブピバカインが投与されたグループごとに生存率を算出して用量反応曲線を求めた結果，50％死亡率は生食群で12.5（11.8〜13.4，95％ CI）mg/kgであったのに対し，イントラリピッド®群では18.5（17.8〜19.3，95％ CI）mg/kgであった（図5）．15 mg/kgのブピバカインを投与した場合，生食群の全例が死亡したのに対してイントラリピッド®群では全例が生存した（P＜0.004）．さらには in vitro の実験として，放射性同位体で標識したブピバカインと，イントラリピッド®が投与されたラット血漿との混合液を水相と脂質相に遠心分離した．両相からの測定によってブピバカインの脂質／水・分配係数は11.9と決定されている．

ラットを用いた実験結果を踏まえ，次いで大型動物を用いた実験が計画された[166]．イソフルラン麻酔下のイヌ（22〜26 kg）を開胸し，心筋内に酸素分圧とpHを測定するための電極を埋設した．ブピバカイン10 mg/kgを静注して心停止を得たのち，100％酸素による換気下に開胸心臓マッサージを開始した．心停止から10分後に20％イントラリピッド®（n＝6）ないしは生食4 mL/kg（n＝6）を単回投与し，引き続いて0.5 mL/kg/minで10分間継続した．この結果，イントラリピッド®群では全例が5分以内に洞調律に復帰し，30分後にはブピバカイン投与前の血行動態に近似した．一方，生食群では全例が蘇生し得なかった（P＜0.01）．回復期における心筋のpHと酸素分圧もイントラリピッド®群が有意に高かった．

第3報となる報告[167]では，イントラリピッド®の奏功機序の解明を目的とした実験が3種のプロトコル（A，B，C）から構成されている．プロトコルAでは，ラットの摘出灌流心に

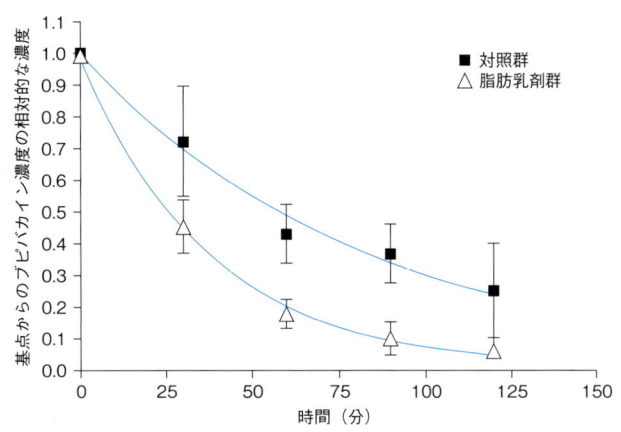

図6 ラット摘出心筋におけるブピバカイン含有量の減衰
ブピバカイン500μmolによる30秒間の灌流終了後に，標準緩衝液（対照群n＝5）ないしは1％イントラリピッド®（脂肪群n＝5）で灌流した．ブピバカインの中止時を基点として時経的に生検した心筋組織からブピバカイン含有量を求め，基点時からみた相対的な減衰状況を平均値と標準偏差で表した．両群の推移には有意差を認めた（P＜0.02）．相対的含有量の減衰時定数（平均，95％CI）は対照群で（83，66〜100）秒脂肪群で（37，32〜43）秒であった．
（Weinberg G, Ripper R, Feinstein DL, et al. Lipid emulsion infusion rescues dogs from bupivacaine-induced cardiac toxicity. Reg Anesth Pain Med 2003；28：198-202 より引用）

　500μMのブピバカイン溶液を30秒間灌流して心停止を作成した．次いで標準緩衝液（対照群n＝12）ないしは1％イントラリピッド®（脂肪群n＝8）で灌流し，心拍再開時間とrate pressure product（［左室収縮期圧－左室拡張期圧］×心拍数，RPP）がブピバカイン投与前値の90％まで回復する時間を計測した．この結果，脂肪群では対照群に比して，心拍再開とRPPの回復に要する時間をそれぞれ約40％と約80％短縮した．プロトコルBは同位体標識ブピバカインを用いてプロトコルAと同様な灌流を行い，ブピバカインの灌流中止時を基点として時経的に心筋を生検し，採取組織からのブピバカイン含有量を求めた．基点からの含有量は，脂肪群で速やかに減衰した（P＜0.002）（図6）．ブピバカインの灌流中止120秒後の組織含有ブピバカインは，対照群（n＝3）に比べて脂肪群（n＝3）で3倍の濃度を示した．プロトコルCもプロトコルBと同様な灌流を行い，洗い出された灌流液中の累積的なブピバカイン濃度を測定した結果，その濃度は，脂肪群では対照群よりも約50％高かった．

　これら3編の基礎実験の結果を要約すると，①イントラリピッド®による前処置は，心停止を惹起するブピバカインの必要量を増加させる（ラット），②ブピバカイン誘発心停止に対して，イントラリピッド®は蘇生率を向上させる（ラット，イヌ），③ブピバカイン誘発心停止においては，イントラリピッド®は心筋組織からのブピバカインの遊離を促進し，心筋組織中のブピバカイン濃度を低下させる（ラット摘出灌流心），という結果となった．

3）臨床報告

　局所麻酔薬の心毒性に対する脂肪乳剤の有用性を示唆した最初の動物実験の報告から8年を経た2006年に，2件の臨床応用例が相次いで報告された。Rosenblattら[168]の症例は，陳旧性心筋梗塞と冠動脈バイパス術の既往があり，不完全右脚ブロックと左脚前枝ブロックがある58歳の男性（82 kg）であった。1.5%メピバカイン20 mLと0.5%ブピバカイン20 mLの混合液を用いた斜角筋間ブロック後に，全身痙攣に続いて心静止となった。20分間にアドレナリン3 mg，アトロピン2 mg，アミオダロン300 mg，バソプレシン40単位を投与し，電気的除細動も4回施行したが，脈なし心室頻拍あるいは心静止の状態に留まった。体外循環を準備しながら，20%イントラリピッド®100 mLを投与して再度除細動を行ったところ数秒以内に心拍が再開し，アトロピン1 mgとアドレナリン1 mgを投与した15秒以内には洞調律に復し，脈拍も触知可能となった。

　Litzら[169]による報告は，Adam-Stokes発作の既往があり，左脚ブロックおよび2度の僧帽弁逆流および三尖弁逆流を合併した84歳の女性（50 kg）に対して，1%ロピバカイン40 mLを誤って腋窩神経ブロックに使用したのちに心静止に至った症例であった。10分間の心肺蘇生でアドレナリン3 mgを投与したが心拍は再開しなかったので，20%イントラリピッド®200 mLを投与したところ速やかに心拍の回復と血圧の上昇が得られた。

　2編の報告の翌年には，中枢神経系毒性に対するイントラリピッド®の有用性を示唆した症例も追加された[170]。18歳の妊婦（86 kg）に留置されていた硬膜外カテーテルから，帝王切開術の麻酔を目的としたブピバカインの追加投与直後に意識レベルの低下や四肢の痙攣が生じたが，本剤の投与後速やかに消失し，母児ともに良好に経過した症例である。以降，局所麻酔薬の全身毒性に対して脂肪乳剤の有用性を認めたとする症例報告が追従して今日に至っている[171]。

4）奏功機序

　イントラリピッド®は，トリグリセリドを主成分とする大豆油に水が混合した乳剤であり，乳化剤として卵黄レシチン，浸透圧調整剤としてグリセリンが添加されている。ラットにおけるブピバカインの脂肪／水・分配係数が約12であることは前述した。ブピバカインのような高脂溶性の薬物は，この脂質層により多く溶解する。直径が約0.5 μmの脂肪粒子が血中で脂質相を形成し，血漿中の水相とは分離している。In vitroにおける薬物の脂溶性の指標であるオクタノール／緩衝液・分配係数（pH 7.4, 25℃）は，ブピバカインおよびレボブピバカインが346，ロピバカインが115，リドカインが43，メピバカインが21の順である[172]。

　脂肪乳剤の奏功機序は明確ではないが，いくつかの仮説が提唱されている[162]。輸注された脂肪乳剤は，あたかも"sink"として機能し，脂肪に可溶なブピバカイン分子を水相から脂質相に抽出することで，遊離のブピバカイン分子を減少させると推測されている（lipid sink theory)。この説は簡明で受け入れやすいが，タンパク結合が強固な脂溶性薬剤が，拡散の障壁となる組織を浸透して大量に脂質相に引き込まれると解釈するには，脂肪乳剤の効果発現は極めて迅速である。

　Weinberg[162]による総説では異なる機序も推測されている。脂肪酸は，好気的環境下の心臓で進行する酸化的リン酸化反応における主要なエネルギー基質であり，心臓におけるATP産生の60～70%を担っている[173]。また，ブピバカインで処理したウサギの心筋標本にみられる収縮力の抑制は，カルシウムでは部分的にしか拮抗されないが，ATPの前処置によってほぼ拮抗される[174]。したがって，ブピバカインがミトコンドリアにおける脂肪酸代謝を抑制すると，ATP産生の低下が心毒性として現れ，輸注された脂肪酸で拮抗すると心筋代謝が改善するという仮説が生まれた。実験的な急性虚血心モデル（イヌおよび摘出灌流ウサギ心筋）では，再灌流時にイントラリピッド®を投与することで心機能が改善し，細胞内におけるエネルギーの産生と消費のバランスを表す指標であるenergy chargeも有意に上昇するという報告[175,176]は，この仮説を支持している。

　一方では，脂肪酸は心筋細胞内のカルシウムイオンを増加させて，心収縮力を増強させることが知られている[177]。Stehrら[178]の最近の報告では，ラットの摘出灌流心において，イントラリピッド®はL-ブピバカインがもたらす心機能の抑制を改善するが，その機序は心筋に対する直接的な陽性変力作用であり，energy chargeは変化させなかった。したがって，イントラリピッド®の奏功機序には，"lipid sink effect"，心筋代謝の改善，あるいは心筋への直接作用などの機序が考えられており，引き続き検討課題である。

5) 普及状況

　脂肪乳剤の有用性を実証するための臨床研究は困難だが，その効果には期待感を抱かざるを得ない。Weinbergらは本療法に関する研究の発展と普及を目的としたホームページ（http://www.lipidrescue.org/）を開設し，この治療法をLipidRescue™（以下lipid rescue）と命名している。脂肪乳剤の至適な投与時期や投与量は必ずしも明らかではないが，Weinberg[179]の最新の総説に記載されている局所麻酔薬の全身毒性（local anesthetic systemic toxicity：LAST）に対する治療プロトコルを紹介する（表12）。

　このlipid rescueの臨床応用は良好な結果をもたらしたと報告されたものの，大多数の麻酔科医がこの治療法を速やかに受け入れたわけではない。Rosenblattらによる最初の症例報告を例に挙げれば，心肺蘇生における過程で不適切な点が指摘され[180]，先行投与された心血管作動薬の遅発効果とブピバカインの消失がもたらした結果とする解釈[181]などから，本療法に懐疑的な意見も表明された。実際，末梢神経ブロックを施行している全米135の医育機関を対象として2006年に報告されたアンケートの結果では，ブピバカインの心毒性に対して74%の施設が脂肪乳剤を「使用しないであろう」と回答し，「使用を考慮する」と回答した施設は26%に留まった[182]。しかし，末梢神経ブロックの施行頻度の多寡で施設を2群に分けると，

表12　局所麻酔薬の全身毒性（LAST*）に対する治療における推奨

- LASTの症状や徴候があるときには，LASTを増強させることが知られている低酸素血症やアシドーシスを防止するために，速やかに効果的な気道を確保することが不可欠である（Ⅰ；B）．
- 痙攣が起きた場合には，ベンゾジアゼピン系薬物を用いて速やかに停止させる必要がある．ベンゾジアゼピン系薬物を使用できない場合には，少量のプロポフォールあるいはチオペンタールを使用する．痙攣の治療を目的とした脂肪乳剤の早期投与に関する裏付けが，将来的に得られるかもしれない（Ⅰ；B）．
- プロポフォールは痙攣を停止させるが，大量投与は心機能をさらに低下させるので，心血管抑制の徴候がある場合には使用を避ける（Ⅲ；B）．ベンゾジアゼピン系薬物を投与しても，痙攣が遷延する場合には，アシドーシスと低酸素血症を最小限に留めるために，少量のスキサメトニウムあるいは類似した神経筋遮断薬の使用を考慮すべきである（Ⅰ；C）．
- 心停止に至った場合は，以下の点を変更したACLSの実施を推奨する．
  ○ アドレナリンを使用する場合，初回は少量投与（成人で10〜100μg）が望ましい（Ⅱa；C）．
  ○ バソプレシンの使用を推奨しない（Ⅱb；C）．
  ○ カルシウム拮抗薬とβ遮断薬の使用を避ける（Ⅲ；C）．
  ○ 心室性不整脈が発生した場合には，アミオダロンの使用が望ましい（Ⅱa；B）．局所麻酔薬（リドカインあるいはプロカインアミド）による治療を推奨しない（Ⅲ；C）．
- 脂肪乳剤による治療（Ⅱa；B）
  ○ LASTの最初の徴候を認めたら，気道を確保したのちに本剤の投与を考慮する．
  ○ 投与方法
    ■ 1.5 mL/kgの20%脂肪乳剤を単回投与．
    ■ 0.25 mL/kg/minの速度で注入し，循環動態の安定が得られたのちも，少なくとも10分間は継続．
    ■ 循環動態の安定が得られなければ，単回投与の追加や投与速度を0.5 mL/kg/minまで増加させることも考慮．
    ■ 初期投与の上限として，30分間で約10 mL/kgの脂肪乳剤の投与を推奨．
- プロポフォールは脂肪乳剤の代用にならない（Ⅲ；C）．
- 脂肪乳剤および昇圧薬による治療に反応しない場合は，体外循環の準備を急ぐ（Ⅱa；C）．体外循環の開始には相当の時間を要するので，LASTの症状が出現し，心血管虚脱が最初に確認された時点で，体外循環を実施できる最寄りの部門に連絡しておくのがよい．

おのおのの診療行為に関する推奨のクラスとエビデンスのレベルを（　）内に記載した．

＊：local anesthetic systemic toxicity
（Weinberg GL. Treatment of local anesthetic systemic toxicity（LAST）. Reg Anesth Pain Med 2010；35：188-93より改変引用）

「使用を考慮する」の回答が，頻度の高い施設では低頻度の施設に比して約4倍であった．
　一方，翌年の2007年8月に発表された英国・アイルランド麻酔学会（The Association of Anaesthetis of Great Britain & Ireland：AAGBI）の重症局所麻酔薬中毒に関するガイドライン（http://www.aagbi.org/publications/guidelines/docs/latoxicity07.pdf）では，本療法を採用した．心毒性を来す可能性のある投与量の局所麻酔薬を使用するすべての部署で，20%イントラリピッド®1,000 mLをただちに利用できる体制をとるよう勧告している．英国の66病院を対象とした追跡調査[183]によれば，上記のガイドラインが発表された時点では46%の施設のみでlipid rescueが採用されていたが，同年中には採用施設が86%に達した．この結果は，英国の麻酔科医の間で新技術が速やかに導入された希有な例と分析されている．

6）投与の実際における論点

　脂肪乳剤の実際の使用にあたっては，いくつかの悩ましい問題が残されている．

a. 治療対象となる局所麻酔薬

脂肪乳剤は如何なるアミド型局所麻酔薬にも解毒剤として作用する万能薬と理解すべきなのだろうか。高脂溶性のブピバカインやレボブピバカインのみならず，中等度のロピバカインや低脂溶性のメピバカインやリドカインなどの局所麻酔薬[172]が全身毒性をもたらした症例においても，脂肪乳剤が有用であったとする症例報告が散見されている[171]。2009年にJamatyら[171]は，ヒトおよび動物モデルにおける各種薬物の急性中毒に対する脂肪乳剤の治療効果をシステマティック・レビューに著した（コラム参照）。エビデンスの質は低く，内容の異質性がデータの集積を妨げていたが，局所麻酔薬としてはブピバカインのみに有用性があると判断されている。より最近になって，ラットの摘出灌流心を対象に，等力価のブピバカイン，ロピバカイン，メピバカインのいずれかの局所麻酔薬を用いて3群の心停止モデルを作成したのちに，脂肪乳剤で灌流した結果が報告されている[184]。脂肪乳剤はいずれの群においても心拍再開に要

Column 　　局麻薬じゃなくてもLipidRescue™

脂肪乳剤を用いた蘇生（LipidRrescue™ resuscitation）には麻酔領域に留まらない利用が期待されている。局所麻酔薬以外の脂溶性の高い薬物による急性中毒症状も対象とすべく，各種中毒モデルを用いた動物実験が行われ[i,ii]，臨床応用も報告されるようになった[i〜iv]。症例報告のほとんどすべてが，自殺企図などによる大量服薬症例である点は局所麻酔薬と異なっている。

Jamatyら[ii]は，局所麻酔薬以外の薬物も対象として，これまでに出版された基礎研究および症例報告と，教育サイト（http://www.lipidrescue.org）に寄せられた症例報告を含む74の文献から構成されたシステマティック・レビューを2010年に著した。この総説では，ベラパミルおよびクロルプロマジンと，ある種の三環系抗うつ薬およびβ遮断薬がもたらす急性中毒症状に対する脂肪乳剤の有用性を認めている。さらに，中毒患者にみられた死亡率の減少と，血行動態，心電図および神経学上の諸指標の改善といったエビデンスは，もっぱら動物実験の結果とヒトの症例報告に基づいており，その安全性は確立していないと結論している。

さらに最近では，ブチロフェノン系抗精神薬であるハロペリドール（セレネース®）[iii]あるいはセロトニン・ドパミン拮抗薬であるクエチアピン（セロクエル®）[iv]と選択的セロトニン阻害薬であるセルトラリン（ジェイゾフト®）[iv]の大量服薬症例に対する著効例が報告されている。わが国における商品名も併記したので留意しておきたい。

i) Cave G, Harvey M. Intravenous Lipid Emulsion as antidote beyond local anesthetic toxicity：a systematic review. Acad Emerg Med 2009；16：815-24.

ii) Jamaty C, Bailey B, Larocque A, et al. Lipid emulsions in the treatment of acute poisoning：A systematic review of human and animal studies. Clin Toxicol (Phila) 2010；48：1-27.

iii) Weinberg G, Di Gregorio G, Hiller D, et al. Reversal of haloperidol-induced cardiac arrest by using lipid emulsion. Ann Intern Med 2009；150：737-8.

iv) Finn SD, Uncles DR, Willers J, et al. Early treatment of a quetiapine and sertraline overdose with Intralipid. Anaesthesia 2009；64：191-4.

する時間を短縮しなかったが，心拍数およびRPPの回復に要した時間は，ブピバカイン群のみで短縮した。この結果は，前述のシステマティック・レビューの結論を支持しているが，AAGBIのガイドラインでは局所麻酔薬の種類は限定していない。

b. 投与時期

　AAGBIによる2007年のガイドラインでは，脂肪乳剤を用いた治療は標準的な蘇生法に代わるものではなく，あくまで併用療法の一環であり，最後の手段という位置づけであった。しかし，lipid rescueの普及に伴い，中枢神経症状や不整脈が出現した時点で使用を開始し，心停止への進展の防止を意図した使用が試みられるようになった[179,185]。ブピバカイン以外の局所麻酔薬中毒であっても中枢神経症状や不整脈の消失が報告されている[185]。蘇生の際に用いられた脂肪乳剤に関連する副作用は報告されていないものの，脂肪乳剤の急速大量輸注の安全性に関する詳細は不明である。中毒症の急速な増悪，あるいは心電図異常や心拍出量の低下などの心毒性症状は，脂肪乳剤を用いた早期治療を実施する根拠になると，Weinberg[179]は2010年の総説で述べている。

c. 投与量および投与方法

　"体重70 kgの患者であれば，20%イントラリピッド®100 mLを単回投与し，引き続いて10分間あたり200 mLの投与速度で継続する"のが概要である（表12）。この投与量・方法は，厳密な臨床試験によって決定されたものではなく，動物実験や臨床事例から決定されている。蘇生に成功した12症例における平均使用量は，最初の30分間で3.8 mL/kgと算出されており，AAGBIのガイドラインによる最大投与量よりも実際にはかなり少量で済んでいる[179]。本章で引用した最新のプロトコルでは，推奨上限量が30分間に10 mL/kgと新たに記載されている。

　単回注入後の持続投与を包含したプロトコルは，初期の動物実験において脂肪乳剤の投与により回復した血圧が再び低下する現象がしばしば観察されたための判断であった[179]。ラットの摘出心を用いたブピバカイン誘発心停止モデルに対して，イントラリピッド®含有液で灌流すると，濃度依存性にRPPは回復し，この現象は心筋細胞内の残留ブピバカイン濃度の低下と平行すること，さらにはイントラリピッド®がもたらす心機能の改善効果は経時的に低下することが最近報告された[186]。

　臨床からも，持続投与の重要性と危機管理体制の整備に関する示唆に富む報告がある[187]。33歳の女性（72 kg）に対してブピバカインを用いた腕神経叢ブロックの施行後に心停止を来し，20%イントラリピッド®500 mLの投与を含む蘇生治療が奏功し，血行動態の安定がいったんは得られた症例である。この症例では本剤の投与終了から約40分を経てから多源性心室性期外収縮や心室頻拍が出現したが，本剤のさらなる用意がなかったために，やむをえずアミオダロンで対処した。1,000 mLの20%イントラリピッド®の用意を，AAGBIのガイドラインが勧告していることは前述した。

d. 小児・妊婦への使用

生後44日の乳児と13歳の小児で本剤の投与が奏功した症例が報告されている[179]。帝王切開の麻酔時にも本剤が適用され，母児ともに順調に経過した症例も前述した[170]。小児および妊産婦に対しても，成人と同様に使用できるであろう。

e. 代替薬について

わが国では，イントラリピッド®は10％と20％製剤が製品化されているので注意したい，同効品（イントラリポス®，イントラファット®）も上市されている。抗痙攣効果を目的としたプロポフォールの使用は許容されるが，脂肪乳剤の代用とすることは循環抑制のために推奨されていない（プロポフォール製剤の基剤はイントラリピッド®の10％製剤に相当する）[188]。

7）その他の薬物を用いた蘇生法

ブピバカインがもたらす循環虚脱に対して，カテコラミンや脂肪乳剤以外の薬物による治療が検討の対象となっている。その一つは，インスリンをブドウ糖やカリウムとともに投与する方法であり，イヌのモデルでは有効性が示されている[189,190]。その機序として，心筋細胞のカリウムチャネルの活性化による再分極の促進や，筋小胞体におけるカルシウムイオンの輸送の増強などが考えられている。また，酸化的リン酸化反応のエネルギー基質を増加させ，ATP産生の促進を介して心筋におけるエネルギー代謝の改善を図るという機序も想定されている[191]。

ホスホジエステラーゼⅢ阻害薬の効果も検討されている[192,193]。セボフルラン麻酔下のイヌにブピバカインを持続注入して作成した低血圧モデルに対してミルリノンやオロプリノンを投与すると，左室の収縮能ならびに弛緩能の改善により心係数が増加し[192]，モルモットの心室乳頭筋を用いた電気生理学的検討では，ブピバカインによる活動電位持続や収縮力の減少をミルリノンは回復させた[193]。しかし，いずれのホスホジエステラーゼⅢ阻害薬も一定の効果は期待できるものの，循環虚脱時にはアドレナリンに代わる存在ではない。インスリンやホスホジエステラーゼⅢ阻害薬が，局所麻酔薬による循環虚脱に即効的に作用したとする症例報告はみられない。

ブピバカインの投与に引き続いて換気を停止させて作成したブタの心停止モデルを対象に，バソプレシンをアドレナリンと併用して心肺蘇生を行うと，プラセボを用いた群よりも蘇生の成功率は有意に高かったが，それぞれの薬物を単独で用いてもその成功率はプラセボ群との間に差はなかったと報告されている[194]。さらに，この併用療法は脂肪乳剤による治療よりも，心肺蘇生中の冠灌流圧は高く保たれ，蘇生の成功率も高かったとする結果が，ほぼ同一のモデルを用いた研究によって追加された[195]。これに対し，相反する結果がラットを対象に類似した研究を行ったWeinbergら[196]のグループから報告されている。血行動態（心拍数，RPPなど）や代謝上の諸指標（動脈血pH，動脈血乳酸値，静脈血酸素飽和度など）の変化からみる

と脂肪乳剤が優れていると結論されており，収縮期血圧は必ずしも適切な評価基準ではないとしている．こうした結果の乖離は，ブピバカインの投与量の多寡，低酸素血症の併存の有無，評価項目の違いなどの影響によるものとWeinbergは推測している[179]．

おわりに

局所麻酔薬の副作用を論じるには，全身毒性のみならず局所毒性も考慮する必要がある．脊髄くも膜下麻酔によるtransient neurogic syndromeは近年関心を集めた．筋毒性という局所毒性も指摘されている[197]．添加剤を含めたアレルギー反応も軽視できない．本章では，専ら筆者の興味によって話題を選択し，わが国で臨床使用可能な薬剤に記述を限定した．近年，超音波ガイド下の末梢神経ブロックが急速に普及しつつあるが，この補助手段が局所麻酔薬の全身毒性からの安全性を担保するわけではない．超音波ガイド下に神経刺激装置を併用しても，痙攣[198,199]や心停止[157]は発生している．局所麻酔薬中毒に対する予防が重要なことは論を待たないが，全身毒性に対する確実な予防法はないのが現状である．局所麻酔薬の全身毒性への対応策を各自が心得えると同時に，施設としての体制整備が重要である．

文 献

1) Urwin SC, Parker MJ, Griffiths R. General versus regional anaesthesia for hip fracture surgery：A meta-analysis of randomized trials. Br J Anaesth 2000；84：450-5.
2) Rigg JR, Jamrozik K, Myles PS, et al. Epidural anaesthesia and analgesia and outcome of major surgery：A randomized trial. Lancet 2002；359：1276-82.
3) Gulur P, Nishimori M, Ballantyne J. Regional anaesthesia versus general anaesthseia, morbidity and mortality. Best Pract Res Clin Anaesthesiol 2006；20：249-63.
4) Strichartz GR, Berde CB. Local anesthetics. In：Miller RD, editor. Miller's anesthesia. 6th ed. Philadelphia：Elsevier Churchill Livingston；2005. p.573-603.
5) Rosenberg PH, Veering BT, Urmey WF. Maximum recommended dose of local anesthesia：A multifactorial concept. Reg Anesth Pain Med 2004；29：564-75.
6) Kucera IJ, Lambert TJ, Klein JA, et al. Liposuction：Contemporary issues for the anesthesiologist. J Clin Anesth 2006；18：379-87.
7) Ostad A, Kageyama N, Moy RL. Tumescent anesthesia with lidocaine dose of 55 mg/kg is safe for liposuction. Dermatol Surg 1996；22：921-7.
8) Mahli A, Coskun D, Akcali T. Aetiology of convulsion due to stellate ganglion block：A review and report of two cases. Eur J Anaesthesiol 2002；19：376-80.
9) Scott DB. "Maximum recommended doses" of local anesthetic drugs. Br J Anaesth 1989；63：373-4.
10) Heavner JE. Let's abondan blanket maximum recommended dose of local anesthetics. Reg Anesth Pain Med 2004；29：524.
11) Mather LE, Cousins MJ. Local anesthetics and their current clinical use. Drugs 1979；18：185-202.
12) Mulroy MF. Systemic toxicity and cardiotoxicity from local anesthetics：Incidence and preventive measures. Reg Anesth Pain Med 2002；27：556-61.
13) Mather LE, Copeland SE, Ladd LA. Acute toxicity of local anesthetics：Underlying pharmacokinetic and pharmacodynamic concepts. Reg Anesth Pain Med 2005；30：

553-66.
14) Buckenmaier CC 3rd, Blleckner LL. Anesthetic agents for advanced regional anaesthesia : A north american perspective. Drugs 2005 ; 65 : 745-59.
15) Bernards CM, Carpenter RL, Rupp SM, et al. Effect of midazolam and diazepam premedication on central nervous system and cardiovascular toxicity of bupivacaine in pigs. Anesthesiology 1989 ; 70 : 318-23.
16) Mulroy MF, Norris MC, Liu SS. Safety steps for epidural injection of local anesthetics : Review of literature and recommendations. Anesth Analg 1997 ; 85 : 1346-56.
17) Bell DN, Leslie K. Detection of intravascular epidural catheter placement : A review. Anaesth Intensive Care 2007 ; 35 : 335-41.
18) Michael S, Richmond MN, Birks RJ. A comparison between open-end (single hole) and closed-end (three lateral holes) epidural catheters. Complications and quality of sensory blockade. Anaesthesia 1989 ; 44 : 578-80.
19) Morrison LM, Buchan AS. Comparison of complications associated with single-holed and multi-holed extradural catheters. Br J Anaesth 1990 ; 64 : 183-5.
20) Dickson MAS, Moores C, McClure JH. Comparison of single, vend holed and multi-orifice extradural catheters when used for continuous infusion of local anesthetic during labour. Br J Anaesth 1997 ; 79 : 297-300.
21) Banwell BR, Morley-Forster P, Krause R. Decreased incidence of complications in parurients with the Arrow (Flex tip plus) epidural catheter. Can J Anaesth 1998 ; 45 : 370-2.
22) Jaime F, Mandell GL, Vallejo MC, et al. Uniport soft-tip, open-ended catheters versus multiport firm-tipped close-ended catheters for epidural labor analgesia : A quality assurance study. J Clin Anesth 2000 ; 12 : 89-93.
23) D'Angelo R, Foss ML, Livesay CH. A comparison of multiport and uniport epidural catheters in laboring patients. Anesth Analg 1997 ; 84 : 1276-9.
24) Segal S, Eappen S, Datta S. Superiority of multi-orifice over single-orifice epidural catheters for labous analgesia and cesarean delivery. J Clin Anesth 1997 ; 9 : 109-12.
25) Norris MC, Ferrenbach D, Dalman H, et al. Does epinephrine improve the diagnostic accuracy of aspiration during labor epidural analgesia ? Anesth Analg 1999 ; 88 : 1073-6.
26) Beck H, Brassow F, Doehn M, et al. Epidural catheters of the multi-orifice type : Dangers and complications. Acta Anaestheol Scand 1986 ; 30 : 549-55.
27) Charlton GA, Lawes EG. The effect of micropore filters on the aspiration test in epidural analgesia. Anaesthesia 1991 ; 46 : 573-5.
28) Moore DC, Batra MS. The components of an effective test dose prior to epidural block. Anesthesiology 1981 ; 55 : 693-6.
29) Guay J. The epidural test dose : A review. Anesth Analg 2006 ; 102 : 921-9.
30) Tanaka K, Watanabe R, Harada T, et al. Extensive application of epidural anesthesia and analgesia in a university hospital : Incidence of complications related to technique. Reg Anesth 1993 ; 18 : 34-8.
31) Brown DL, Ransom DM, Hall JA, et al. Regional anesthesia and local anesthetic-induced systemic toxicity : Seizure frequency and accompanying cardiovascular changes. Anesth Analg 1995 ; 81 : 321-8.
32) Tanaka M, Nishikawa T. A comparative study of hemodynamic and T-wave criteria for detecting intravascular injection of the test dose (epinephrine) in sevoflurane-

anesthetized adults. Anesth Analg 1999 ; 89 : 32-6.
33) Tanaka M, Nishikawa T. Evaluating T-wave amplitude as guide for detecting intravascular injection of a test dose in anesthetized children. Anesth Analg 1999 ; 88 : 754-8.
34) Tanaka K, Nishikawa T. T-wave amplitude as an indicator for detecting intravascular injection of epinephrine test dose in awake and anesthetized elderly patient. Anesth Analg 2001 ; 93 : 1332-7.
35) Tanaka M, Goyagi T, Kimura T, et al. The efficacy of hemodynamic and T wave criteria for detecting intravascular injection of epinephrine test doses in anesthetized adults : A dose-response study. Anesth Analg 2000 ; 91 : 1196-202.
36) Takahashi S, Tanaka M, Toyooka H. The efficacy and T-wave criteria for detecting intravascular injection of epinephrine test dose in propofol-anesthetized adults. Anesth Analg 2002 ; 94 : 717-22.
37) Ogasawara K, Tanaka M, Nishikawa T. Choice of electrocardiography lead does not affect the usefulness of T-wave criterion for detecting intravascular injection of epinephrine test dose in anesthetized children. Anesth Analg 2003 ; 97 : 372-6.
38) Leighton BL, DeSimone CA, Norris MC, et al. Isoproterenol is an effective marker of intravenous injection in labouring woman. Anesthesiology 1989 ; 71 : 206-9.
39) Perillo M, Sethna NF, Berde CB. Intravenous isoproterenol as a marker for epidural test-dosing in children. Anesth Analg 1993 ; 76 : 178-81.
40) Kozek-Langeneckers, Chiari A, Semsroth M. Simulation of an epidural test dose with intravenous isoproterenol in awake and in halothane-anesthetized children. Anesthesiology 1996 ; 85 : 277-80.
41) Tanaka M. Epidural test dose : Isoproterenol is a reliable marker for intravascular injection in anethetized adults. Anesth Analg 1996 ; 82 : 1056-9.
42) Cherala SR, Mehta D, Greene R. Ephedrine as a marker of intravascular injection in labouring parturients. Reg Anesth 1990 ; 15 : 15-8.
43) Colonna-Romano P, Lingaraju N, Braitman LE. Epidural test dose : Lidocaine 100mg, not chloroprocaine, is a symptomatic marker of iv injection in labouring parturients. Can J Anaesth 1993 ; 40 : 714-7.
44) Morris GF, Gore-Hickman W, Lang SA, et al. Can parturients distinguish between intravenous and epidural fentanyl ? Can J Anaesth 1994 ; 41 : 667-72.
45) Popitz-Bergez F, Datta S, Ostheimer GW. Intravascular epinephrine may not increase heart rate in patients receiving metoprolol. Anesthesiology 1988 ; 68 : 815-6.
46) Guinard JP, Mulroy MF, Carpenter RL, et al. Test doses : Optimal epinephrine content with and without acute beta-adrenergic blockade. Anesthesiology 1990 ; 73 : 386-92.
47) Li BH, Bradshaw P 3rd. Intravascularly administered epinephrine, injected inadvertently as part of an epidural test dose, failed to elicit tachycardia in a patient using timolol eye drops. Anesth Analg 2007 ; 104 : 1308-9.
48) Schoenwald PK, Whalley DG, Schluchter MD, et al. The hemodynamic response to an intravenous test dose in vascular surgical patients. Anesth Analg 1995 ; 80 : 864-8.
49) Guinard JP, Mulroy MF, Carpenter RL. Aging reduces the reliability of epinephrine test dose. Reg Anesth 1995 ; 20 : 193-8.
50) Tanaka M, Nishikawa T. Aging reduces the efficacy of the stimulated epidural test dose in anesthetized adults. Anesth Analg 2000 ; 91 : 657-61.

51) Sethna NF, Sullivan L, Retik A. Efficacy of simulated epinephrine-containing epidural test dose after intravenous atropine during isoflurane anesthesia in children. Reg Anesth Pain Med 2000 ; 25 : 566-72.
52) Desparment J, Mateo J, Ecoffey C, et al. Efficacy of an epidural test dose in children anesthetized with halothane. Anesthesiology 1990 ; 72 : 249-51.
53) Kozek-Langenecker SA, Marhofer P, Jonas K, et al. Cardiovascular criteria for epidural test dosing in sevoflurane-and halothane-anesthetized children. Anesth Analg 2000 ; 90 : 579-83.
54) Liu SS, Carpenter RL. Hemodynamic response to intravascular injection of epinephrine-containing epidural test dose in adults during general anesthesia. Anesthesiology 1996 ; 84 : 81-7.
55) Liu SS, Stevens RA, Vasquez J, et al. The efficacy of epinephrine test doses during spinal anesthesia in volunteers : Implications for combined spinal-epidural anesthesia. Anesth Analg 1997 ; 84 : 780-3.
56) Birnbach DJ, Chestnut DH. The epidural test dose in obstetric patients : Has it outlived its usefulness ? Anesth Analg 1999 ; 88 : 971-2.
57) Albright GA. Epinephrine should be used with the therapeutic dose of bupivacaine in obstetrics. Anesthesiology 1984 ; 61 : 217-9.
58) Hood DD, Dewan DM, James FM. Maternal and fetal effects of epinephrine in gravid ewes. Anesthesiology 1986 ; 64 : 610-3.
59) Robinson DA. Epinephrine should not be used with local anesthetics with local anesthetics for epidural anesthesia in pre-eclampsia. Anesthesiology 1987 ; 66 : 577-9.
60) Leighton BL, Norris MC, Sosis M, et al. Limitation of epinephrine as a marker of intravascular injection in laboring woman. Anesthesiology 1987 ; 66 : 688-91.
61) Colonna-Romano P, Nagaraj L. Test to evaluate intravenous placement of epidural catheters in laboring woman : A prospective clinical study. Anesth Analg 1998 ; 86 : 985-8.
62) Norris MC, Fogel ST, Dalman H, et al. Labor epidural analgesia without an intravascular "test dose". Anesthesiology 1998 ; 88 : 1495-501.
63) Gaiser RR. The epinephrine test dose in obstetric anesthesia : It is not obsolete. J Clin Anesth 2003 ; 15 : 474-7.
64) Chadwick HS. An analysis of obstetric anesthesia cases from the american society of anesthesiologists close claims project data base. Int J Obstet Anesth 1996 ; 5 : 258-63.
65) Leighton BL, Norris MC, DeSimone CA, et al. The air test as a clinically useful indicator of intravenously placed epidural catheters. Anesthesiology 1990 ; 73 : 610-3.
66) Leighton BL, Topkis WG, Gross JB, et al. Multiple epidural catheters. Does the air test work ? Anesthesiology 2000 ; 92 : 1617-20.
67) Wu FL, Razzaghi A, Souney PF. Seizure after lidocaine for bronchoscopy : Case report and review of the use of lidocaine in airway anesthesia. Pharmacotherapy 1993 ; 13 : 72-8.
68) Costello TG, Cormack JR, Hoy C, et al. Plasma ropivacaine levels following scalp block for awake craniotomy. J Neurosurg Anesthesiol 2004 ; 16 : 147-50.
69) Audu PB, Wilkerson C, Bartkowski R. Plasma ropivacaine levels during awake intracranial surgery. J Neurosurg Anesthesiol 2005 ; 17 : 153-5.
70) Pode D, Zylber-Katz E, Shapiro A. Intravesical lidocaine : Topical anesthesia for blad-

drer mucosasl biopsies. J Uro 1992 ; 148 : 795-6.
71) Thrasher JB, Kreder KJ, Peterson NE, et al. Lidocaine as topical anesthesia for bladder mapping and cold-biopsies. J Urol 1993 ; 150 : 335-6.
72) Faccenda KA, Finucane BT. Complication of regional anesthesia. Incidence and prevention. Drugs Saf 2001 ; 24 : 413-42.
73) Rosenberg PH, Scheinin BM, Lapäntalo MJ, et al. Continuous intrapleural infusion of bupivacaine for analgesia after thoracotomy. Anesthesiology 1987 ; 67 : 811-3.
74) Gin T, Chan K, Kan AF, et al. Effect of adrenalin on venous plasma concentration of bupivacaine after intrapleural administration. Br J Anaesth 1990 ; 64 : 662-6.
75) Kurokawa K, Mimori Y, Tanaka E, et al. Age-related changes in peripheral nerve conduction : Compound muscle action potential duration and dispersion. Gerontology 1999 ; 45 : 168-73.
76) Knox CA, Kokmen E, Dyck PJ. Morphometric alteration of rat myelinated fibers with aging. J Neuropathol Exp Neurol 1989 ; 48 : 119-39.
77) Igarashi T, Hirabayashi Y, Shimizu R, et al. The lumber extradural structure changes with increasing age. Br J Anaesth 1997 ; 78 : 149-52.
78) McNamara PJ, Alcorn J. Protein binding predictions in infants. AAPS PharmSci 2002 ; 4 : E4.
79) Hansen TG, Ilett KF, Reid C, et al. Caudal ropivacaine in infants. : Population pharmacokinetics and plasma concentration. Anesthesiology 2001 ; 94 : 579-84.
80) Thomson PD, Melmon KL, Richardson JA, et al. Lidocaine pharmacokinetics in advanced heart failure, liver disease, and renal failure in humans. Ann Intern Med 1973 ; 78 : 499-508.
81) Collinworth WA, Strong JM, Atkinson AJ Jr, et al. Pharmacokinetics and metabolism of lidocaine in patients with renal failure. Clin Pharmaocol Ther 1975 ; 18 : 59-64.
82) Pere P, Salonen M, Jokinen M, et al. Pharmacokinetics of ropivacaine in uremic and nonuremic patients after axillary brachial plexus block. Anesth Analg 2003 ; 96 : 563-9.
83) Jokinen MJ. The pharmacokinetics of ropivacaine in hepatic and renal insufficiency. Best Pract Res Clin Anaesthesiol 2005 ; 19 : 269-74.
84) Jokinen MJ, Neuvonen PJ, Lindgren L, et al. Pharmacokinetics of ropivacaine in patients with chronic end-stage liver disease. Anesthesiology 2007 ; 106 : 43-55.
85) Toyoda Y, Kubota Y, Kubota H, et al. Prevention of hypokalemia during axillary nerve block with 1% lidocaine and epinephrine 1 : 100,000. Anesthesiology 1988 ; 68 : 109-12.
86) Flanagan HL, Datta S, Lambert DH, et al. Effect of pregnancy on bupivacaine-induced conduction blockade in the isolated rabbit vagus nerve. Anesth Analg 1987 ; 66 : 123-6.
87) Butterworth JF, Walker FO, Lysak SZ. Pregnancy increases median nerve susceptibility to lidocaine. Anesthesiology 1990 ; 72 : 962-5.
88) Noble DW, Smith KJ, Dundas CR. Effects of H-2 antagonists on the elimination of bupivacaine. Br J Anaesth 1987 ; 59 : 735-7.
89) Bowdle TA, Freund PR, Slattery JT. Propranolol reduces bupivacaine clearance. Anesthesiology 1987 ; 66 : 36-8.
90) Palkama VJ, Neuvonen PJ, Olkkola KT. Effect of itraconazole on the pharmacokinetics of bupivacaine enantiomers in healthy volunteers. Br J Anaesth 1999 ; 83 : 659-

61.

91) Oda Y, Furuuchi K, Tanaka K, et al. Metabolism of a new local anesthetic, ropivacaine, by human hepatic cytochrome P450. Anesthesiology 1995 ; 82 : 214-20.

92) Arlander E, Ekström G, Alm C, et al. Metabolism of ropivacaine in humans is mediated by CYPlA2 and to a minor extent by CYP3A4 : An interaction study with fluvoxamine and ketoconazole as in vivo inhibitors. Clin Pharmacol Ther 1998 ; 64 : 484-91.

93) Niemi G. Advantages and disadvantages of adrenaline in regional anaesthesia. Best Pract Res Clin Anaesthesiol 2005 ; 19 : 229-45.

94) Scott DB, Jebson PJ, Braid B, et al. Factor affecting plasma levels of lignocaine and prilocaine. Br J Anaesth 1972 ; 44 : 1040-9.

95) Murphy TM, Mather LE, Stanton-Hicks M, et al. The effects of adding adrenaline to etidocaine and lignocaine in extradural anaesthesia I : Block characteristics and cardiovascular effects. Br J Anaesth 1976 ; 48 : 893-8.

96) Mather LE, Tucker GT, Murphy TM, et al. The effects of adding adrenaline to etidocaine and lignocaine in extradural anaesthesia II : Pharmacokinetics. Br J Anaesth 1976 ; 48 : 989-94.

97) Laishley RS, Morgan BM. A single dose epidural technique for caesarean section. A comparison between 0.5% bupivacaine plain and 0.5% bupivacaine with adrenaline. Anaesthesia 1988 ; 43 : 100-3.

98) Laishley RS, Morgan BM, Reynolds F. Effect of adrenaline on extradural anaesthesia and plasma bupivacaine concentrations during caesarean section. Br J Anaesth 1988 ; 60 : 180-6.

99) Niemi G, Breivik H. Adrenaline markedly improves thoracic epidural analgesia produced by a low-dose infusion of bupivacaine, fentanyl and adrenaline after major surgery. A randomised, double-blind, cross-over study with and without adrenaline. Acta Anaesthesiol Scand 1998 ; 42 : 897-909.

100) Sakaguchi Y, Sakura S, Shinzawa M, et al. Does adrenaline improve epidural bupivacaine and fentanyl analgesia after abdominal surgery ? Anaesth Intensive Care 2000 ; 28 : 522-6.

101) Sinclair CJ, Scott DB. Comparison of bupivacaine and etidocaine in extradural blockade. Br J Anaesth 1984 ; 56 : 147-53.

102) Waters HR, Rosen N, Perkins DH. Extradural blockade with bupivacaine : A double blind trial of bupivacaine with adrenalin 1/200,000, and bupivacaine plain. Br J Anaesth 1970 ; 25 : 184-91.

103) Abboud TK, Sheik-ol-Eslam A, Yanagi T, et al. Safety and efficacy of epinephrine added to bupivacaine for lumbar epidural analgesia in obstetrics. Anesth Analg 1985 ; 64 : 585-91.

104) Burn AG, van Kleef JW, Gladines MP, et al. Epidural anesthesia with lidocaine and bupivacaine : Effects of epinephrine on plasma concentration profiles. Anesth Analg 1986 ; 65 : 1281-4.

105) Reynolds F, Taylor G. Plasma concentrations of bupivacaine during continuous epidural analgesia in labour : The effect of adrenaline. Br J Anaesth 1971 ; 43 : 436-40.

106) Okutomi T, Mochizuki J, Amano K, et al. Effect of epidural epinephrine infusion with bupivacaine on labor pain and mother-fetus outcome in humans. Reg Anesth Pain Med 2000 ; 25 : 228-34.

107) Reynolds F, Hargrove RI, Wyman JB. Maternal and foetal plasma concentrations of bupivacaine after epidural block. Br J Anaesth 1973 ; 45 : 1049-53.
108) Hansen TG, Morton NS, Cullen PM, et al. Plasma concentration and pharmacokinetics of bupivacaine with or without adrenalin following caudal anaesthesia in infants. Acta Anaesthesiol Scand 2001 ; 45 : 42-7.
109) Gin T, Chan K, Kan AF, et al. Effect of adrenalin on venous plasma concentrations of bupivacaine after interpleural administration. Br J Anaesth 1990 ; 64 : 662-6.
110) Aguilar JL, Montes A, Montero A. Plasma bupivacaine levels after pleural block : The effect of epinephrine after unilateral or bilateral bupivacaine administration. Reg Anesth 1992 ; 17 : 99-101.
111) Akerman B, Hellberg IB, Trossvik C, et al. Primary evaluation of the local anaesthetic properties of the amino amide agent ropivacaine (LEA 103). Acta Anaesthesiol Scand 1988 ; 32 : 571-8.
112) Cederholm I, Evers H, Löfström JB. Skin blood flow after intradermal injection of ropivacaine in various concentrations with and without epinephrine evaluated by laser Doppler flowmetry. Reg Anesth 1992 ; 17 : 322-8.
113) Gherardini G, Samuelson U, Jernbeck J, et al. Comparison of vascular effects of ropivacaine and lidocaine on isolated rings of human arteries. Acta Anaesthesiol Scand 1995 ; 39 : 765-8.
114) Dahl JB, Simonsen L, Mogensen T, et al. The effect of 0.5% ropivacaine on epidural blood flow. Acta Anaesthesiol Scand 1990 ; 34 : 308-10.
115) Hurly RJ, Feldman HS, Latka C, et al. The effects of epinephrine on the anesthetic and hemodynamic properties of ropivacaine and bupivacaine after epidural administration in the dog. Reg Anesth 1991 ; 16 : 303-8.
116) Nolte H, Fruhstorfer H, Edström HH. Local anesthetic efficacy of ropivacaine (LEA 103) in ulnar nerve block. Reg Anesth 1990 ; 15 : 118-24.
117) Hickey R, Blanchard J, Hoffman J, et al. Plasma concentrations of ropivacaine given with or without epinephrine for brachial plexus block. Can J Anaesth 1990 ; 37 : 878-82.
118) Cederholm I, Anskär S, Bengtsson M. Sensory, motor, and sympathetic block during epidural analgesia with 0.5% and 0.75% ropivacaine with and without epinephrine. Reg Anesth 1994 ; 19 : 18-33.
119) Cederholm I, Akerman B, Evers H. Local analgesic and vascular effects of intradermal ropivacaine and bupivacaine in various concentrations with and without addition of adrenaline in man. Acta Anaesthesiol Scand 1994 ; 38 : 322-7.
120) Weber A, Fournier R, Van Gessel E, et al. Epinephrine does not prolong the analgesia of 20 mL ropivacaine 0.5% or 0.2% in a femoral three-in-one block. Anesth Analg 2001 ; 93 : 1327-31.
121) Leonard SA, Flynn R, Kelleher N, et al. Addition of epinephrine to epidural ropivacaine during labour-effects on onset and duration of action, effeicacy, and systemic absorption of ropivacaine. Int J Obstet Anesth 2002 ; 11 : 180-4.
122) Kokki H, Russkanen A, Karvinen M. Comparison of epidural pain treatment with sufentanil-ropivacaine infusion with and without epinephrine in children. Acta Anaesthesiol Scand 2002 ; 46 : 647-53.
123) Niemi G, Breivik H. Epinephrine markedly improves thoracic epidural analgesia produced by a small-dose infusion of ropivacaine, fentanyl, and epinephrine after major

thoracic or abdominal surgery : A randomized, double-blinded crossover study with and without epinephrine. Anesth Analg 2002 ; 94 : 1598-605.

124) Lee BB, Ngan Kee WD, Plummer JL, et al. The effect of the addition of epinephrine on early systemic absorption of epidural ropivacaine in humans. Anesth Analg 2002 ; 95 : 1402-7.

125) Van Obbergh LJ, Roelants FA, Veyekemans F. In children, the addition of epinephrine modifies the pharmacokinetics of ropivacaine injected caudally. Can J Anesth 2003 ; 50 : 593-8.

126) Förster JG, Niemi TT, Aromaa U, et al. Epinephrine added to a lumbar epidural infusion of a small-dose ropivacaine-fentanyl mixture after arterial bypass surgery of the lower extremities. Acta Anaesthesiol Scand 2003 ; 47 : 1106-13.

127) Kamakar MK, Ho AM, Law BK, et al. Arterial and venous pharmacokinetics of ropivacaine with and without epinephrine after thoracic paravertebral block. Anesthesiology 2005 ; 103 : 704-11.

128) Förster JG, Lumme HM, Palkama VJ, et al. Epinephrine 4 microg/mL added to a low-dose mixture of ropivacaine and fentanyl for lumbar epidural analgesia after total knee arthroplasty. Anesth Analg 2008 ; 106 : 301-4.

129) Ratajczak-Enselme M, Estebe JP, Rose FX, et al. Effect of epinephrine on epidural, intrathecal, and plasma pharmacokinetics of ropivacaine and bupivacaine in sheep. Br J Anaesth 2007 ; 99 : 881-90.

130) Albright GA. Cardiac arrest following regional anesthesia with etidocaine or bupivacaine Anesthesiology 1979 ; 51 : 285-7.

131) Reiz S, Nath S. Cardiotoxicity of local anaesthetic agents. Br J Anaesth 1986 ; 58 : 736-46.

132) Tsai MH, Tseng CK, Wong KC. Successful resuscitation of a bupivacaine-induced cardiac arrest using cardiopulmonary bypass and mitral valve replacement. J Cardiothorac Anesth 1987 ; 1 : 454-6.

133) Long WB, Rosenblum S, Grady IP. Successful resuscitation of bupivacaine-induced cardiac arrest using cardiopulmonary bypass. Anesth Analg 1989 ; 69 : 403-6.

134) Soltesz EG, van Pelt F, Byrne JG. Emergent cardiopulmonary bypass for bupivacaine cardiotoxicity. J Cardiothorac Vasc Anesth 2003 ; 17 : 357-8.

135) McClellan KJ, Faulds D. Ropivacaine. An update of its use in regional anesthesia. Drugs 2000 ; 60 : 1065-93.

136) Cox B, Deuriux ME, Marcus MA. Toxicity of local anesthetics. Best Pract Res Clin Anaesthesiol 2003 ; 17 : 111-36.

137) Scott DB, Lee A, Fagan D, et al. Acute toxicity of ropivacaine with that of bupivacaine. Anesth Analg 1989 ; 69 : 563-9.

138) Knudsen K, Suurkula MB, Blomberg S, et al. Central nervous and cardiovascular effects of i.v. infusion of ropivacaine, bupivacaine and placebo in volunteers. Br J Anaesth 1997 ; 78 : 507-14.

139) Feldman HS, Arthur GR, Pitkanen M, et al. Treatment of acute systemic toxicity after the rapid intravenous injection of ropivacaine and bupivacaine in the conscious dog. Anesth Analg 1991 ; 73 : 373-84.

140) Groban L, Deal DD, Vernon JC, et al. Cardiac resuscitation after incremental overdosage with lidocaine, bupivacaine, levobupivacaine, and ropivacaine in anesthetized dogs. Anesth Analg 2001 ; 92 : 37-43.

141) Ohmura S, Kawada M, Ohta T, et al. Systemic toxicity and resuscitation in bupivacaine-, levobupivacaine-, or ropivacaine-infused rats. Anesth Analg 2001 ; 93 : 743-8.
142) Columbo MO, Lyons G. Determination of the minimum local anesthetic concentration of epidural bupivacaine and lidocaine in labor. Anesth Analg 1995 ; 81 : 833-7.
143) Polley LS, Columb MO, Naughton NN, et al. Relative analgesic potencies of ropivacaine and bupivacaie for epidural analgersia in labor : Implications for therapeutic indexes. Anesthesiology 1999 ; 90 : 944-50.
144) Capogna G, Celleno D, Fusco P, et al. Relative potencies of bupivacaine and ropivacaine for analgesia in labour. Br J Anaesth 1999 ; 82 : 371-3.
145) Casati A, Fanelli G, Magistris L, et al. Minimum local anesthetic volume blocking the femoral nerve in 50% of cases : A double-blinded comparison between 0.5% ropivacaine and 0.5% bupivacaine. Anesth Analg 2001 ; 92 : 205-8.
146) Dony P, Dewinde V, Vanderickb B, et al. The comparative toxicity of ropivacaine and bupivacaaine at equipotent dose in rat. Anesth Analg 2000 ; 91 : 1489-92.
147) Graf BM, Zausig Y, Zink W. Current status and clinical relevance of studies of minimum local-anaesthetic concentration (MLAC). Curr Opin Anaesthesiol 2005 ; 18 : 241-5.
148) Klein SM, Pierce T, Rubin Y, et al. Successful resuscitation after ropivacaine-induced ventricular fibrillation. Anesth Analg 2003 ; 97 : 901-3.
149) Reinikainen M, Hedman A, Pelkonen O, et al. Cardiac arrest after interscalene brachial plexus block with ropivacaine and lidocaine. Acta Anaesthesiol Scand 2003 ; 47 : 904-6.
150) Chazalon P, Tourtier JP, Villevielle T, et al. Ropivacaine-induced cardiac arrest after peripheral nerve block : successful resuscitation. Anesthesiology 2003 ; 99 : 1449-51.
151) Huet O, Eyrolle LJ, Mazoit JX, et al. Cardiac arrest after injection of ropivacaine for posterior lumber plexus blockade. Anesthesiology 2003 ; 99 : 1451-3.
152) Gielen M, Slappendel R, Jack N, et al. Successful defibrillation immediately after the intravascular injection of ropivacaine. Can J Anesth 2005 ; 52 : 490-2.
153) Khoo LP, Corbett AR. Successful resuscitation of an ASA 3 patient following ropivacaine-indced cardiac arrest. Anaesth Intensive Care 2006 ; 34 : 804-7.
154) Litz RJ, Popp M, Stehr SN, et al. Successful resuscitation of a patient with ropivacaine-induced asystole after axillary plexus block using lipid infusion. Anaesthesia 2006 ; 61 : 800-1.
155) Yoshida M, Matsuda H, Fukuda I, et al. Sudden cardiac arrest during cesarean section due to epidural anesthesia using ropivacaine : A case report. Arch Gynecol Obstet 2008 ; 277 : 91-4.
156) Sonsino DH, Fischler M. Immediate intravenous lipid infusion in successful resuscitation of ropivacaine-induced cardiac arrest after infraclavicular brachial plexus block. Reg Anaesth Pain Med 2009 ; 34 : 276-7.
157) Gnaho A, Eyrieux S, Gentili M. Cardiac arrest during an ultrasound-guided sciatic nerve block combined with nerve stimulation. Reg Anesth Pain Med 2009 ; 34 : 278-9.
158) Morishima HO, Pederson H, Finster M, et al. Bupivacaine toxicity in pregnant and nonpregnant ewes. Anesthesiology 1985 ; 63 : 134-9.
159) Santos AC, Arthur GR, Pederson H, et al. Systemic toxicity of ropivacaine during

ovine pregnancy. Anesthesiology 1991 ; 75 : 137-41.
160) Santos AC, Arthur GR, Wlody D, et al. Comparative systemic toxicity of ropivacaine and bupivacaine in nonpregnant and pregnant ewes. Anesthesiology 1995 ; 82 : 734-40.
161) Burke D, Joypaul V, Thomson MF, et al. Circumcision supplemented by dorsal penile nerve block with 0.75% ropivacaine : a complication. Reg Anesth Pain Med 2000 ; 25 : 424-7.
162) Weinberg G. Lipid rescue resuscitation from local anaesthetic cardiac toxicity. Toxicol Rev 2006 ; 25 : 139-45.
163) Weinberg GL, Laurito CL, Geldner P, et al. Malignant ventricular dysrhythmias in a patient with isovaleric acidemia receiving general and local anesthesia for suction lipectomy. J Clin Anesth 1997 ; 9 : 668-70.
164) Weinberg GL, Palmer JW, VadeBoncouer TR, et al. Bupivacaine inhibits acylcarnitine exchange in cardiac mitochondria. Anesthesiology 2000 ; 92 : 523-8.
165) Weinberg GL, VadeBoncouer T, Ramaraju GA, et al. Pretreatment or resuscitation with a lipid infusion shift the dose-response to bupivacaine-induced asystole in rats. Anesthesiology 1998 ; 88 : 1071-5.
166) Weinberg G, Ripper R, Feinstein DL, et al. Lipid emulsion infusion rescues dogs from bupivacaine-induced cardiac toxicity. Reg Anesth Pain Med 2003 ; 28 : 198-202.
167) Weinberg GL, Ripper R, Murphy P, et al. Lipid infusion accelerates removal of bupivacaine and recovery from bupivacaine toxicity in the isolated rat heart. Reg Anesth Pain Med 2006 ; 31 : 296-303.
168) Rosenblatt MA, Abel M, Fischer GW, et al. Successful use of a 20% lipid emulsion to resuscitate a patient after a presumed bupivacaine-related cardiac arrest. Anesthesiology 2006 ; 105 : 217-8.
169) Litz RJ, Ropp M, Stehr SN, et al. Successful resuscitation of a patient with ropivacaine-induced asystole after axillary plexus block using lipid infusion. Anaesthesia 2006 ; 61 : 800-1.
170) Spence AG. Lipid reversal of central nervous system symptoms of bupivacaine toxicity. Anesthesiology 2007 ; 107 : 516-7.
171) Jamaty C, Bailey B, Larocque A, et al. Lipid emulsions in the treatment of acute poisoning : A systematic review of human and animal studies. Clin Toxicol (Phila) 2010 ; 48 : 1-27.
172) Strichartz GR, Sanchez V, Arthur GR, et al. Fundamental properties of local anesthetics. II. Measured octanol : buffer partition coefficients and pKa values of clinically used drugs. Anesth Analg 1990 ; 71 : 158-70.
173) Collins-Nakai RL, Noseworthy D, Lapaschunk GD, et al. Epinephrine increases ATP production in hearts by preswerently increasing glucose metabolism, Am J Physiol 1994 ; 267 : H1862-71.
174) Eledjam JJ, de La Coussaye JE, Brugada J, et al. In vitro study mechanisms bupivacaine-induced depression of myocardial contractility. Anesth Analg 1989 ; 69 : 732-5.
175) Van de Velde M, Wouters PF, Rolf N, et al. Long-chain triglycerides improve recovery from myocardial stunning in conscious dogs. Cardiovasc Res 1996 ; 32 : 1008-15.
176) Van de Velde M, DeWolff M, Leather HA, et al. Effects of lipids on the functional and metabolic recovery from global myocardial stunning in isolated rabbit hearts. Cardiovasc Res 2000 ; 48 : 129-37.

177) Huang JM, Xian H, Bacaner M. Long-chain fatty acids activate calcium channels in ventricular myocytes. Proc Natl Acad Sci USA 1992 ; 89 : 6452-6.
178) Stehr SN, Ziegeler JC, Pexa A, et al. The effects of lipid infusion on myocardial function and bioenergetics in l-bupivacaine toxicity in the isolated rat heart. Anesth Analg 2007 ; 104 : 186-92.
179) Weinberg GL. Treatment of local anesthetic systemic toxicity (LAST). Reg Anesth Pain Med 2010 ; 35 : 188-93.
180) Tornero-Campello M. Advanced cardiac life support for presumed bupivacaine related cardiac arrest. Anesthesiology 2007 ; 106 : 635.
181) Shupak RC. Lipid emulsion for bupivacaine toxicity : Too soon to celebrate. Anesthesiology 2007 ; 106 : 634-5.
182) Corcoran W, Butterworth J, Weller RS, et al. Local anesthetic-induced cardiac toxicity : A survey of contemporary practice strategies among academic anesthesiology departments. Anesth Analg 2006 ; 103 : 1322-26.
183) Picard J, Ward SC, Zumpe R, et al. Guidelines and the adoption of 'lipid rescue' therapy for local anaesthetic toxicity. Anaesthesia 2009 ; 64 : 122-5.
184) Zausig YA, Zink W, Keil M, et al. Lipid emulsion improves recovery from bupivacaine-induced cardiac arrest, but not from ropivacaine-or mepivacaine-induced cardiac arrest. Anesth Analg 2009 ; 109 : 1323-6.
185) Leskiw U, Weinberg GL. Lipid resuscitation for local anesthetic toxicity : Is it really life saving? Reg Anaesth 2009 ; 22 : 667-71.
186) Chen Y, Xia Y, Liu L, et al. Lipid emulsion reverses bupivacaine-induced asystole in isolated rat hearts. Concentration-response and time-response relationships. Anesthesiology 2010 ; 113 : 1320-5.
187) Marwick PC, Levin AI, Coetzee AR. Recurrence of cardiotoxicity after lipid rescue from bupivacaine-induced cardiac arrest. Anesth Analg 2009 ; 108 : 1344-6.
188) Weinberg G, Hertz P, Newman J. Lipid, not propofol, treats bupivacaine overdose. Anesth Analg 2004 ; 99 : 1875.
189) Cho HS, Lee JJ, Chung IS, et al. Insulin reverses bupivacaine-induced cardiac depression in dogs. Anesth Analg 2000 ; 91 : 1096-102.
190) Kim JT, Jung CW, Lee KH. The effect of insulin on the resuscitation of bupivacaine-induced severe cardiovascular toxicity in dogs. Anesth Analg 2004 ; 99 : 728-33.
191) Weinberg G, VadeBoncouer T. Improved energetics may explain the favorable effect of insulin infusion on bupivacaine cardiotoxicity. Anesth Analg 2001 ; 92 : 1075-6.
192) Hirabayashi Y, Igarashi T, Saitoh K, et al. Comparison of the effects of amrinone, milrinone and olprinone in reversing bupivacaine-induced cardiovascular depression. Acta Anaesthesiol Scand 2000 ; 44 : 1128-33.
193) Azuma M, Yamane M, Tachibana K, et al. Effects of epinephrine and phosphodiesterase Ⅲ inhibitors on bupivacaine-induced myocardial depression in guinea-pig papillary muscle. Br J Anaesth 2003 ; 90 : 66-71.
194) Mayr VD, Raedler C, Wenzel V, et al. A comparison of epinephrine and vasopressin in a porcine model of cardiac arrest after rapid intravenous injection of bupivacaine. Anesth Analg 2004 ; 98 : 1426-31.
195) Mayr, VD, Mitterschiffthaler L, Neurauter A, et al. A comparison of the combination of epinephrine and vasopressin with lipid emulsion in a porcine model of asphyxial cardiac arrest after intravenous injection of bupivacaine. Anesth Analg 2008 ; 106 :

1566-71.
196) Di Gregorio G, Schwartz D, Ripper R, et al. Lipid emulsion is superior to vasopressin in a rodent model of resuscitation from toxin-induced cardiac arrest. Crit Care Med 2009 ; 37 : 993-9.
197) Zink W, Graf BM. Local anesthetic myotoxicity. Reg Anesth Pain Med 2004 ; 29 : 333-40.
198) Zetlaoui PJ, Labbe JP, Benhamou D. Ultrasound guidance for axillary plexus block does not prevent intravascular injection. Anesthesiology 2008 ; 108 : 761.
199) Calenda E, Dinescu SA. Failure of lipid emulsion to reverse neurotoxicity after an ultrasound-guided axillary block with ropivacaine and mepivacaine. J Anesth 2009 ; 23 : 472-3.

〔鈴木　尚志〕

5 筋弛緩薬の副作用

はじめに

本章では筋弛緩関連薬として脱分極性筋弛緩薬，非脱分極性筋弛緩薬，抗コリンエステラーゼを取り上げ，それぞれの副作用に関して解説する．なお，筋弛緩に関する作用は本来の作用であり，副作用にはあたらないが，必要に応じて記述した．

1 脱分極性筋弛緩薬の副作用

脱分極性筋弛緩薬として利用可能な薬物はスキサメトニウムのみである．作用発現，作用消失ともに速やかである点では，現在もなお，他の筋弛緩薬の追随を許さない状況にある．ただし，多くの副作用のため使用頻度は減少しており，現時点では「よく使う薬物」とはいえないが，本章で副作用についてまとめておく．なお，スキサメトニウムに関しては最近の報告がほとんど見られず，新しい知見に欠ける点をご了解いただきたい．

スキサメトニウムの副作用としては心血管系への作用，アナフィラキシー，線維束性攣縮（fasciculation）による副作用としての筋肉痛，胃内圧・眼内圧・頭蓋内圧の上昇，高カリウム血症，悪性高熱症の誘発などが挙げられている．それぞれの特徴，注意点および対策に関して表1にまとめた[1]．これらの副作用に加えて，一見問題のない青少年においてスキサメトニウム投与が契機となって治療抵抗性の心停止が生じることが問題となった．剖検の結果，これらの症例では潜在性の筋疾患が高率に確認されたことから，米国食品医薬品局（Food and Drug Administration：FDA）は「小児におけるスキサメトニウムの使用は緊急に気管挿管あるいは気道確保を必要とする症例に限定することを推奨する」と警告している．

従来指摘されている副作用のいくつかはfasciculationを防止すること，あるいは適正な麻酔深度，筋弛緩状態を維持することによって防止可能であることが明らかになっている．fasciculation予防の手段はprecurarizationであり，教科書によるとクラーレ，ロクロニウム，atracuriumの有効性が高く，パンクロニウム，ベクロニウムによるprecurarizationは有効性が低いとされている．一般的には挿管用量の10%程度を用いる場合が多いと推察するが，ロ

表1　スキサメトニウムの副作用

	臨床症状	注意点および対策
心血管系への影響	徐脈	副交感神経刺激作用による作用であり，硫酸アトロピンによって拮抗しうる．ただし，近年，前投薬として硫酸アトロピンが用いられない傾向にあり，注意が必要である．追加投与の際により重篤な徐脈を生じやすい．
アナフィラキシー	表6参照	特定の地域を除いて，周術期で最もアナフィラキシーの原因薬物として大きい．頻度は5,000から10,000件に1件程度と推定されている（図4，表8）．
Fasciculationによる作用	筋肉痛	発生率は1.5〜89％とさまざまだが，非高齢者，筋肉質の患者において頻度が高いとされている．投与24〜48時間後に発生する場合が多い．予防にはprecurarizationが有効である．
	胃内圧上昇	同時に下部食道括約筋の緊張も亢進するため，必ずしも誤嚥のリスクが増加するわけではないとされている．予防にはprecurarizationが有効である．
	眼内圧上昇	5〜15 mmHg上昇する．必ずしも外眼筋収縮による圧迫が原因というわけではなさそうで，precurarizationが有効ではないとされている．従来，開放性眼外傷などの病態では禁忌とされているが，fasciculationの有無よりも挿管時の麻酔深度，特に不十分な筋弛緩状態での挿管が問題とする意見が主流である．
	頭蓋内圧上昇	おそらくfasciculationに伴うP_{CO_2}の上昇によると考えられている．予防にはprecurarizationが有効である．fasciculationの有無よりも挿管時の麻酔深度が問題とする意見が主流である．
	高カリウム血症	通常の症例では0.5〜1 mEq/L程度の上昇がみられる．心停止を引き起こしうる重篤な高カリウム血症はextrajunctional receptorが増加するような病態または筋疾患の素因を有する症例において生じやすい．一方，カリウム濃度のコントロールが良好な慢性腎不全患者においては高カリウム血症のリスクは少ないとされている．
咬筋硬直	開口障害	現時点では咬筋硬直と悪性高熱症の関連は確立されていない．
悪性高熱症の誘発	体温上昇，筋硬直，高カリウム血症など	診断および治療に関しては文献および教科書，website（http://home.hiroshima-u.ac.jp/anesth/MH/MHj.pdf）を参照．

(Donati F, Bevan DR. Neuromuscular blocking agents. In：Barash PG, Cullen BF, Stoelting RK. editors. Clinical Anesthesia. 5th eds. Philadelphia：Lippincott Williams Wilkins；2006. p.421-52 より改変引用)

クロニウムに関しては挿管用量の5％である0.03 mg/kgを推奨する報告がある[2]．悪性高熱症（malignant hyperthermia：MH）の誘発に関しては文献および教科書に譲る[3]．なお，わが国におけるMHの発症とスキサメトニウム使用の関係に関しては1961年から1984年までの期間では196例のMH発症例のうち88.4％で使用されていたのに対し，1995年以降ではMH発症60例中スキサメトニウムが使用されていたのは33.3％であったと報告されている[4]．

2 非脱分極性筋弛緩薬の副作用

　本書が発売される時点で，わが国において臨床使用できる非脱分極性筋弛緩薬はアミノステロイド型に属するパンクロニウム，ベクロニウムおよびロクロニウムである。ただし，世界的にはこの3つの薬物以外にも表2に示したような非脱分極性筋弛緩薬が使用されている。本章ではあえてわれわれが使用できる可能性がごくわずかしかない薬物についても比較の意味で触

表2　非脱分極性筋弛緩薬の種類

	ED$_{95}$	作用発現時間	備考
〈アミノステロイド型〉			
パンクロニウム	0.06 mg/kg	2〜3分	迷走神経遮断作用強い
ベクロニウム	0.05 mg/kg	2〜3分	迷走神経遮断作用がほとんどない
ロクロニウム	0.3 mg/kg	1〜3分	迷走神経遮断作用中程度，アナフィラキシーの頻度に地域差あり
rapacuronium	1.03 mg/kg	平均90秒	気管支ムスカリン受容体遮断作用による気管支攣縮のため発売中止
〈ベンジルイソキノリン型〉			
atracurium	0.2 mg/kg	2.5〜5分	ヒスタミン遊離作用強い，腎不全患者で中枢刺激作用のあるlaudanosineが蓄積する
cisatracurium	0.05 mg/kg	2〜3分	atracuriumの光学異性体の一つ．ヒスタミン遊離作用をほとんど持たない
mivacurium	0.07 mg/kg	2.5分	ヒスタミン遊離作用強い

ED$_{95}$：95％有効投与量．この他にもpipecuronium, doxacuriumなどが欧米で臨床使用されたが，本稿では省略する．
(Organon Technica社内資料より改変引用)

れされていただくこととしたい。なお，これらの薬物の開発および臨床使用の経緯については文献5をご参照いただければ幸いである。

1）喉頭，咽頭筋への作用

　神経筋接合部に関する作用は本来の薬理作用であり，厳密な意味での副作用にはあたらない。ただし，臨床においては外科的筋弛緩とはほとんど関係のない，喉頭，咽頭筋への作用が非常に重要な意義を有していることが明らかになってきた。横隔膜をはじめとする呼吸筋は筋弛緩薬に対する抵抗性が高く，respiratory sparing effectとよばれている。すなわち呼吸筋は母指内転筋よりも筋弛緩薬の効果消失も速やかであると考えられており，母指内転筋における四連反応比（train-of-four：TOF）が0.7以上であれば呼吸筋機能の低下および術後呼吸不全のリスクは回避しうると考えられていた[6]。一方，喉頭，咽頭の筋肉は筋弛緩薬に対する感受性が高く，母指内転筋におけるTOF＞0.7でも咽頭喉頭筋の不全による嚥下困難および誤嚥のリスクがあり，咽頭，喉頭筋の機能回復にはTOF＞0.9が必要であることが報告されている[7]。

2）頸動脈小体への作用

　頸動脈小体は動脈血の酸素分圧のセンサーであり，頸動脈小体からのシグナルは呼吸中枢に入力され，低酸素による呼吸刺激（hypoxic ventilatory response：HVR）に関与している。頸動脈小体の機能にはニコチン作動性ACh受容体が関与していると考えられており，筋弛緩薬が頸動脈小体の機能に影響を及ぼす可能性がある。実際，健常人を対象とした検討でも

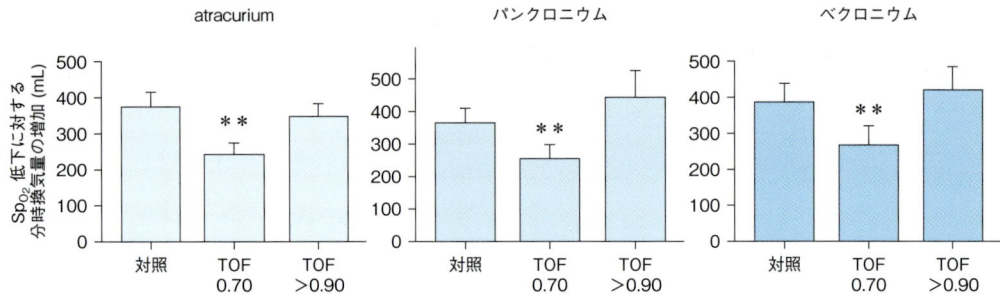

図1 筋弛緩薬による低酸素性呼吸応答への影響
横軸はTOFでみた筋弛緩からの回復程度．縦軸はSpO2低下によって生じる換気量の増加分を示す．
(Eriksson LI. Reduced hypoxic chemosensitivity in partially paralysed man. A new property of muscle relaxants? Acta Anaesthesiol Scand 1996；40：520-3 より改変引用)

TOF 0.7 では Sp_{O_2} 低下によって生じる換気量の増加が減弱しており，HVR が抑制されていることが示されている．TOF 0.9 では対照値との差が認められず（図1）[8]，前述の咽頭喉頭筋に対する作用と併せて，手術終了時の指標として TOF ＞ 0.9 が推奨されている[9,10]．

3）ムスカリン受容体との相互作用

　非脱分極性筋弛緩薬はニコチン作動性である神経筋接合部の ACh 受容体と結合することによって同受容体に対する ACh の作用と拮抗する．ただし，神経節におけるニコチン作動性受容体および副交感神経末端のムスカリン作動性の受容体とも親和性が若干ある．表3に示したようにクラーレ以外の筋弛緩薬では神経節遮断作用はほとんどないが，ムスカリン受容体の遮断作用は薬物によりさまざまである．

a. 心血管系への作用

　心血管系に対する作用としては，心臓における迷走神経の遮断によって頻脈が生じうる．パンクロニウム，ロクロニウムの順に迷走神経遮断作用が強く，ベクロニウムには迷走神経遮断作用がほとんどない（表3，4）．

b. 呼吸器系への作用

　気管支平滑筋におけるムスカリン受容体刺激は ACh 放出を促進し，気管支収縮的に作用する．その遮断は気管支拡張的に作用するはずであり，実際にムスカリン受容体の拮抗薬は気管支喘息の治療薬として用いられている．ただし，筋弛緩薬によるムスカリン受容体の遮断は気管支攣縮を引き起こすことがある点に注意が必要である．ACh による気管支平滑筋の収縮作用は図2のような機序を介している．すなわち最終的な受容体は平滑筋における M_3 受容体であるが，副交感神経終末からの ACh 放出には神経終末に存在する M_2 受容体が negative feedback をかけている[11]．したがって M_3 受容体よりも M_2 受容体を阻害する作用

表3 筋弛緩薬の安全域

	神経節遮断	迷走神経遮断	ヒスタミン放出
d-tubocurarine	2.94	0.59	1
パンクロニウム	328.6	2.86	high
ベクロニウム	89.2	40.6	high
ロクロニウム	＞100	5.4	high
atracurium	35.7	8.7	3
cisatracurium	＞100	33.5	＞8
mivacurium	＞100	＞100	3

神経節遮断および迷走神経遮断に関してはそれぞれの作用に関する ED_{50} と筋弛緩に関する ED_{95} との比で表示. ヒスタミン放出に関しては d-Tc を基準として表示. いずれの場合も数字が小さいほど低濃度で作用が現れることを示し, 安全域が狭いと考える必要がある.
(Belmont MR, Scott RPF. Muscle relaxants and the cardiovascular system. In：Kaplan JA, editor. Cardiac anesthesia. 4th ed. Philadelphia：WB Saunders；1999. p.635-55 より改変引用)

表4 筋弛緩薬と迷走神経刺激

	気道内圧の上昇			徐脈の発生
	NMBA 単独	迷走神経刺激＋NMBA	ACh＋NMBA	迷走神経刺激＋NMBA
パンクロニウム	－	－	－	－
ベクロニウム	－	－	－	－
ロクロニウム	－	－	－	↓
rapacuronium	－	↑↑	↑↑	↓↓
mivacurium	－	－	－	－
cisatracurium	－	－	－	－

NMBA：筋弛緩薬
(Jooste E, Zhang Y, Emala CW. Neuromuscular blocking agents'differential bronchoconstrictive potential in Guinea pig airways. Anesthesiology 2007；106：763-72 より改変引用)

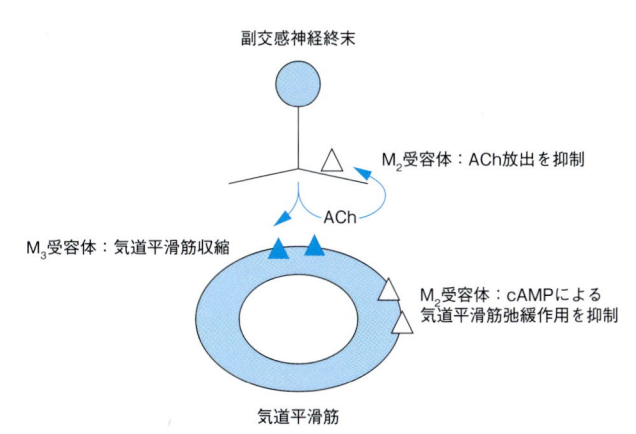

図2 気管支平滑筋とムスカリン受容体
(Fryer AD, Jacoby DB. Muscarinic receptors and control of airway smooth muscle. Am J Respir Crit Care Med 1998；158：S154-60 より改変引用)

の強い薬物はAChの気管支平滑筋に対する作用をむしろ増強する可能性がある。rapacuroniumは作用発現の早さから期待されたアミノステロイド型筋弛緩薬であったが，迷走神経刺激あるいはAChと同時に投与すると気管支攣縮が生じ，気道内圧が上昇すると報告されている（表4）。臨床的にも重度の気管支攣縮の報告が見られ，臨床使用2年ほどで回収されている[12,13]。

4）中枢神経系への作用

　筋弛緩薬はイオン化しやすく血液脳関門を通過しにくいと考えられている。ただし，ベクロニウムを長期投与した症例において脳脊髄液中で検出できたとする報告もあり[14]，長期投与の場合には可能性が否定できない。偶発的に筋弛緩薬をくも膜下腔に投与した場合は筋硬直，自律神経系の異常および痙攣が生じると報告されている[15]。またatracuriumの代謝過程で発生するlaudanosineは中枢神経刺激作用があり，血液脳関門を通過しうるため理論的にはatracurium投与に関連する中枢神経合併症が生じうるが，実際には大きな問題にはなっていないようである。atracuriumの光学異性体の一つであるcisatracuriumからはより少量のlaudanosineしか生成されないため，ほとんど問題ないと考えられている。

5）ヒスタミン遊離作用[16]

　ヒスタミンは血中の好塩基球および皮膚，腸管，肺に多数存在する肥満細胞に含まれている。ヒスタミンがこれらの細胞から放出されると，皮膚の紅潮，瘙痒感，血圧低下，気道平滑筋の収縮といった症状を引き起こす。ヒスタミンが放出される機序としては大まかにアナフィラキシー反応，肥満細胞の酵素反応による破壊，肥満細胞の顆粒内容の物理的な置換（displacement）の3つに分けられる。このうちアナフィラキシーについては次項で触れることとし，本項では後2者について解説しておく。

a. 肥満細胞の酵素反応による破壊

　肥満細胞の酵素反応による破壊の起因物質としては一部の化学物質，塩基性のポリペプチドおよびタンパクが含まれており，エンドトキシン，ポリペプチド抗生物質，自然界の毒物などによるヒスタミン放出もこの機序を介している。臨床症状はアナフィラキシーに類似しており，アナフィラキシー様反応と呼ばれているものの一部はこの機序を介しているものと考えられる。

b. 肥満細胞の顆粒内容の物理的な置換（displacement）

　肥満細胞の顆粒内容の物理的な置換は多くの薬物によって引き起こされることが知られており，筋弛緩薬によるヒスタミン遊離作用もこの機序を介している。筋弛緩薬以外にこの機序によるヒスタミン遊離作用を示す薬物としてはデキストランを含む膠質輸液剤，オピオイド，バ

ルビツレートが挙げられる。この機序による血中ヒスタミン濃度は通常 10 ng/mL 以下であり，臨床症状としては皮膚の紅潮，末梢血管抵抗の減少による血圧低下，心拍数の上昇が主体で，ショック状態となることはまれであるとされている。筋弛緩薬によるヒスタミン遊離の特徴はベンジルイソキノリン誘導体にほぼ限局していることであり，これらの薬物が導入されていないわが国では考慮する必要はほとんどない（表3）。このほかの特徴としては，用量依存性があること，急速投与の場合に発生しやすいことである。ベンジルイソキノリン型筋弛緩薬を使用する場合の予防手段としては，投与15～30分前にH$_1$とH$_2$ヒスタミン拮抗薬を投与することや，緩徐に投与することが推奨されている。

6）アナフィラキシー反応

a. 機　序 [17, 18]

　本来のアナフィラキシー反応はⅠ型即時アレルギー反応と同一であり，IgE抗体を介するものがほとんどである。最も一般的な経過は以下の通りである（図3）。抗原の曝露によってIgE抗体が形成され，肥満細胞や好塩基球の表面に結合した状態となっている。このような感作状態において抗原に再度曝露すると肥満細胞の表面でIgE抗体と抗原による架橋構造が形成され，肥満細胞や好塩基球の活性化が生じる。活性化された肥満細胞，好塩基球からはヒスタミン，トリプターゼをはじめとする炎症性メディエタが放出され，特徴的な臨床症状が生じるとされている。一方，アナフィラキシー様反応（anaphylactoid reaction）は特異的なIgE抗体の形成を伴わずにアナフィラキシーと同様の症状が発生する病態を指す。アナフィラキシー様反応には前述した肥満細胞の酵素反応による破壊によって生じた病態，あるいは白血球活性化にともなって放出されたC3a, C5aなどの補体活性化因子によって肥満細胞の脱顆粒が生じた病態が含まれているものと考えられる。

b. 症　状

　一般的に見られる症状とその頻度を表5に示した。これらの症状は即時型アレルギー反応の程度，すなわちヒスタミンを中心とするメディエタの放出量に依存して増悪する。重症度別に臨床症状をまとめたものを表6に示す。

c. 麻酔中のアナフィラキシー反応

● 頻　度

　後述するようにアナフィラキシーの頻度を正確に評価することは困難である。最も多い報告としては6,000件に1例とする報告もあるが，多くは10,000件から20,000件に1例程度とするものが多い。

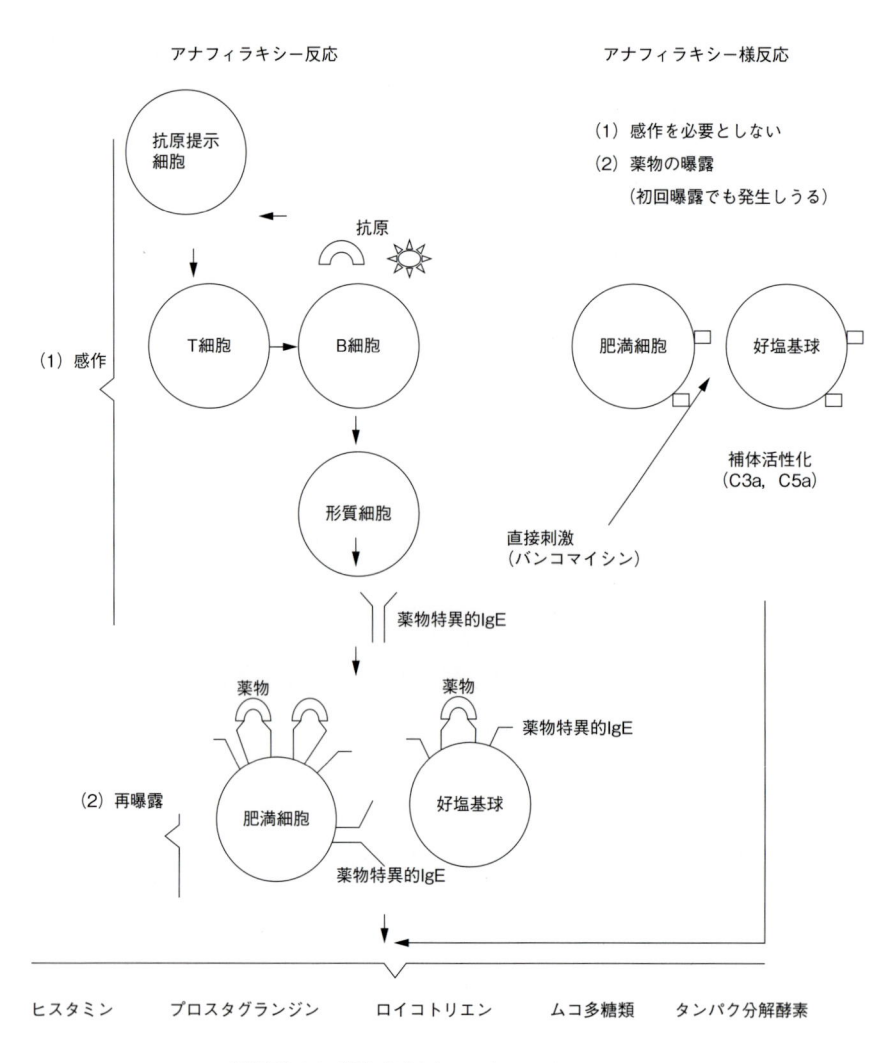

図3 アナフィラキシー反応およびアナフィラキシー様反応の機序
(Hepner DL, Castells MC. Anaphylaxis during the perioperative period. Anesth Analg 2003 ; 97 : 1381-95 より改変引用)

●臨床症状

　麻酔中のアナフィラキシーの発見は困難とする意見が多い。なぜなら，麻酔中には患者からの訴えがなく，皮膚症状を早期に発見することも困難であり，麻酔薬の本来の薬理作用による血圧低下，頻脈とアナフィラキシーによる血行動態の変化を鑑別することも困難だからである。また原因薬物の特定も困難な場合が多い。麻酔中には短時間に複数の薬物が投与され，これらの薬物の多くがアナフィラキシーあるいはヒスタミン放出を引き起こしうるからである。

●原因薬物

　1990年代後半にフランスにおいて麻酔中のアナフィラキシーの起因薬物を調査した結果，

表5 アナフィラキシーの症状とその頻度

症状	頻度
皮膚症状	90%
じんま疹および血管浮腫	85〜90%
紅潮	45〜55%
発赤を伴わない瘙痒感	2〜5%
呼吸器症状	40〜60%
呼吸困難, 喘鳴	45〜50%
上気道の浮腫	50〜60%
鼻閉	15〜20%
血圧低下, 気分不快, 失神	30〜35%
腹部症状	
嘔気嘔吐, 下痢, 腹痛	25〜30%
その他の症状	
頭痛	5〜8%
心窩部痛	4〜6%
痙攣	1〜2%

(The diagnosis and management of anaphylaxis: An updated practice parameter. J Allergy Clin Immunol 2005; 115: S483-523 より改変引用)

表6 アナフィラキシーおよびアナフィラキシー様反応の臨床症状

	Grade	皮膚症状	呼吸器症状	心血管系症状
Mild	I	発赤	なし	なし
	II	じんま疹, 発赤	気道抵抗増加	頻拍
				血圧低下(収縮期圧低下20 mmHg以上)
Life-threatening	III	じんま疹, 発赤	気管支攣縮	著明な低血圧(収縮期圧低下60 mmHg以上)
			低酸素血症	
	IV	じんま疹, 発赤	換気不能	ショック, 心停止

(Murrant T. and Bihari D. Anaphylaxis and anaphylactoid reactions. Int J Clin Pract 2000; 54: 322-8 より改変引用)

表7のような結果が得られている[19]。フランスでは周術期のアナフィラキシー発生を報告するシステムが整備されており, フランスからのデータが頻繁に引用されている。経過を通して筋弛緩薬によるアナフィラキシーが60%程度を占めている。アナフィラキシーは, 前述したヒスタミン遊離とは異なり, 特異的なIgE抗体の存在が必須である。IgE抗体の形成に関しては筋弛緩薬のような分子量の小さい薬物はそれ自身で抗原性をもつことはなく, ハプテンとして機能し, なんらかのタンパク分子と結合することによって抗原性を発揮すると考えられている。筋弛緩薬の多くは3級あるいは4級アミン構造を有しており, この部分が抗原決定基となる可能性が指摘されている[17]。さらに, 3級あるいは4級アミン構造を有する物質に対して

表7 フランスにおける麻酔中のアナフィラキシー反応の原因薬物

	1984-89 (n=821), %	1990-91 (n=813), %	1992-June 94 (n=1030), %	July 1994-96 (n=734), %	1997-98 (n=486), %	1999-2000 (n=518), %
筋弛緩薬	81.0	70.2	59.2	61.6	69.2	58.2
ラテックス	0.5	12.5	19.0	16.6	12.1	16.7
鎮静薬	11.0	5.6	8.0	5.1	3.7	3.4
鎮痛薬	3.0	1.7	3.5	2.7	1.4	1.3
膠質輸液	0.5	4.6	5.0	3.1	2.7	4.0
抗生物質	2.0	2.6	3.1	8.3	8.0	15.1
その他	2.0	2.8	2.2	2.6	2.9	1.3

(Mertes PM, Laxenaire MC, Alla F. Anaphylactic and anaphylactoid reactions occurring during anesthesia in France in 1999-2000. Anesthesiology 2003；99：536-45 より引用)

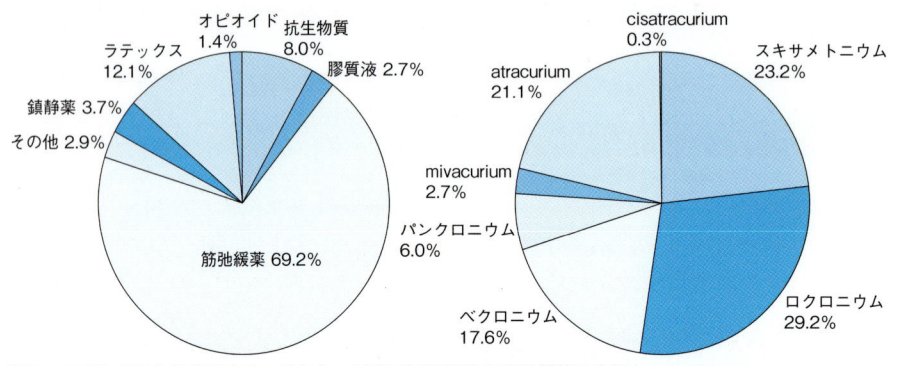

図4 フランスにおけるアナフィラキシー反応の原因薬物と筋弛緩薬の内訳
(Mertes PM, Laxenaire MC. Allergic reactions occurring during anaesthesia. Eur J Anaesthesiol 2002；19：240-62 より改変引用)

IgE抗体が形成されている個体に筋弛緩薬を投与した場合にも，交差反応によってアナフィラキシー反応が生じうる．筋弛緩薬の種類別にみたアナフィラキシー反応の報告数を図4に示した[20]．これらの報告を見る限り，ロクロニウムによるアナフィラキシー反応の頻度が多いと結論づけられることになるが，これに対してはさまざまな解釈がなされている．ことにフランスは患者の背景および診断方法に関して特殊な状況にある点に注意が必要である．

●ロクロニウムとアナフィラキシー

前述のようにフランスのデータではロクロニウムによるアナフィラキシー反応の頻度が多いとされている．同様にノルウェーでもロクロニウムによるアナフィラキシー反応の報告が多く見られた．ロクロニウムによるアナフィラキシー反応の特徴としては，女性に多い点と地域差が大きい点が挙げられる．地域による発生頻度の差を表8にまとめた[19〜24]．これらの報告を見る限り，フランス，ノルウェー以外の地域ではスキサメトニウム，ベクロニウムとの差は認められない．このような地域差，性差が生じる理由としては筋弛緩薬以外の抗原との交差反応によって実際にロクロニウムに反応するIgE抗体を有する患者が多い可能性とアナフィラキ

表8 ロクロニウムに関するアナフィラキシーおよびアナフィラキシー様反応の代表的な報告

	報告の概要	筋弛緩薬によるもの	ロクロニウムによるもの	スキサメトニウム（Sux），ベクロニウム（Vec）との比較
Laxanaire, et al.	フランスにおける2年間の報告	477例中336例	98例	Sux 78例 Vec 59例
Rose, et al.	オーストラリアにおけるsingle center, 3年間の統計	410例	24件 skin test 陽性率は35%程度	記載なし skin test 陽性率はSux 45%程度，Vec 15%程度
Laake, et al.	北欧諸国における30ヶ月の統計	70例	ノルウェーで29例 発生率に換算すると3,600〜7,700例に1例，その他の諸国では28,000例に1例あるいはそれ以下と推定	Sux 25例 Vec 3例
Mertes, et al.	フランスにおける2年間の報告	789例中306例	132例（43.1%）	Sux 69例（22.6%） Vec 26例（8.5%）
Bahnankar, et al.	40ヶ月間の副作用報告	記載なし	米国では33例，米国以外では72例	Vecに関して米国では20例，米国以外では23例
Harboe, et al.	ノルウェーにおけるsingle center, 6年間の統計	88例中55例（66.2%） 5,200例に1例と推定	88例中17例（20.5%）	Sux 30例（36.1%） Vec 6例（7.2%）

（Laxenaire MC, Mertes PM. Anaphylaxis during anaesthesia. Results of a two-year survey in France. Br J Anaesth 2001；87：549-58, Rose M, Fisher M. Rocuronium：High risk for anaphylaxis？ Br J Anaesth 2001；86：678-82, Laake JH, Rottingen JA. Rocuronium and anaphylaxis：A statistical challenge. Acta Anaesthesiol Scand 2001；45：1196-203, Mertes PM, Laxenaire MC, Alla F. Anaphylactic and anaphylactoid reactions occurring during anesthesia in France in 1999-2000. Anesthesiology 2003；99：536-45, Bhananker SM, O'Donnell JT, Salemi JR, et al. The risk of anaphylactic reactions to rocuronium in the United States is comparable to that of vecuronium：an analysis of food and drug administration reporting of adverse events. Anesth Analg 2005；101：819-22, Harboe T, Guttormsen AB, Irgens A, et al. Anaphylaxis during anesthesia in Norway：a 6-year single-center follow-up study. Anesthesiology 2005；102：897-903 より引用）

シーの原因薬物を確定するための皮内反応において偽陽性が生じている可能性の2つが考えられる。前者については鎮咳薬などの薬物，化粧品，その他の化学物質の曝露によって生じる抗体が関与している可能性が指摘されている[25]。女性が多い点もこの可能性を支持している。また後者に関しては，かつてフランスでは皮内反応に筋弛緩薬の原液が用いられており，この場合，IgEとは無関係の非特異的な紅斑が生じるとされている[26]。したがってフランスからのアナフィラキシーの報告の一部は原因薬物の特定に関して若干，不確実であった可能性がある。

● アナフィラキシーの診断

前述したようにアナフィラキシーの臨床症状には非特異的なものが多い。アナフィラキシー以外の病態を鑑別するために用いられるものとして，血清トリプターゼ，血漿ヒスタミンおよび尿中ヒスタミン代謝物がある。これらの指標が上昇していることは肥満細胞の脱顆粒が生じたことを示唆し，アナフィラキシーを強く疑わせる根拠となる。

i. 血清トリプターゼ

血清トリプターゼはアナフィラキシー発症後60〜90分後にピークとなり，約6時間高値を

表9　術中アナフィラキシー反応の治療

〈初期対応〉
1. 抗原と思われる薬物の投与中止
2. 100％酸素投与および気道確保
3. すべての麻酔薬の投与中止
4. 輸液負荷の開始
5. エピネフリン投与（血圧低下の場合は5〜10μgずつ分割投与，ショック状態の場合は0.1〜0.5 mg静注）

〈2次的治療〉
1. 抗ヒスタミン薬投与（ジフェンヒドラミン0.5〜1 mg/kg）
2. カテコラミン持続投与（エピネフリン5〜10μg/min，ノルエピネフリン5〜10μg/minなど）
3. 気管支拡張薬吸入（アルブテロールまたはテルブタリン）
4. 糖質コルチコイド投与（ヒドロコルチゾン0.25〜1 g，メチルプレドニゾロン1〜2 g）
5. （抜管前に）上気道の評価
6. 遷延する低血圧に対してはバソプレシンを考慮

体重70 kgの成人に対する代表的投与量を表示
(Levy JH. Anaphylaxis and adverse drug reactions. ASA Refreshers course lectures. 2007 より改変引用)

とる．したがって発症後1〜2時間の間に採血するのが理想的である．

ii. 血漿ヒスタミン

　血漿ヒスタミンは発症後5〜10分で上昇し始めるが，30〜60分後には正常値に復帰してしまうため，診断的価値は高くない．ちなみにアナフィラキシーの場合の血漿ヒスタミン濃度は数10〜1,000 nM/Lに達すると報告されている．

iii. 尿中ヒスタミン代謝物

　ヒスタミンおよびその代謝物であるメチルヒスタミンは尿中に排泄される．24時間程度は排泄が継続するため診断的価値が高い．

●術中アナフィラキシーに対する対応

　術中アナフィラキシーに対する対応を表9にまとめた．β遮断剤投与中の患者ではエピネフリンの効果が十分得られない場合があり，その場合はグルカゴンの投与が推奨されている．なお，これらの治療によっていったん症状が緩解した後でも数時間から30時間後の経過を経て再燃する可能性があるとされている（2相性アナフィラキシー）．多くの教科書においてこの期間は厳重に監視することが推奨されている．

●原因薬物の特定

　原因薬物の特定には特異的なIgE抗体の特定または誘発テストのいずれかが用いられる．筋弛緩薬に対する特異的抗体を確認する方法は一般的でなく，皮内テストなどの誘発テストが一般的に用いられている．前述したように原液を投与した場合，非特異的な紅斑を生じ，偽陽性となりうる点に注意が必要である．現在はフランスにおいてもロクロニウム100倍希釈溶液，ベクロニウム10倍希釈溶液の使用が推奨されているが，最近ではロクロニウムの皮内反応に用いる試験薬としては200倍の希釈液，ベクロニウムの場合は50倍の希釈液を用いるの

が適当とする報告が見られる[27]。

7）筋弛緩薬の長期使用と筋力低下

a. ICUにおける筋力低下（ICU acquired weakness）

　重症病態の経過中に筋力低下が生じることは以前から注目されており，この病態のリスク因子の一つとして筋弛緩薬の長期使用が挙げられていることから，本項でも取り挙げることとしたい。臨床的には呼吸筋の筋力低下があり，人工呼吸器からの離脱が困難であるということで認識される場合と，全身的な筋力低下による四肢麻痺ということで認識される場合とがある。診断にあたっては病変の主体が末梢神経にあり，神経伝達速度の低下が証明される場合をcritical illness polyneuropathy（CIP），病変の主体が筋肉にあり，筋生検によって異常が証明される場合にcritical illness myopathy（CIM）と区別していたが，両者が混在することもまれではなく，最新の総説では上述したようなICU acquired weaknessという表現が用いられている[28]。

b. 臨床症状

　すべての四肢に及ぶ対称性の筋力低下で不全麻痺から完全四肢麻痺まで程度はさまざまである。通常，顔面筋の筋力は低下しないとされている。深部腱反射は通常低下あるいは消失するが，正常な腱反射の存在はICU acquired weaknessを否定することにはならない。感覚系に生じる異常に関しては情報が少なく，不明である。また筋力低下は，原因病態が回復したのちにも遷延することが多いとされている。

c. リスク因子

　ICU acquired weaknessのリスク因子として，高度の全身性炎症性症候群，コルチコステロイドの使用，高血糖，筋肉活動の低下，局所の炎症などが挙げられているが，筋弛緩薬の使用もリスク因子の一つとされている。

　ICUにおいて筋弛緩薬の持続投与を受けた患者において筋力低下の頻度が多いことは以前より知られており，ICUにおける筋弛緩薬の使用に対しては慎重な意見が多い[29]。ただし，必ずしもすべての報告において筋弛緩薬とICU acquired weaknessあるいはCIPの関連は明らかではない。筋弛緩薬投与によってICU acquired weaknessが生じる理由の一つとして肝機能，腎機能の低下によって筋弛緩薬が蓄積し，作用が遷延する可能性が挙げられている[30]。あるいは喘息の重積発作患者において高用量ステロイドと筋弛緩薬を併用して呼吸管理を行った症例において筋力低下を来す頻度が多いことから，両者の相互作用を指摘する意見もある。原因がいずれにあるにせよ，筋力低下が生じると，人工呼吸器からの離脱が困難になり，ICU在室期間が延長することになる。対策として，筋弛緩薬投与期間を可能なかぎり短くすることと，過量投与を防ぐため神経筋モニタを使用することが推奨されている。

3 抗コリンエステラーゼの副作用

1) 総　論

　筋弛緩薬の効果は手術の終了時点で消失している必要がある。前述したように，従来は，筋弛緩からの回復基準としては反応 TOF ＞ 0.7 が推奨されてきたが，最近の報告では TOF ＞ 0.9 を目標にするべきであるという意見が主流である。筋弛緩からの回復は筋弛緩薬が神経筋接合部から消失することによって生じる自然回復（spontaneous recovery）と拮抗薬を投与することによって生じる assisted recovery の両者の相加効果による。assisted recovery には，従来から抗コリンエステラーゼと副交感神経遮断薬の組み合わせが用いられてきた。いうまでもなく抗コリンエステラーゼは神経筋接合部において ACh を分解する酵素である acetylcholine esterase を阻害するため，ACh の寿命が延長し，筋弛緩薬と ACh のバランスが変化し，結果的に筋弛緩薬の作用を拮抗する。現在使用されているのはネオスチグミンとエドロフォニウムである。ネオスチグミンは acetylcholine esterase によって分解される際に，acetylcholine esterase をカルバミル化し，ACh に対する分解作用を抑制する。このカルバミル化され活性の低下した acetylcholine esterase は半減期が 15 ～ 30 分であるとされている。一方，エドロフォニウムは分解されることなく，競合的，可逆的にアセチルコリンエステラーゼを阻害し，筋弛緩薬の効果を拮抗する。抗コリンエステラーゼによる拮抗に関する考え方にも地域差があり，米国では筋弛緩薬の投与量，最終投与からの経過にかかわらず拮抗薬を投与する場合が多いのに対して，欧州では明らかな必要性がない場合には拮抗しない傾向にあるとされている点が興味深い。しかし，最近の報告によるとベクロニウム，ロクロニウムでも挿管時に使用したのみで 2 時間経過していても，必ずしも TOF ＞ 0.9 まで回復しているとはいえないことが報告されている[31]。この観点からは以下に述べるような副作用があるにせよ，拮抗を省略することには慎重である必要がありそうである。

　ただし，これまで一般的に行われてきた抗コリンエステラーゼによる筋弛緩の拮抗も選択的神経筋弛緩薬回復剤（specific relaxant binding agent：SRBA）の臨床使用によって大きく変化するものと予想する。詳細については文献をご参照いただきたい[32]。

2) 神経筋接合部への作用

　抗コリンエステラーゼには神経筋接合部に対する直接作用もあるとされており，単独で投与した場合は単収縮高を増強すると報告されている。一方，抗コリンエステラーゼ投与によって単収縮高が減弱する場合があることも知られている。具体的にこのような症状が生じるのは，重症筋無力症患者に対して過剰な量を投与した場合であり，通常の患者に対して筋弛緩薬に対する拮抗時に過剰に抗コリンエステラーゼを投与してもこのような現象は認められないようで

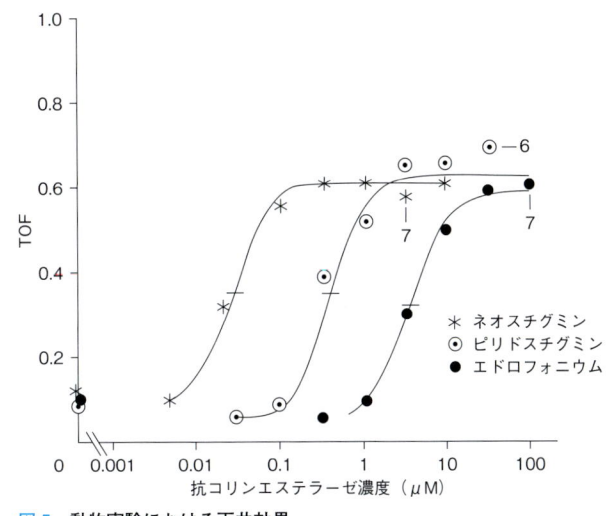

図5 動物実験における天井効果
(Bevan DR, Donati F, Kopman AF. Reversal of neuromuscular blockade. Anesthesiology 1992 ; 77 : 785-805 より改変引用)

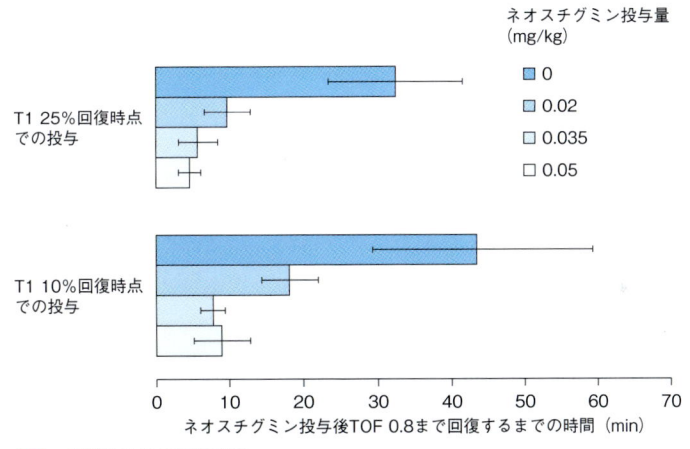

図6 臨床における天井効果
ロクロニウムによる筋弛緩の程度別にみたネオスチグミンの用量反応曲線．横軸は投与からTOFが0.8まで回復するのに要した時間．
(McCourt KC, Mirakhur RK, Kerr CM. Dosage of neostigmine for reversal of rocuronium block from two levels of spontaneous recovery. Anaesthesia 1999 ; 54 : 651-5 より改変引用)

ある．ただし，アセチルコリンエステラーゼが完全に阻害された状態からさらに抗コリンエステラーゼを追加投与することには大きな意味はない．神経筋接合部に対する作用として注目すべき点に天井効果（ceiling effect）の存在が挙げられる．この現象は深い筋弛緩レベルに対する拮抗の際に抗コリンエステラーゼの投与量を増加させても完全な回復が得られない，あるいは回復までの時間を短縮できないことをさす（図5，6）．図5に横隔膜標本を用いてTOFが0.05の時点で抗コリンエステラーゼの投与を開始した場合の用量反応曲線を示した．TOFの回復が0.6程度までは用量依存性が認められるものの，さらに濃度を増加させてもTOFの回復が見られないことが理解できる[33]．臨床においても単収縮高が25%の時点でネオスチグミ

ンを投与した場合，TOF 0.8 までの回復時間が用量依存性に短縮するのに対して，単収縮高が10％の時点でネオスチグミンを投与した場合，高用量のネオスチグミンによっても回復速度の短縮が認められない（図6）[34]。これらの結果から，拮抗薬投与は神経筋遮断からある程度の回復が得られた時点で行うべきであるとされている。

3）神経筋接合部以外への作用

抗コリンエステラーゼの神経筋接合部以外への作用を表10 にまとめた。以下にその内容を補足する。

a. 心血管系への作用

当然のことながら抗コリンエステラーゼは強い副交感神経刺激作用を有する。心血管系への作用としては徐脈あるいは徐脈性不整脈が一般的である。徐脈の時間経過と筋弛緩に対する拮抗作用の時間経過は並行するとされており，拮抗作用の発現が早いエドロフォニウムでは徐脈の発生も早い。

b. 消化管系への作用

消化管に対する作用としては唾液分泌亢進作用と消化管蠕動の亢進作用が認められる。硫酸アトロピンの抗ムスカリン作用によって唾液分泌の亢進は抑制できるが，消化管蠕動亢進への拮抗作用は確実とはいえないようである。拮抗薬投与によって消化管の蠕動が亢進し，消化管吻合部の破綻を来す可能性を指摘した報告もあるが，おそらく無関係であると考えられている。また，下部食道括約筋の緊張を低下させるとされている。ネオスチグミンには唾液分泌亢進，消化管蠕動亢進，胃液分泌亢進，下部食道括約筋緊張低下などの作用があり，これらの作用と術後悪心・嘔吐（postoperative nausea and vomiting：PONV）との関連が考えられる。また鎮痛を目的として行われるネオスチグミンの髄腔内投与の際にPONV が増加することも知られており，ネオスチグミンがPONV の頻度を増加させる可能性が考えられる。筋弛緩薬の拮抗の際にPONV の頻度が増加するかどうかを調査したメタ分析によると1.5 mg のネオスチグミンではPONV の頻度の増加が認められないのに対して2.5 mg のネオスチグミン投与の場合には有意にPONV の頻度が増加することが報告されている（図7）[35]。

c）呼吸器系への作用

気管支平滑筋に対してムスカリン刺激を加えると気管支攣縮が生じることが知られており，抗コリンエステラーゼ投与によって気管支攣縮が生じる可能性がある。一方，硫酸アトロピンによる抗ムスカリン作用は気管支攣縮を解除する方向に作用する。臨床的には両者を混合して投与するため，気管支平滑筋に対する作用，あるいは気管支攣縮を惹起する可能性については明確な結論は得られていないようである。

表10 抗コリンエステラーゼによる副作用

心血管系	徐脈
	低血圧（血管拡張）
呼吸器系	気管支攣縮，気道分泌物増加
中枢神経系	術後悪心・嘔吐
消化器系	唾液分泌亢進，流涙，腸管蠕動亢進

(Fink H, Blobner M, Jeevendra Martyn JA. Neuromuscular blocking agents and reversal drugs. In：Evers AS, Maze M, editors. Anesthetic pharmacology, physiologic principles and clinical practice. Philadelphia；Churchill Livingstone；2004. p.573-97 より引用)

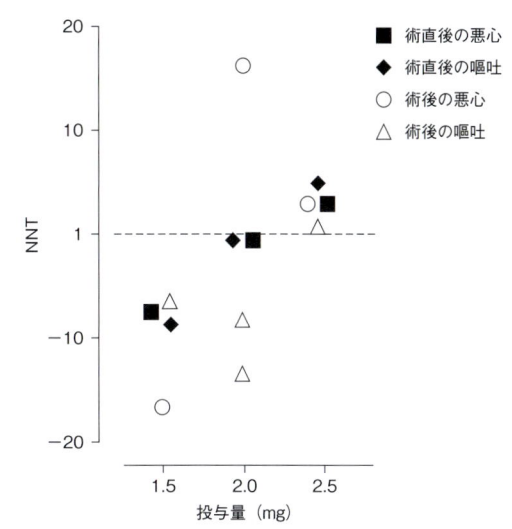

図7　ネオスチグミンと術後悪心・嘔吐の関係
横軸がネオスチグミンの投与量，縦軸は術後悪心・嘔吐を1例防止するためにネオスチグミンを控えるべき症例数（NNT；number needed-to-treat）．ネオスチグミン2.5 mg投与群と非投与群との比較では，NNTが1強となり，ネオスチグミン投与を控えることにより多くの症例で術後悪心・嘔吐を防止できる．一方，ネオスチグミン1.5 mg投与群と非投与群との比較ではNNTがマイナスとなり，投与した場合の方が，10数名に1人の割合で術後悪心・嘔吐の頻度が減少する．
(Gan TJ. Risk factors for postoperative nausea and vomiting. Anesth Analg 2006；102：1884-98 より引用)

Column　アナフィラキシーとロクロニウム，スガマデクス

　本章で述べたようにロクロニウムによるアナフィラキシーの頻度が地域，性別によって有意に異なることが知られていた．わが国でもロクロニウムの発売前には，日本がフランスやノルウェーのように高頻度でロクロニウムによるアナフィラキシーが発生するか，あるいはイギリス，アメリカのようにベクロニウム，パンクロニウムと差がないのかは注目されていたところであった．結果として2007年の発売後の報告を見る限り，わが国におけるロクロニウムによるアナフィラキシーの頻度はイギリス，アメリカと同程度と考えてよいであろう．また，ロクロニウムがスガマデクスに包接される際には4級アンモニウム基も陰性に荷電した側鎖に取り囲まれる形をとる．IgE抗体との反応部位がマスクされるため，結果としてスガマデクスがアナフィラキシー反応を抑制する可能性が指摘されてきた．最近，ロクロニウムによって生じたと思われる重症のアナフィラキシーショック患者にスガマデクスを投与したところ，1分以内に循環動態の安定化が得られたとする報告がなされており（Br J Anaesth 2011；106：199-201），ロクロニウムによるアナフィラキシーを疑った場合，スガマデクス投与を試みる意義はありそうである．一方，スガマデクスによると思われるアナフィラキシー様反応の報告もあるようだが，執筆時点での報告はすべて軽症例であったとのことである．

おわりに

　脱分極性筋弛緩薬，非脱分極性筋弛緩薬，抗コリンエステラーゼそれぞれの副作用をまとめた。脱分極性筋弛緩薬，抗コリンエステラーゼに関しては新しい知見は少ないが，非脱分極性筋弛緩薬についてはアナフィラキシーの問題，残存筋弛緩による術後合併症の問題などの点に関して，今後も検討が必要であろう。

文　献

1) Donati F, Bevan DR. Neuromuscular blocking agents. In：Barash PG, Cullen BF, Stoelting RK. editors. Clinical Anesthesia. 5th eds. Philadelphia：Lippincott Williams Wilkins；2006. p.421-52.
2) Mencke T, Schreiber JU, Becker C, et al. Pretreatment before succinylcholine for outpatient anesthesia? Anesth Analg 2002；94：573-6.
3) Litman RS, Rosenberg H. Malignant hyperthermia：Update on susceptibility testing. JAMA 2005；293：2918-24.
4) Migita T, Mukaida K, Kawamoto M, et al. Fulminant-type malignant hyperthermia in Japan：Cumulative analysis of 383 cases. J Anesth 2007；21：285-8.
5) 小竹良文．ロクロニウム開発の歴史．LiSA 2008；15：34-8.
6) Berg H, Roed J, Viby-Mogensen J, et al. Residual neuromuscular block is a risk factor for postoperative pulmonary complications. A prospective, randomised, and blinded study of postoperative pulmonary complications after atracurium, vecuronium and pancuronium. Acta Anaesthesiol Scand 1997；41：1095-103.
7) Eriksson LI, Sundman E, Olsson R, et al. Functional assessment of the pharynx at rest and during swallowing in partially paralyzed humans：Simultaneous videomanometry and mechanomyography of awake human volunteers. Anesthesiology 1997；87：1035-43.
8) Eriksson LI. Reduced hypoxic chemosensitivity in partially paralysed man. A new property of muscle relaxants? Acta Anaesthesiol Scand 1996；40：520-3.
9) Eriksson LI. The effects of residual neuromuscular blockade and volatile anesthetics on the control of ventilation. Anesth Analg 1999；89：243-51.
10) Eriksson LI. Evidence-based practice and neuromuscular monitoring：It's time for routine quantitative assessment. Anesthesiology 2003；98：1037-9.
11) Fryer AD, Jacoby DB. Muscarinic receptors and control of airway smooth muscle. Am J Respir Crit Care Med 1998；158：S154-60.
12) Jooste E, Klafter F, Hirshman CA, et al. A mechanism for rapacuronium-induced bronchospasm：M_2 muscarinic receptor antagonism. Anesthesiology 2003；98：906-11.
13) Jooste EH, Sharma A, Zhang Y, et al. Rapacuronium augments acetylcholine-induced bronchoconstriction via positive allosteric interactions at the M_3 muscarinic receptor. Anesthesiology 2005；103：1195-203.
14) Segredo V, Matthay MA, Sharma ML, et al. Prolonged neuromuscular blockade after long-term administration of vecuronium in two critically ill patients. Anesthesiology 1990；72：566-70.
15) Peduto VA, Gungui P, Di Martino MR, et al. Accidental subarachnoid injection of pancuronium. Anesth Analg 1989；69：516-7.

16) Basta SJ. Release of histamine by nondepolarizing neuromuscular blocking agents. Anesthesiol Rev 1989；16：19-23.
17) Mertes PM, Laxenaire MC. Allergic reactions occurring during anaesthesia. Eur J Anaesthesiol 2002；19：240-62.
18) Hepner DL, Castells MC. Anaphylaxis during the perioperative period. Anesth Analg 2003；97：1381-95.
19) Mertes PM, Laxenaire MC, Alla F. Anaphylactic and anaphylactoid reactions occurring during anesthesia in France in 1999-2000. Anesthesiology 2003；99：536-45.
20) Laxenaire MC, Mertes PM. Anaphylaxis during anaesthesia. Results of a two-year survey in France. Br J Anaesth 2001；87：549-58.
21) Rose M, Fisher M. Rocuronium：high risk for anaphylaxis？Br J Anaesth 2001；86：678-82.
22) Laake JH, Røttingen JA. Rocuronium and anaphylaxis：A statistical challenge. Acta Anaesthesiol Scand 2001；45：1196-203.
23) Bhananker SM, O'Donnell JT, Salemi JR, et al. The risk of anaphylactic reactions to rocuronium in the United States is comparable to that of vecuronium：an analysis of food and drug administration reporting of adverse events. Anesth Analg 2005；101：819-22.
24) Harboe T, Guttormsen AB, Irgens A, et al. Anaphylaxis during anesthesia in Norway：a 6-year single-center follow-up study. Anesthesiology 2005；102：897-903.
25) Moss J. Allergic to anesthetics. Anesthesiology 2003；99：521-3.
26) Levy JH, Gottge M, Szlam F, et al. Weal and flare responses to intradermal rocuronium and cisatracurium in humans. Br J Anaesth 2000；85：844-9.
27) Mertes PM, Moneret-Vautrin DA, Leynadier F, et al. Skin reactions to intradermal neuromuscular blocking agent injections：A randomized multicenter trial in healthy volunteers. Anesthesiology 2007；107：245-52.
28) Schweickert WD, Hall J. ICU-acquired weakness. Chest 2007；131：1541-9.
29) Murray MJ, Cowen J, DeBlock H, et al. Clinical practice guidelines for sustained neuromuscular blockade in the adult critically ill patient. Crit Care Med 2002；30：142-56.
30) Segredo V, Caldwell JE, Matthay MA, et al. Persistent paralysis in critically ill patients after long-term administration of vecuronium. N Engl J Med 1992；327：524-8.
31) Debaene B, Plaud B, Dilly MP, et al. Residual paralysis in the PACU after a single intubating dose of nondepolarizing muscle relaxant with an intermediate duration of action. Anesthesiology 2003；98：1042-8.
32) Naguib M. Sugammadex：Another milestone in clinical neuromuscular pharmacology. Anesth Analg 2007；104：575-81.
33) Bevan DR, Donati F, Kopman AF. Reversal of neuromuscular blockade. Anesthesiology 1992；77：785-805.
34) McCourt KC, Mirakhur RK, Kerr CM. Dosage of neostigmine for reversal of rocuronium block from two levels of spontaneous recovery. Anaesthesia 1999；54：651-5.
35) Gan TJ. Risk factors for postoperative nausea and vomiting. Anesth Analg 2006；102：1884-98.

〔小竹　良文〕

ミニ知識　アナフィラキシー

▼概要

アナフィラキシーとは，急激な発症を示す重篤な全身性アレルギー反応で，時に致命的となりうる病態を指し，主に，IgEが関与するI型即時反応による[1]。IgEが関与せず，肥満細胞への直接作用などにより生じる類似の病態をアナフィラキシー様反応と呼んで区別する場合があるが，この呼称を避ける意見もある。発症機序としては，通常，原因物質の曝露に際し，IgE抗体が産生されて肥満細胞や好塩基球の受容体と結合するが，この初回感作が臨床症状を生じることはない。しかし，同じ原因物質の再曝露により，化学的メディエータを多く含むこれらの細胞が活性化され，ヒスタミンやプロテアーゼ，プロテオグリカンなどの放出が生じる。また，遅反応性物質としてプロスタグランジンD_2やロイコトリエン，トロンボキサンA_2，血小板活性化因子などが続いて放出され，これらの標的臓器に対する作用が皮膚症状や呼吸器症状，循環器症状などの多彩な症状の原因となる。麻酔関連領域で問題となる原因物質には，筋弛緩薬やラテックス，静脈麻酔薬，オピオイド，局所麻酔薬，膠質液，アプロチニン，プロタミン，消毒薬，抗菌薬，ヨード造影剤，血液製剤など数多く挙げられるが，実際に頻度が多いとされるのは筋弛緩薬，ラテックス，抗菌薬である[2]。なお，日本麻酔科学会による偶発症例調査によれば，2005～2009年の直近5年間において報告されたアナフィラキシーショックは262例であり，年次にかかわりなく毎年40～60例の発生を認めている。これは，当該年間の総麻酔科管理症例数に対して約0.0049％（すなわち，約20,000例に対して1例）の発生率に相当し，過小評価の可能性はあるが，他の報告[3]ともほぼ一致する。また，記載のあった薬物では筋弛緩薬や輸血，抗菌薬，プロタミン，ラテックスなどが主なものであった。

▼症状と徴候

原因物質の曝露後早期に認められる症状には，皮膚・粘膜症状（紅斑，発赤，じんま疹，口唇・顔面浮腫，舌腫脹），消化器症状（悪心・嘔吐，腹痛，下痢），呼吸器症状（上気道浮腫，喘鳴，気管支痙攣，呼吸・換気困難），循環器症状（低血圧，頻脈や徐脈，不整脈，循環虚脱，心停止）などが含まれ，さらに中枢神経症状として混迷や意識喪失，痙攣などが加わる場合がある。これらの臨床症状は，その重症度に応じてグレード1～4に分類され，簡略を示せば，皮膚・粘膜症状のみにとどまる場合をグレード1，中等度の循環器症状や呼吸器症状を伴う場合をグレード2，心血管虚脱を伴う場合をグレード3，心停止をグレード4とする。一方，アナフィラキシーに伴う急性冠症候群はKounis症候群と呼ばれ，冠疾患の素因を伴わないI型と素因を有するII型に分類される。

▼診断と治療

診断は，通常，原因物質の曝露後に伴う臨床症状によって行われるが，*in vivo*および

in vitro で行われる生化学検査やスキンテストが病態の把握や原因物質の同定に役立つ。例えば、血漿ヒスタミン濃度や血清トリプターゼ濃度の上昇は肥満細胞などの活性化によるメディエータ放出を示唆するが、両者における半減期の差（ヒスタミン：15～20分、トリプターゼ：約2時間）や、前者は肥満細胞と好塩基球の両者に由来する一方、後者は肥満細胞から特異的に放出される点に注意が必要である（したがって、アナフィラキシー様反応では、ヒスタミン濃度の上昇を認めても、トリプターゼ濃度が正常を示すことが多い）。一方、*in vitro* の検査では原因物質の同定に利用される特異的IgE抗体価測定や白血球ヒスタミン放出試験などが知られているが、必ずしも一般的な検査法ではなく、また、特異度や感度も劣る傾向にある。スキンテストはIgEを介する反応の証拠として意義の高い検査である。これは、皮刺試験と皮内試験に分けられ、後者は感度に優れるが特異度は劣るとされる。また、後者は全身性反応を示す可能性が高いため、皮刺試験を先に行うべきである（個々の薬物に対するスキンテストの詳細な方法は文献4を参照）。周術期のアナフィラキシーに対する一般的な治療は、その重症度に依存するが、①原因物質の排除、②麻酔導入中であれば、導入薬の投与中止、③100％酸素による気道確保、④グレード3または4ではエピネフリン投与、⑤人手を集める、⑥患者を仰臥位、頭低位に保つ、⑦手術を早期に終了させる、などが必要である。さらに、重症例では、心肺蘇生ガイドライン[5]に従った対応をとるべきである。

▼予後

周術期におけるアナフィラキシーの予後は、患者の術前状態にもよるが、適切な早期診断・早期治療を行うことに依存し、麻酔科医の危機管理能力や手腕が大きく影響する。前項で示した偶発症例調査によるアナフィラキシー症例262例では、後遺症なし253例、術中死亡1例、術後8～30日以内死亡2例、植物状態移行1例、中枢神経障害残存2例、その他の後遺症1例、不明2例が主な転帰であり、心停止18例のうち、15例は後遺症なしであった。したがって、トラブルの多くは実際に回避されているが、不幸な転帰をたどった症例も少なからず存在し、さらなる研鑽が麻酔科医に求められていることを強く示唆するものと考えられる。

文　献

1) Sampson HA, Muñoz-Furlong A, Campbell RL, et al. Second symposium on the definition and management of anaphylaxis: Summary Report-Second National Institute of Allergy and Infectious Disease/Food Allergy and Anaphylaxis Network symposium. J Allergy Clin Immunol 2006; 117: 391-7.
2) Dewachter P, Mouton-Faivre C, Emala CW. Anaphylaxis and anesthesia: controversies and new insights. Anesthesiology 2009; 111: 1141-50.
3) Mertes PM, Laxenaire MC. Allergic reactions occurring during anaesthesia. Eur J Anaesthesiol 2002; 19: 240-62.
4) French Society of Anesthesiology and Intensive Care Medicine. Reducing the risk of anaphylaxis during anaesthesia.Abbreviated text. Ann Fr Anesth Reanim 2002; 21: 7-23.
5) American Heart Association: Guidelines for Cardiopulmonary Resuscitation and Emergency Cardiovascular Care, part 10.6: Anaphylaxis. Circulation 2005; 112: IV143-5.

（津崎　晃一）

6 循環作動薬・抗不整脈薬の副作用

はじめに

循環作動薬と称される薬物は数多く存在し，β遮断薬をはじめとする新薬の開発も盛んに行われている。ここでは，静注薬が存在し，かつ周術期に使用することが多い薬物を扱う。すでにあまり使われなくなった薬物は，思い切って削除した。特に，麻酔科医が周術期に患者管理や他科との交渉のうえで知っておくべき点を述べる。薬物の教科書に記載されている副作用であっても，日常の麻酔科関連領域であまり関係がないものは扱わない。副作用は必ずしも有害ではなく，時には主役（作用）にもなりうる。本章では，副作用を主作用として用いる裏技的発想も伝授したい。また，カテコラミンの副作用については，蘇生薬の章に譲る。

1 降圧薬

1) プロプラノロール

a. 薬理

プロプラノロールは，選択性の低いβ遮断薬である。レニンの放出を抑制し，血漿のレニンやアンギオテンシンIIの濃度を低下させる。

b. 副作用

徐脈，心機能低下，伝導障害のほか，慢性閉塞性肺疾患（chronic obstructive pulmonary disease：COPD）や喘息患者においては気管支攣縮のおそれがある。また，β_2遮断の影響で高カリウム血症が生じる可能性がある。しかし，甲状腺機能亢進時のthyrotoxic periodic paralysisでは，低カリウム血症による筋力低下を回復させる可能性がある[1]。また，鎮静作用や疼痛閾値を上げる作用も有する。最近では認知症を有する患者の鎮静にも使用される[2]。

c. 対　策

　0.1 mg/kgずつ投与すれば，気管支攣縮は問題とならないことが多い。高カテコラミン血症の状態で，かつ高カリウム血症が存在する場合の使用は，細胞内に移行したカリウムイオンが逸脱してくるおそれがあるので注意を要する。降圧目的ならば，ニカルジピンなどに変更するほうがよい。

2) エスモロール

a. 薬　理

　プロプラノロールに比べ，β_1選択性が高くランジオロールには劣る。赤血球内のエステラーゼにより代謝される。血管拡張作用と陰性変時作用，陰性変力作用を有する。

b. 副作用

　プロプラノロールやランジオロールに比較すると低血圧が生じやすい。徐脈，心機能低下，伝導障害のほか，β_1非選択性のプロプラノロールと比較すると気管支痙攣は起こり難い。しかし，COPDや喘息患者においては気管支攣縮に注意が必要である。また，疼痛閾値を上げる作用も有するため，術後のモルヒネ使用量を減少させたとの報告がある[3]。動物実験レベルでは，全身性炎症状態におけるサイトカインの血中濃度を低下させることが示されており今後に期待される[4]。

c. 対　策

　麻酔中は特に著明な低血圧を呈することがあるため，少量から慎重に投与する必要がある。周術期に使用した場合，麻酔薬や鎮痛薬の使用量を抑える必要がある。また，脳圧亢進患者の血圧制御では積極的に使用できる[5]。

3) ランジオロール

a. 薬　理

　β_1選択性が高く（$\beta_1 : \beta_2 = 251 : 1$），低血圧を認めにくい。肝・血漿中エステラーゼで代謝される。陰性変時作用，陰性変力作用を有する。陰性変力作用はエスモロールに比べ少ないといわれている[6]。

b. 副作用

　エスモロールと同様である。ただし，エスモロールに比較して低血圧は起こり難い。

c. 対　策

エスモロールと同様である．低血圧に対しては少量から投与する．

4）ニカルジピン

a. 薬　理
ジヒドロピリジン系カルシウム拮抗薬で，主に血管拡張作用を有する．

b. 副作用
あまり副作用を意識しなくてよい薬物である．低血圧以外は，考慮しなくてよい．心抑制はほとんどない．心機能が低下している患者や，心臓外科術後早期では血管拡張による心性代償が著しい低血圧を引き起こすことがある．

また，肝血流を維持し，脳圧も上げない．

c. 対　策
低血圧予防には，少量から投与する．

2 狭心症薬

1）ニトログリセリン

a. 薬　理
cGMPを活性化する．少量で静脈系，多量で動脈を拡張させる．

b. 副作用
低酸素性肺血管攣縮（hypoxic pulmonary vasoconstriction：HPV）を阻害し，Pa_{O_2}の低下をもたらす．どの程度Pa_{O_2}が低下するかは，患者の状態による[7]．脳圧亢進患者では，脳圧を上昇させるが，逆に脳血管の攣縮には効果がある[8]．

c. 対　策
肺でのシャントの多い患者（無気肺など）では著しいPa_{O_2}の低下をもたらすが，正常に近い患者では影響が少ない．具体的には，$Pa_{O_2}/F_{I_{O_2}} < 300$の患者では使用上注意する必要がある．投与の中止により，人工呼吸器から離脱可能となる症例もあるので検討が必要である．$Pa_{O_2}/F_{I_{O_2}} = 200$前後の患者で呼吸器からの離脱を考慮しているなら積極的に中止し，冠拡張を期待しているならニコランジルへ，降圧作用を期待しているならβ遮断薬やニカルジピンなど

に切り替えることを勧める。逆に，少しでも早く（再）挿管すべきなのに，主治医が拒んでいる場合はあえて投与を続け，挿管したのち（血圧が低下するので）中止しPa_{O_2}/F_{IO_2}の著しい改善を示すこともできる。

2）ニコランジル

a. 薬　理
ATP依存性Kチャネル開口薬（K-ATP channel opener）であり，nitric oxide donorでもある。主に，冠血管を拡張させる。

b. 副作用
K-ATP channel openerであるため，ischemic preconditioning様の作用を有することがよく知られている[9]。HPVの抑制が少ないため，片肺換気に適している[10]。口腔，消化管，皮膚などの潰瘍がある。投与開始から数週間で生じるが，メカニズムはいまだ分かっていない[11]。

c. 対　策
潰瘍は，ニコランジルの投与を中止するだけで治癒する。通常，比較的多量に投与（40〜60 mg/day）された場合に起こる[11]。

3 抗不整脈薬

1）ジルチアゼム

a. 薬　理
他のカルシウム遮断薬に比較して，冠血管拡張作用が強い。

b. 副作用
ジゴキシン投与患者では，洞性徐脈に注意する。β遮断薬投与患者に投与した場合重度の徐脈を誘発することがある。

c. 対　策
徐脈を誘発するすべての薬物の使用時には注意を要する。

2) 硫酸マグネシウム

a. 薬 理
マグネシウムイオンは細胞内では，2番目に多い陽イオンであり，頻脈性不整脈には効果がある。特に，周術期において低カリウム血症の存在下では有効な場合が多い。

b. 副作用
比較的有害な副作用は，悪心・嘔吐，筋弛緩作用である。有益な副作用としては，シバリングの抑制，疼痛閾値の上昇，不安の抑制。また，スキサメトニウムによる fasciculation を抑制する[12]。腎不全患者では，排泄が低下するため注意を要する。

c. 対 策
悪心・嘔吐は緩徐に静注することで防げる（40 mg/kg，5分）。非脱分極性筋弛緩薬の使用時には注意を要するが，筋弛緩薬を使用しない場合は問題ない。40 mg/kg の投与ではセボフルラン麻酔下で約 20% twitch height が減弱するが，呼吸状態に影響はない[13]。また，心房細動があり，rapid sequence induction が必要な患者では積極的に使用すべきである。ベクロニウムによる precurarization に比較し，より容易にスキサメトニウムによる fasciculation を抑制する。

高カリウム血症を伴う腎不全では，血清マグネシウム値を把握してから投与する。

3) アミオダロン

a. 薬 理
K チャネル遮断薬であり抗不整脈作用は強い。また，αおよびβ受容体を非競合的に拮抗する。血管拡張作用と陰性変力作用を有する。

b. 副作用
QT 時間を延長するが，torsades de pointes に至るケースは少ない。短期間の使用においては，低血圧には注意する。長期間の経口投与では，肺線維症，肝炎，甲状腺機能低下または亢進症等の重篤な有害作用もある[14,15]。

c. 対 策
投与時には，カテコラミンを用意してから投与する。

4) ベラパミル

a. 薬　理
カルシウムチャネルの L and T type channel を遮断する。心収縮力抑制作用がある。

b. 副作用
血管拡張作用と陰性変力作用により，著しい低血圧を引き起こすことがある。

c. 対　策
低血圧は，フェニレフリンを投与することで，軽減できる。特に，心房細動の頻拍発作などで，投与前に低血圧がある場合はフェニレフリンを前投与することで反射による心拍の適正化も期待できる。

心機能が著しく低下した患者では，使用をさけたほうがよい。また，HPV を明らかに抑制する[16]。持続投与が必要でかつ，低酸素血症が認められる場合，ジルチアゼムに変更することを考慮する。非脱分極性筋弛緩薬に対する作用は臨床使用量では問題ない。

4 心不全治療薬

1) ミルリノン

a. 薬　理
ホスホジエステラーゼⅢを抑制し，細胞内の cAMP 濃度を上昇させることにより陽性変力作用と血管拡張作用を有する。

b. 副作用
実際の使用においては，陽性変力作用より，血管拡張作用が早期に現れるため，全身麻酔中や人工呼吸管理で鎮静中の患者では低血圧を頻繁に経験する。アムリノンのように血小板減少は示さない。

c. 対　策
α刺激薬や輸液負荷で対処可能であるが，全身麻酔中や人工呼吸管理で鎮静中の患者，あるいは低血圧患者では使用を避けたほうが好ましい。

おわりに

どの薬物にも，副作用は必ずある．類似あるいは同種の薬の使い分けは，作用時間や力価だけでなく副作用を利用しうるかも考慮すべきである．異論はあろうが，副作用を征してこそ，専門家ではないだろうか．

文 献

1) Lin SH, Lin YH. Propranolol rapidly reverses paralysis, hypokalemia, and hypophosphatemia in thyrotoxic periodic paralysis. Am J Kidney Dis 2001；37：620-3.
2) Summers WK. The management of agitation in demented patients with propranolol. J Alzheimers Dis 2006；9：69-75.
3) Chia YY, Chan MH, Ko NH, et al. Role of beta-blockade in anaesthesia and postoperative pain management after hysterectomy. Br J Anaesth 2004；93：799-805.
4) Suzuki T, Morisaki H, Serita R, et al. Infusion of the beta-adrenergic blocker esmolol attenuates myocardial dysfunction in septic rats. Crit Care Med 2005；33：2294-301.
5) Rose JC, Mayer SA. Optimizing blood pressure in neurological emergencies. Neurocrit Care 2004；1：287-99.
6) 坂本篤裕．ランジオロール（オノアクト50注）．臨床麻酔 2002；26：1857-9.
7) Toraman F, Kopman EA, Calişirişçi U, et al. Nitroglycerin-induced hypoxemia does not produce myocardial ischemia. J Cardiothorac Vasc Anesth 1997；11：861-3.
8) Ito Y, Isotani E, Mizuno Y, et al. Effective improvement of the cerebral vasospasm after subarachnoid hemorrhage with low-dose nitroglycerin. J Cardiovasc Pharmacol 2000；35：45-50.
9) Ishii H, Ichimiya S, Kanashiro M, et al. Impact of a single intravenous administration of nicorandil before reperfusion in patients with ST-segment-elevation myocardial infarction. Circulation 2005；112：1284-8.
10) Dumas M, Dumas JP, Rochette L, et al. Comparison of the effects of nicorandil, pinacidil and nitroglycerin on hypoxic and hypercapnic pulmonary vasoconstriction in the isolated perfused lung of rat. Br J Pharmacol 1996；117：633-8.
11) Egred M. Nicorandil-associated ulcerations. Eur J Gastroenterol Hepatol 2007；19：395-8.
12) Sakuraba S, Serita R, Kosugi S, et al. Pretreatment with magnesium sulphate is associated with less succinylcholine-induced fasciculation and subsequent tracheal intubation-induced hemodynamic changes than precurarization with vecuronium during rapid sequence induction. Acta Anaesthesiol Belg 2006；57：253-7.
13) Serita R, Morisaki H, Tanaka C, et al. Effects of magnesium sulfate on neuromuscular function and spontaneous breathing during sevoflurane and spinal anesthesia. J Anesth 2007；21：86-9.
14) Jessurun GA, Boersma WG, Crijns HJ. Amiodarone-induced pulmonary toxicity. Predisposing factors, clinical symptoms and treatment. Drug Saf 1998；18：339-44.
15) Ursella S, Testa A, Mazzone M, et al. Amiodarone-induced thyroid dysfunction in clinical practice. Eur Rev Med Pharmacol Sci 2006；10：269-78.
16) Kjaeve J, Bjertnaes LJ. Interaction of verapamil and halogenated inhalation anesthetics on hypoxic pulmonary vasoconstriction. Acta Anaesthesiol Scand 1989；33：193-8.

（芹田　良平）

ミニ知識 薬物性QT延長

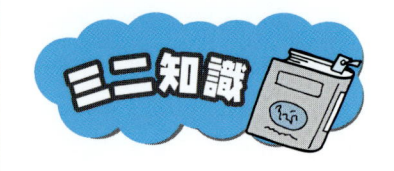

▼概要

心電図上のQT間隔を延長させる薬物は，例えば，torsades de pointes（TdP），すなわちQT延長を伴う多形性心室頻拍や心室細動などの致命的な不整脈をもたらすことに注意が必要である。心臓における電気的活動は心電図上のP波やQRS波，T波（およびU波）として観察されるが，本稿の対象であるQT間隔はQRS波の始まりからT波の終了までと定義され，心室の脱分極とこれに引き続く再分極に相当する。しかし，心電図上のQT間隔は，個々の心室筋細胞における活動電位を重ね合わせた結果として表現され，実際の心室筋活動については微妙な時間的・空間的ずれが伴う。すなわち，一部の心室筋では再分極がT波の終了以前に完了し，また，一部ではT波の終了後も再分極が続く場合がある。また，QRS波の開始時点やT波の終了時点を厳密に決定することは必ずしも容易でなく，したがって，実際のQT間隔には多少の誤差が含まれていると考えてよい。QT間隔の基準値は，一般に第II誘導で400 msec以内とされるが，心拍数に依存するため，RR間隔による補正（QTc）を加え，440 msecより長い場合をQT延長とする。

QT間隔の成因となる心室脱分極・再分極には，膜の興奮に伴うイオン移動がその主役を担う。すなわち，急激な細胞内ナトリウム流入と停止（0相と1相），続く緩徐なカルシウムおよび一部のナトリウム流入（2相），さらには緩徐なカリウム流出（3相）が活動電位の各相を決定し，これらは活動電位の終了に伴って静止膜電位に回復する（4相）。このうち，QT延長に関与するのはナトリウムの急速流入に伴う外向き電流の減少と主にカリウムの緩徐流出に伴う内向き電流の増加であり，これらによる早期後脱分極はTdPなどの不整脈の原因となる。QT延長は遺伝子異常に伴う先天性と後天性とに大別され，後者では，電解質・代謝異常に伴うものや疾患（心筋炎など）に伴うもの，薬物に起因するものが知られている[1]。薬物に起因するQT延長では，特に，遅延整流カリウム電流（I_{Kr}）にかかわる急速活性化チャネルの阻害が発症機序として注目される一方，異なるメカニズムに基づく薬物も存在する。また，薬物性QT延長には，性別（女＞男）栄養不良（神経性食欲不振，飢餓，アルコール中毒）や徐脈，脳血管疾患（くも膜下出血，外傷），糖尿病，高齢者，電解質異常（低カリウム血症，低マグネシウム血症，低カルシウム血症），心不全（心筋症），高血圧，低血糖，低体温，甲状腺機能低下症，心筋虚血，肥満，中毒（有機リン剤），下垂体不全などのさまざまな病態が悪化要因として知られている。

▼症状と徴候

QT延長に伴う症状としては，その程度に応じて全く無症状である場合から，胸部不快感，動悸，失神発作，さらにはTdPや心室細動などのただちに蘇生を必要とする場合までさまざまである。QT間隔の延長は，可能性のある薬物投与中の定期的な心電図モニタ

表1 QT延長を伴う代表的な原因薬物

薬効分類	代表薬
抗不整脈薬（Vaughan-Williams分類）	
Ⅰa群	キニジン，ジソピラミド，プロカインアミド
Ⅰc群	フレカイニド
Ⅲ群	ソタロール，アミオダロン，ニフェカラント
抗うつ薬	アミトリプチリン，デシプラミン，イミプラミン
抗精神病薬	ハロペリドール，ピモジド，チオリダジン
抗ヒスタミン薬	テルフェナジン
抗菌薬	エリスロマイシン，ペンタミジン

(Roden DM. Drug-Induced prolongation of the QT interval. N Engl J Med 2004；350：1013-22 より引用)

リングによって診断されるが，アミオダロン投与に伴うように，QT延長だけでは必ずしもTdPが生じるとは限らず（すなわち，QT延長はTdPの必要条件であるが，十分条件ではない），実際には心室筋における再分極過程の不均一性が影響すると考えられている[2]。

▼診断と治療

診断には，薬物投与の既往歴を把握することが必要である．QT延長の可能性を有する薬物は，関連性の強さから「definite」，「probable」，「proposed」の3群に分けられる．一般に，definiteでは，薬物投与とQT延長の間に時間的因果性が認められ，その中断に伴う改善や再投与に伴う再発，さらには in vivo あるいは in vitro における電気生理学的影響を示すデータなどから決定される．しかし，これらのエビデンスが不十分となるprobableやproposedでは関連性が希薄となる．QT延長に対してdefiniteとされる薬物のいくつかを表1に示す[3]．また，薬物相互作用として，主に薬物代謝酵素に対する影響からQT延長を生じる場合があり，可能性のある複数の薬物を投与している場合にはさらなる注意が必要である．

一方，QT延長に伴うTdPの治療としては，第一選択としての硫酸マグネシウム静脈内投与を含め，原因薬物の中止，電解質異常の補正，徐脈時の一時ペーシングやアトロピン，イソプロテレノールなどが挙げられる．

▼予後

薬物性QT延長症候群の予後は，必ずしも明らかではない．可能性のある薬物投与に際して心電図を定期的にモニターすることは重要であり，他に悪化素因がなければ10 msec程度のQTc延長は許容範囲とされる．しかし，QTc延長が著明な場合は，投与薬物の減量や中止を考慮すべきであり，特にQT間隔＞500 msecではアミオダロンを除いて即座に中止することが必要である．

文　献

1) Laakso M, Aberg A, Savola J, et al. Diseases and drugs causing prolongation of the QT interval. Am J Cardiol 1987；59：862-5.
2) Kannankeril PJ, Roden DM. Drug-induced long QT and torsade de pointes：Recent advances. Curr Opin Cardiol 2007；22：39-43.
3) Roden DM. Drug-Induced prolongation of the QT interval. N Engl J Med 2004；350：1013-22.

（津崎　晃一）

ミニ知識　薬物性肺障害

▼概要

約400種程度の薬物が肺障害に関連するとされるが，実際には，臨床的，放射線学的，組織学的に非特異的な病像を示すため，その診断は困難である。薬物により障害を受ける組織は肺実質や胸膜，気道，血管系，縦隔などさまざまであり，明らかとなる病態としても，非心原性肺水腫や過敏性肺臓炎，閉塞性細気管支炎，肺高血圧，間質性肺炎，気管支痙攣，胸水貯留，びまん性肺胞障害，好酸球性肺炎，肺出血，肉芽腫性肺臓炎など，極めて多岐にわたる（表1）。また，これらの肺障害を生じる機序もさまざまであり，ニトロフラントインや抗悪性腫瘍薬に伴うオキシダント肺障害に加え，アスピリンやヒドロクロロチアジド，子宮収縮抑制薬，ナロキソンなどに伴う非心原性肺水腫，アミオダロンに伴う肺胞上皮へのリン脂質蓄積，抗菌薬などによる薬物性全身性エリテマトーデスに認められるアレルギー反応としての間質性肺炎，ブレオマイシンなどの抗悪性腫瘍薬に伴う直接的な肺毒性による間質性肺炎などが代表的なものである。薬物性肺障害の危険因子としては，高齢者，総投与量（細胞毒性薬物），酸素療法，多剤併用療法（シスプラチンとブレオマイシンの併用など），放射線治療などが挙げられ，これらを伴う場合には事前の十分な配慮が必要である[1,2]。

▼症状と徴候

症状と徴候は個々の病態によって異なるが，代表的な薬物性肺障害である間質性肺炎を例に挙げれば，努力性呼吸や呼吸困難，乾性咳嗽，頻呼吸，1回換気量の低下，慢性低酸素に伴うバチ状指，チアノーゼ，呼吸補助筋の緊張などが認められる。この間質性肺炎は肺胞隔壁などの肺間質における炎症を主体とする病態であるが，代表的な原因薬物としては，発症機序として免疫系を介する抗菌薬やアミオダロンなど，直接的な細胞毒性を介するものとして抗悪性腫瘍薬が知られている。薬物投与から発症までの期間は，免疫機序を介するものでは2～3週，細胞毒性によるものではブレオマイシンのように総投与量に依存する場合に数週～数年かけて発症することが多いが，メトトレキサートやゲフィニチブなどでは急激に発症する場合がある。

▼診断と治療

診断は他の薬物副作用に対する診断と同様に，当該薬物投与との時間的因果性，薬物中止に伴う症状緩和，再曝露に伴う症状再発が原因薬物確定のための基準となる。一方，薬物投与中に説明のつかない呼吸器症状や発熱などが認められる場合，血液検査による炎症所見やマーカー値，血液ガス所見を得るとともに，胸部X線写真やCT，MRIなどの画像診断，肺機能検査，気管支鏡検査（気管支肺胞洗浄）などを必要に応じて参考にする。治療はそれぞれの病態によって異なるが，間質性肺炎では，①原因薬物の中止，②ステロイドパルス療法，③好中球エラスターゼ阻害薬，④換気や酸素化の改善のための非侵襲的

表1 薬物性肺障害の代表的疾患と原因薬物

肺疾患	原因薬物
非心原性肺水腫	メトトレキサート, 子宮収縮抑制薬, チアジド, シクロフォスファミド, 非ステロイド性抗炎症薬, ヨード造影剤
過敏性肺臓炎	ニトロフラントイン, メトトレキサート, β遮断薬, プロカルバジン, 非ステロイド性抗炎症薬
閉塞性細気管支炎	アセブトロール, アミオダロン, アンフォテリシンB, ブレオマイシン, カルバマゼピン
びまん性肺胞出血	抗凝固薬, シトシンアラビノシド
肺血管炎	ニトロフラントイン, スルフォナミド, ペニシリン, フェニトイン, プロピオチオウラシル
間質性肺炎	アザチオプリン, ブレオマイシン, クロラムブシル, メトトレキサート, フェニトイン, 抗菌薬, アミオダロン, 抗リウマチ薬（インターフェロン, 金製剤）, 漢方薬（小柴胡湯）
好酸球性肺炎	ペニシラミン, 非ステロイド性抗炎症薬
気管支痙攣	非ステロイド性抗炎症薬, アスピリン
胸膜肥厚	シクロフォスファミド
縦隔リンパ節腫脹	フェニトイン, ブレオマイシン, カルバマゼピン

陽圧換気療法（noninvasive positive pressure ventilation：NPPV）を含む人工呼吸管理などが試みられる[3]。

▼予後

薬物性肺障害の予後はさまざまであり，原因薬物や基礎疾患，肺障害の程度に依存する．また，肺障害の合併症として，肺線維症や呼吸不全，肺塞栓，肺高血圧，気胸，肺感染症が挙げられ，これらも予後に大きい影響を及ぼす．

文献

1) Ben-Noun LL. Drug-induced respiratory disorders. Incidence, prevention and management. Drug Safety 2000；23：145-64.
2) Ozkan M, Dweik RA, Ahmad M. Drug-induced lung disease. Cleve Clin J Med 2001；68：789-95.
3) Camus P, Fanton A, Bonniaud P, et al. Interstitial lung disease induced by drugs and radiation. Respiration 2004；71：301-26.

（津崎　晃一）

7 産科麻酔関連薬の副作用

はじめに

　産科麻酔領域ではその特殊性ゆえに，薬物の副作用に関しても一般の手術と異なる観点からの理解と配慮が必要である．例えば，母体と胎児の麻酔管理を同時に行うため，母体にとって好ましい作用が胎児にとっては副作用になったり，逆に胎児にとって好ましい作用が母体にとって副作用となったりすることがある．また妊娠に伴う生理学的変化により副作用の頻度や重篤度も変化するため，妊娠時と非妊娠時では薬物の選択基準が異なってくる．さらに各種の子宮収縮薬の副作用，無痛分娩に用いる局所麻酔薬の心毒性，妊娠中の手術の際に用いる麻酔薬の催奇形性などについても産科麻酔にかかわる麻酔科医は熟知しておくべきである．
　本章では，帝王切開術，無痛分娩，妊娠中の産科以外の手術の麻酔などに用いる薬物の副作用について解説する．

1 帝王切開術の際に用いられる薬物の副作用

1）昇圧薬の副作用

　妊婦ではもともと増大した子宮により下大静脈が圧迫され低血圧が起こりやすいが（仰臥位低血圧症候群），特に帝王切開術のための脊髄くも膜下麻酔後には低血圧が高率に発生する．子宮胎盤血流は自動調節能がなく母体の低血圧により胎児への酸素供給が容易に減少するので，速やかな対処が必要となる．この場合，昇圧薬による血圧上昇は母体にとっては好ましい作用であるが，仮にα作用により子宮胎盤血流が減少するとすれば胎児にとっては副作用となる．このような理由から帝王切開術中の母体の低血圧に対してはフェニレフリンなどのα刺激薬による昇圧は子宮胎盤血流を減少させる危険性が懸念され，α作用とβ作用をともに有するエフェドリンが好んで用いられてきたが，最近のエフェドリンとフェニレフリンを比較した研究では，逆にエフェドリンの使用により新生児のアシドーシスが促進される危険性が指摘されている．

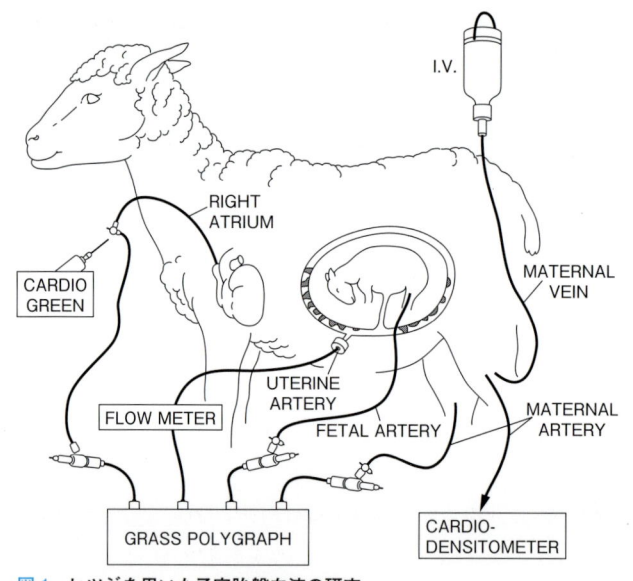

図1 ヒツジを用いた子宮胎盤血流の研究
(Ralston DH, Shnider SM, DeLorimier AA. Effects of equipotent ephedrine, metaraminol, mephentermine, and methoxamine on uterine blood flow in the pregnant ewe. Anesthesiology 1974 ; 40 : 354-70 より引用)

a. エフェドリン

　エフェドリンはα, β受容体ともに刺激するが，主にβ受容体を介した心臓への直接作用により，末梢と子宮への血流量を増加させるとされている．1974年にRalstonらは，妊娠したヒツジに対して同程度に母体血圧を上昇させる量のエフェドリンとメトキサミンを用いた場合，エフェドリンは子宮血流量を増加させるが，メトキサミンは減少させることを示した[1]（図1）．この報告以来，帝王切開中の昇圧薬としてエフェドリンが不動の地位を獲得し，2001年の英国の調査でも95％の麻酔科医がエフェドリンを第一選択としていたことが報告されている[2]．Ralstonらの報告では胎児の血液ガス所見を指標とした場合，エフェドリンとメトキサミンで有意差は認められなかったが，最近のエフェドリンとフェニレフリンを比較した研究では，エフェドリンの使用により新生児のアシドーシスの危険が増加するとの報告が相次いでなされた[3]（図2）．その後Ngan Keeらはエフェドリンの胎盤通過性がフェニレフリンよりも有意に高いことを示し，胎盤を通過したエフェドリンのβ作用により胎児の代謝が亢進してアシドーシスが助長されているのではないかと推測している[4]．

　その他のエフェドリンの副作用として，悪心，嘔吐がフェニレフリンに比べ多いとの報告がある[5]．またエフェドリンでは母体の頻脈が起こりうるため，頻脈が好ましくない場合には注意が必要である．

b. フェニレフリン

　フェニレフリンなどのα受容体のみを選択的に刺激する薬物は，子宮胎盤血流を犠牲にして

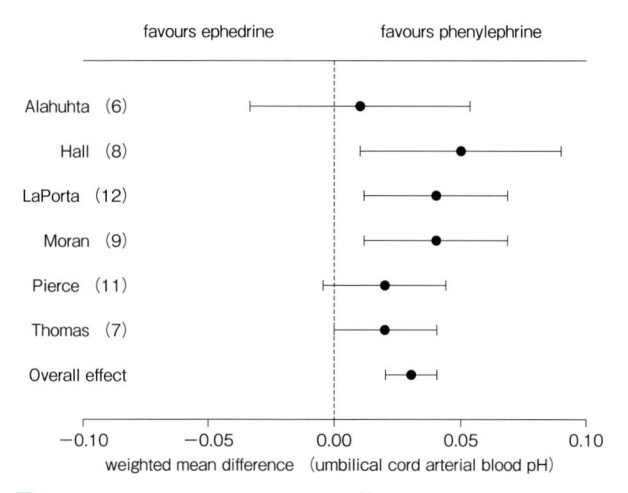

図2 エフェドリンとフェニレフリンの比較
(Lee A, Ngan Kee WD, Gin T. A quantitative, systematic review of randomized controlled trials of ephedrine versus phenylephrine for the management of hypotension during spinal anesthesia for cesarean delivery. Anesth Analg 2002；94：920-6 より引用)

母体の血圧を上昇させると考えられてきたが，最近の超音波ドプラーを用いた研究ではエフェドリンとフェニレフリンで子宮血流量の変化に有意差はないことが示されている[6]。ただし，フェニレフリンでは母体の徐脈の頻度が増すため，徐脈が好ましくない症例では注意が必要である。

c. まとめ

これまで帝王切開術中の昇圧薬としてはエフェドリンが第一選択薬であったが，エフェドリンとフェニレフリンを比較した場合，エフェドリンでは新生児がアシドーシスになりやすい。ただしエフェドリンによるアシデミアが必ずしも新生児の状態の悪化を意味するとは限らない。エフェドリンは頻脈を，フェニレフリンは徐脈を起こしうるため，母体の心拍数も参考に昇圧薬を選択するとよい。

2）全身麻酔のための麻酔薬

帝王切開術を全身麻酔で管理する場合には，吸入麻酔薬あるいは静脈麻酔薬が用いられるが，吸入麻酔薬の副作用として子宮筋の弛緩，静脈麻酔薬の副作用として術中覚醒，両者に共通する副作用として児の抑制などが懸念される。一般的には，これらの副作用を最小限にするために，児の娩出までは吸入麻酔薬を用い，児の娩出後は静脈麻酔薬に変更することが推奨されている。

a. 吸入麻酔薬

吸入麻酔薬が子宮筋を抑制することはよく知られている。吸入麻酔薬による子宮筋の弛緩は

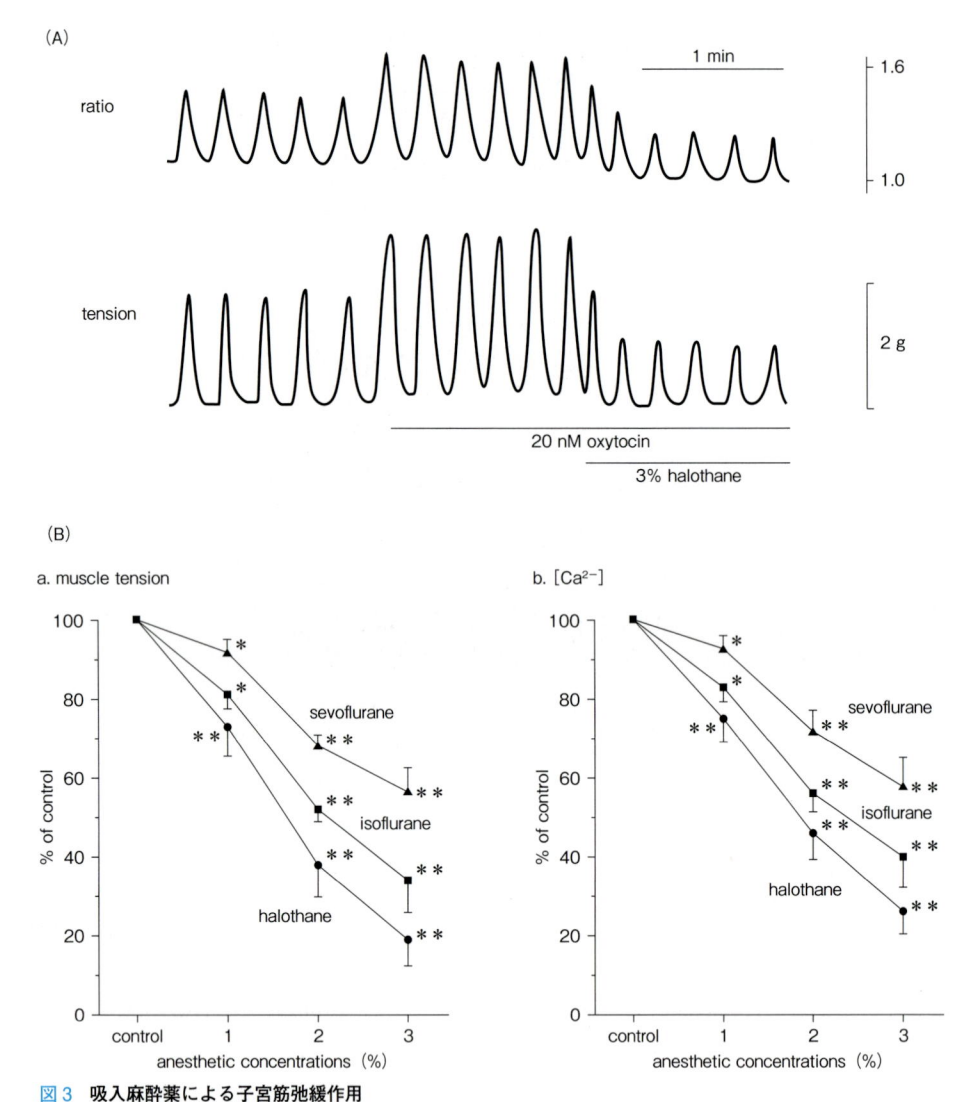

図3 吸入麻酔薬による子宮筋弛緩作用
(Yamakage M, Tsujiguchi N, Chen X, et al. Sevoflurane inhibits contraction of uterine smooth muscle from pregnant rats similarly to halothane and isoflurane. Can J Anaesth 2002; 49: 62-6 より引用)

 児の娩出後は母体の出血量を増加させるので母体にとっては副作用であるが，胎児にとっては子宮血流を増加させることにより，胎児への酸素供給を増加させるので好ましい作用である。
　一般的に帝王切開術を全身麻酔で行う場合には，麻酔薬により児が抑制され sleeping baby となることを避けるために，麻酔導入から児の娩出までの時間（induction-delivery interval：ID interval）を最短にすることが推奨されている。しかし症例によっては無理に ID interval を短縮するよりも，落ち着いて麻酔を導入したうえで積極的に吸入麻酔薬を用いて麻酔を維持し十分な子宮血流を維持したほうが，胎児の状態が改善される可能性がある[7]。実際，術前から癒着胎盤が指摘されており，尿管ステントや balloon occlusion のためのカニュレーションなどの術前処置が必要な症例では，導入直後から 1MAC 程度のセボフルランで麻酔を維持し，

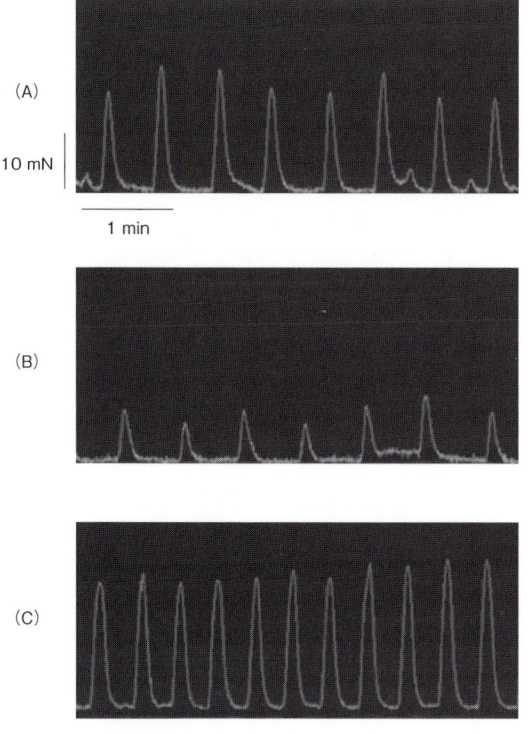

図4 吸入麻酔薬の子宮筋弛緩作用に対するプロスタグランジンE_1の抑制作用
(Ohashi Y, Sumikura H, Tateda T. Inhibitory effect of alprostadil against sevoflurane-induced myometrial relaxation in rats. J Anesth 2007 ; 21 : 361-6 より引用)

児娩出まで30分以上かかった場合でも,1分後のアプガースコアが低くなることは避けられないが,5分後のアプガースコアは必ずしも低くなく,挿管も必要とされないことが多い。したがって,新生児科の理解と協力が得られるならば,このような症例では児娩出まで吸入麻酔薬を積極的に用いて子宮血流を維持することは,胎児にとって有益かもしれない。さらにまれなケースではあるが,ex utero intrapartum treatment (EXIT) を行う場合には,子宮切開時の子宮筋の十分な弛緩と胎児処置中の胎児の不動化が必要とされるため,母体の循環動態に注意しつつ,比較的高濃度の吸入麻酔薬を積極的に使用して子宮の弛緩と胎児の不動化を図ることは有用と考えられる[8]。

吸入麻酔薬による子宮筋弛緩の機序は十分に解明されていないが,Yamakageらは妊娠ラットの子宮筋モデルを用いて,吸入麻酔薬が用量依存的に子宮筋の収縮を抑制し,同時に細胞内のカルシウム濃度を低下させていることを示し,その機序として吸入麻酔薬によるvoltage-dependent Ca^{++} channels (VDCC) の抑制が関与していると推測した(図3)[9]。さらに最近,Ohashiらは妊娠ラットの子宮筋モデルを用いて,吸入麻酔薬の子宮筋弛緩作用をプロスタグランジンE_1が抑制することを示した(図4)[10]。プロスタグランジンE_1が,*in vitro*で血圧を低下させる濃度と子宮を収縮させる濃度の相関関係は十分には研究されていないが,少なくとも妊娠高血圧症などの症例では,プロスタグランジンE_1により血圧をコントロール

しつつ吸入麻酔薬による筋弛緩作用を抑制することが可能かもしれない。

b. 静脈麻酔薬

　帝王切開術で静脈麻酔薬を使用する際に注意すべき副作用は児の抑制と術中覚醒である。全身麻酔の導入の目的ではチオペンタールなどの短時間作用性のバルビツレートがこれまで使用されてきたが，最近ではプロポフォールも使用されつつある。

　チオペンタールは胎盤を速やかに通過するため，チオペンタールを用いて全身麻酔を導入した場合には児の抑制が懸念される。Kosaka らは，チオペンタールの投与量が 4 mg/kg では児の抑制は比較的軽度であるが，8 mg/kg を超えた場合には顕著となることを示した[11]。この報告ののち，4 mg/kg のチオペンタールは帝王切開術の導入の標準的な投与量として広く受け入れられているが，母体が入眠する量のチオペンタールを用いても新生児が抑制されない理由としては以下のことが考えられる。①母体での急速な再分布により胎児への移行量が減少する，②臍帯静脈血が最初に還流する肝臓でチオペンタールが取り込まれる，③胎児循環でチオペンタールが希釈される。

　プロポフォールも同様に速やかに胎盤を通過するが，通常の導入量（2.0～2.5 mg/kg）では児の抑制は認められないことが報告されており[12]，チオペンタールを用いて導入した場合に比べ，挿管に伴う血圧上昇が少ないため，妊娠高血圧症候群（pregnancy-induced hypertension：PIH）の妊婦では好んで用いられている。いずれにしても，全身麻酔の導入に用いる静脈麻酔薬による児の抑制を避けるためには，使用量は必要最低限にとどめ，可能なかぎり ID interval を短縮することが重要である。

　一方，帝王切開術では通常の手術に比べ術中覚醒の危険が高いことが知られており，その発生率は 0.4～1.3% と報告されている[13]。帝王切開術中の術中覚醒は，静脈麻酔薬による導入から吸入麻酔薬の効果発現までの間と，児娩出後に吸入麻酔薬濃度を中止し静脈麻酔薬に切り替えたのちに起こりやすい。前者を避けるには気道確保直後から高濃度の吸入麻酔薬を開始するとよい。また後者を避けるには，児娩出後も 0.5 MAC 程度の吸入麻酔薬を継続するか，BIS（bispectral index）モニタを用いて静脈麻酔薬の使用量を厳密に調整することが推奨されている。

c. まとめ

　これまでは吸入麻酔薬により子宮筋が弛緩し出血量が増加することを避けるために，児娩出後には吸入麻酔薬を中止し，静脈麻酔薬に切り替えることが推奨されてきたが，静脈麻酔薬主体の麻酔では術中覚醒の危険が増加する。0.5 MAC 程度の吸入麻酔薬では子宮筋の弛緩も許容範囲内で術中覚醒の危険も減少するため，子宮筋の収縮を十分に観察しながら必要に応じて適切に子宮収縮薬を使用するならば，児娩出後も低濃度の吸入麻酔薬を継続することは許容されるだろう。

Column　小坂義弘先生の論文

　現在，Anesthesiologyのホームページでは，1940年の創刊号から現在に至るまですべての論文がダウンロード可能である。小坂先生による1969年の論文は，Anesthesioogy誌で日本人が筆頭著者となった最初の論文であると伺ったことがあるが，ダウンロードして拝読すると内容的にも視覚的にも非常に新鮮に感じられた。視覚的には，タイトルの部分こそなんとなくノスタルジーを感じさせるが（図A），図表は非常に美しく古さを感じさせない（図B）。さらに内容もチオペンタールの標準的使用法として現在まで継承されており，その考察も新鮮さが失われていない。

　さらにさかのぼると1964年のAnesthesiology誌には，新生児の臍帯血中のチオペンタール濃度を調べた研究の共同著者としてコロンビア大学の森島久代先生のお名前も見つけることができた。こちらはもしかするとAnesthesiology誌で日本人の名前が共同著者として載った最初の論文かもしれない。小坂先生も森島先生もともにお元気にご活躍で，今でも日本の産科麻酔の発展のためにご尽力いただいているが，Anesthesiology誌における日本の麻酔科医の活躍が産科麻酔の分野から始まったことを，産科麻酔を志すものとして非常にうれしく感じるしだいである。

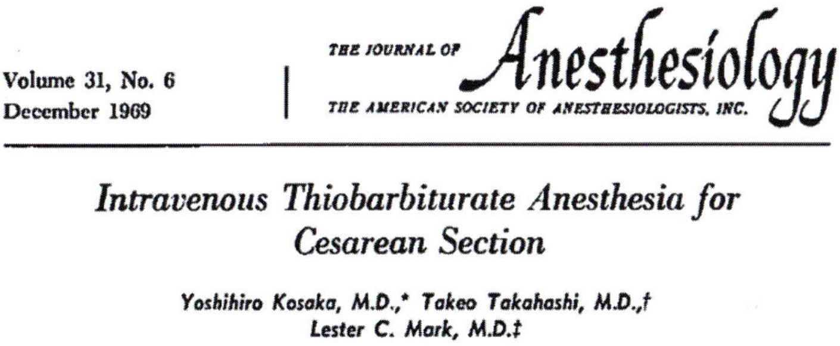

図A　小坂義弘先生の論文（タイトル）

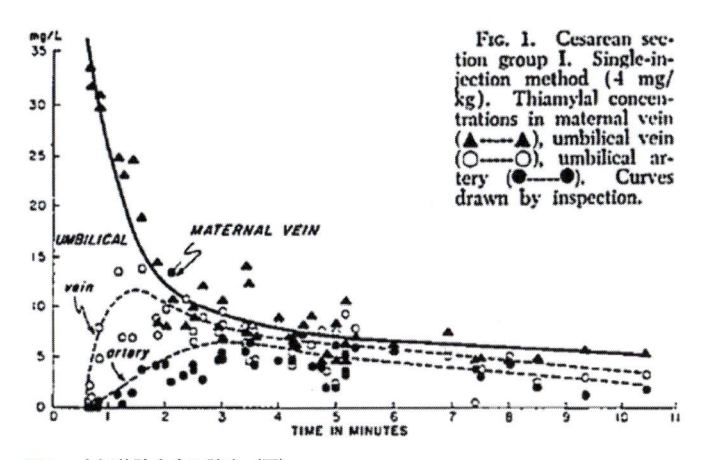

図B　小坂義弘先生の論文（図）
(Kosaka Y, Takahashi T, Lester CM. Intravenous thiobarbitutrate anesthesia for cesarean section. Anesthesiology 1969 ; 31 : 489–506 より引用)

3）筋弛緩薬

　スキサメトニウムは悪性高熱や高カリウム血症などの重篤な副作用を有するため，一般の手術の導入時には，ベクロニウムやロクロニウムなどの非脱分極性筋弛緩薬が使用されることが多い。しかし挿管困難や誤嚥の危険が高い妊婦の帝王切開術では挿管に失敗した場合でも速やかに自発呼吸が再開することを期待してスキサメトニウムが使用されることが多かった。わが国では2010年にスガマデクスが発売され非脱分極性筋弛緩薬の速やかな拮抗が可能となりエスラックス®の使用が検討されている。

a. ベクロニウム

　帝王切開術のための全身麻酔の導入時にベクロニウムを用いる欠点は作用発現までに時間がかかることである。妊産婦では酸素需要が増加していることに加えて，妊娠子宮が横隔膜を挙上させるため機能的残気量が減少しており，導入時に急速に低酸素血症が進行しやすい。したがって帝王切開の導入時に使用する筋弛緩薬は効果発現までの時間が短いことが要求される。一般の手術では少量のベクロニウムを先行投与することにより挿管可能となるまでの時間をスキサメトニウムと同程度まで短縮できる（priming principle）。しかし妊産婦では筋弛緩薬に対する感受性が亢進しているため，先行投与後に中途半端な筋弛緩効果が発現することにより，誤嚥の危険性が増すことから，帝王切開術の導入時におけるpriming principleは推奨されない。さらに妊婦では肥大した乳房や気道周囲の浮腫によりもともと挿管が難しく，挿管に失敗した場合には浮腫が増悪してCVCI（cannot ventilate cannot intubate）となる危険性が高いので，作用持続時間の長いベクロニウムを導入時に使用していると自発呼吸の再開まで時

Column　帝王切開の導入に用いる筋弛緩薬

　帝王切開術を全身麻酔で管理する場合の導入時に用いる筋弛緩薬として，英文の産科麻酔の教科書の多くはスキサメトニウムの使用を推奨している。例えばMillerでは，「チオペンタール（4〜5 mg/kg）とスキサメトニウム（1〜1.5 mg/kg）を用いて迅速導入をすること。この場合，非脱分極性筋弛緩薬による筋攣縮予防は不要である。」と記載されている。またMGH麻酔の手引きの第5版では「チオペンタール（4〜5 mg/kg）とスキサメトニウム（1〜1.5 mg/kg）」と記載されていたのが，第6版では「プロポフォール（1〜2 mg/kg）とスキサメトニウム（1〜1.5 mg/kg）」へと変更されている。導入薬はチオペンタールからプロポフォールに変わったが，筋弛緩薬はスキサメトニウムのまま変更されていないことに注目していただきたい。

　米国では肥満妊婦の割合が高く挿管困難であった場合でも自発呼吸がすぐに再開するスキサトメニウムが好んで用いられてきたと思われるが今後スガマデクスが米国でも発売されるとどのように変わるかに興味がそそられる。

間がかかり致命的である．特に術前に子宮弛緩を目的にマグネシウムが投与されている症例では，ベクロニウムの筋弛緩効果が増強され作用持続時間が著明に延長するため，さらなる注意が必要である．

b. ロクロニウム

ロクロニウムは非脱分極性の筋弛緩薬であるがベクロニウムに比べ作用発現までの時間が短く，十分な量を投与すれば単回投与でも挿管可能となるまでの時間もスキサメトニウムにほぼ匹敵する．さらにスガマデクスを用いればロクロニウムの投与直後であっても速やかに筋弛緩効果の拮抗が可能である．したがってロクロニウムは帝王切開術の導入時にベクロニウムを用いることのいくつかの欠点を補うことができると期待されている．挿管困難症例でスガマデクスを使用して非脱分極性筋弛緩薬の効果を拮抗した後で，なんとか気道確保に成功した場合，手術のために必要な筋弛緩が必要となるがスキサメトニウムの持続投与あるいはロクロニウムの大量投与で対応可能である．

c. スキサメトニウム

スキサメトニウムの一般的な副作用として，悪性高熱，高カリウム血症，胃内圧上昇などが知られている．特に悪性高熱や高カリウム血症は，頻度は少ないが生命を脅かす重篤な副作用であり，これらのリスクを回避するために一般の手術の全身麻酔の導入時には，スキサメトニウムの代わりにベクロニウムやロクロニウムが選択されることが多い．しかし揮発性麻酔薬とスキサメトニウムを併用した場合でも劇症型悪性高熱が疑われる頻度は4,200例に1例と報告されており[14]，帝王切開のための全身麻酔の導入の際のCVCIや誤嚥性肺炎のほうが，発生頻度から考えるとより現実的な脅威である．また高カリウム血圧に関しても腎不全，火傷や脊椎損傷後，神経筋疾患などのハイリスク患者を除けば健常な妊婦で致命的な高カリウムとなることはまれである．ただし，一般手術でのスキサメトニウムの使用頻度の減少により，麻酔科医の間でこれらのハイリスク群でのスキサメトニウムの危険性の認識が薄れつつあるため注意が必要である．

妊産婦では線維束性攣縮に伴う胃内圧上昇により誤嚥の危険が増すため，スキサメトニウムの投与前に少量の脱分極性筋弛緩薬を用いて線維束性攣縮を抑制すべきであるとの意見もあるが，スキサメトニウムにより嘔吐の危険が増すことの明らかな証拠はない．それよりも，前述したように少量の非脱分極性筋弛緩薬で中途半端な筋弛緩状態となり誤嚥を起こす危険性のほうが脅威である．

d. まとめ

帝王切開術ではスキサメトニウムによる悪性高熱や高カリウム血症のリスクよりも，挿管困難や誤嚥のリスクのほうが現実的な脅威である．しかしスガマデスクの登場によりロクロニウムの使用も検討されている．

4）子宮収縮薬

　子宮収縮薬とは子宮の収縮を刺激する薬物で，治療的流産のための誘発，経腟分娩のための誘発（induction）や陣痛促進（augmentation），分娩後の子宮復古，産褥出血や子宮弛緩のコントロールなどさまざまな目的で用いられるが，麻酔科医が関与するのは，帝王切開術の際に児娩出後の十分な子宮収縮を達成するために投与する場合である。多くの施設では，帝王切開術中の子宮収縮薬の選択は標準的な方法が決められており，それで十分な収縮が得られない場合には産婦人科医の判断により追加の処置が依頼されるであろうが，麻酔科医も各薬物の作用と副作用について十分に理解したうえで投与すべきである。

a. 合成下垂体後葉ホルモン：オキシトシン（アトニン®）

　オキシトシンは，子宮平滑筋に作用して収縮の頻度と強度を増す。心血管系への副作用として，血管拡張や血圧低下（拡張期血圧の低下が著しい）や頻拍や不整脈などがある。特に，急速に静注すると重篤な血圧低下を起こすため注意が必要である。また大量投与では，抗利尿作用があり過剰の輸液を行うと，水中毒や脳浮腫，痙攣が生じうる。

　オキシトシンは多くの施設で帝王切開術中の子宮収縮薬の第一選択として用いられているが，早産の症例では子宮筋のオキシトシンに対する感受性が十分に発達していなかったり，直

Column　オキシトシンの適切な投与量は？

　これまでオキシントンの投与量に関して明確な基準はなく慣例的に5U程度を初期投与されてきたが，2004年にCarvalhoらは，十分な子宮収縮を得るためのオキシトシンの初期投与量は，予定帝王切開患者で0.35 IU（95％ CI 0.18～0.52 IU）であると報告した[i]。さらに2006年には，同じグループのBalkiらが，分娩停止による緊急帝王切開ではオキシトシンに対する感受性が低下しているために2.99 IU（95％ CI 2.32～3.67）と増加していることを報告した[ii]。次いでButwickらは，慣例的に行われている5U以上の急速投与は，子宮収縮を改善させることなく低血圧の危険を増加させるので避けるべきであると報告している[iii]。実際に英国の報告では，オキシトシンの過剰投与による低血圧が原因と思われる母体の死亡例も報告されているので注意が必要である[iv]。

i) Carvalho JC, Balki M, Kingdom J, et al. Oxytocin requirements at elective cesarean delivery：a dose-finding study. Obstet Gynecol 2004；104：1005-10.
ii) Balki M, Ronayne M, Davies S, et al. Minimum oxytocin dose requirement after cesarean delivery for labor arrest. Obstet Gynecol 2006；107：45-50.
iii) Butwick AJ, Coleman L, Cohen SE, et al. Minimum effective bolus dose of oxytocin during elective caesarean delivery. British Journal of Anaesthesia 2010；104：338-43.
iv) Cooper GM, McClure JH. Anaesthesia chapter from Saving mothers' lives；reviewing maternal deaths to make pregnancy safer. Br J Anaesth 2008；100：17-22.

前まで誘発分娩を行っていた症例ではオキシトシンに対する感受性が低下していたりするため，このような場合には他の収縮薬を考慮すべきである。

b. 麦角アルカロイド：メチルエルゴメトリン（メチルエルゴメトリン®）

　少量の麦角アルカロイドは，子宮収縮の頻度と強度は増加するが，収縮間欠期には正常に弛緩する。しかし大量に用いた場合は，収縮はより強く持続性となり，間欠期にも緊張が高まり，テタニー様の収縮となることもある。このため，麦角アルカロイドを用いるのは，分娩第3期に産褥出血をコントロールする場合に限られる。心血管系への副作用として，血管収縮と高血圧があるが，これらの副作用は昇圧薬との併用で増強されるので注意が必要である。急速に静注すると，重度の高血圧や痙攣，脳卒中，網膜剥離，肺水腫を起こすことがあるので，適度に希釈して60秒以上かけてゆっくりと静注する。麦角アルカロイドは，末梢血管病変や高血圧，冠動脈疾患などを有する産婦ではなるべく使用を避け，やむなく使用する場合も慎重に投与する。

　麦角アルカロイドにより喘息が誘発されるとの報告があるが，その発生頻度は必ずしも高くなく，メチルエルゴメトリン®の添付文書にも禁忌とはされていない。喘息患者で麦角アルカロイドを第一選択にすべきではないが，オキシトシンで十分な収縮が得られない場合は慎重に使用することは許されるであろう。

c. プロスタグランジン製剤：プロスタグランジン $F_{2\alpha}$（プロスタルモン F®）

　プロスタグランジン $F_{2\alpha}$ は，子宮弛緩に対してテタニー様子宮収縮を達成するために用いられるが，この目的ではオキシトシンと麦角アルカロイドに次ぐ第三の治療薬となっている。投与後の一過性高血圧，重症気管支攣縮，肺血管抵抗増加が報告されている。添付文書に喘息の既往がある患者は禁忌とされている。

d. まとめ

　帝王切開術で児娩出後に用いる子宮収縮薬としてはオキシトシンが第一選択薬として最も適切であるが，血圧低下に注意する。オキシトシンで十分な子宮収縮が得られない場合，メチルエルゴメトリン®あるいはプロスタルモン F®が追加されるが，妊娠性高血圧の患者でのメチルエルゴメトリン®の使用や，喘息の患者でのプロスタルモン F®の使用は避けるべきである。

2 無痛分娩に用いる薬物

1）局所麻酔薬

　無痛分娩では局所麻酔が選択されることが多く，産科麻酔を担当する麻酔科医にとって局所

麻酔薬の特性と副作用を正しく理解することは非常に重要である。特に硬膜外麻酔による無痛分娩の場合，局所麻酔薬の使用量が多くなるため，心毒性などの重篤な副作用の頻度が上昇する。また局所麻酔薬による運動神経麻痺は手術中には筋弛緩効果を増強させるために好ましい作用であるが，無痛分娩の場合は娩出力を低下させるために好ましくない作用である。

a. リドカイン

リドカインは米国で1948年に臨床での使用が開始され，無痛分娩の目的でも広く使用されてきた。硬膜外麻酔による無痛分娩にリドカインを用いた場合，児の神経学的発育に影響を与えるとの報告があったが[15]，その後の研究で否定されている[16]。リドカインは現在では無痛分娩の目的ではあまり使用されていないが，効果発現が速やかで運動神経麻痺による筋弛緩効果があるために硬膜外麻酔による帝王切開術の際に用いられることが多い。すなわちリドカインによる運動神経麻痺は無痛分娩では好ましくない作用であるが，帝王切開の場合には好ましい作用となる。米国ではリドカインが脊髄くも膜下麻酔に用いられていたが，神経毒性が問題となり現在ではほとんど使用されていない[17]。

b. ブピバカイン

1963年に臨床での使用が始まったブピバカインは，リドカインと比べて，分離神経遮断に優れていること，作用時間が長いこと，胎児への移行が比較的少ないことなどから，硬膜外麻酔による無痛分娩の第一選択の薬物として長らく使用されてきた。当初は0.75％のブピバカインが用いられていたが産婦の心停止の報告が相次いだため[18]，米国食品医薬品局（Food and Drug Administration：FDA）は0.75％の製剤の使用を禁止した。現在では1〜2μg/mLのフェンタニルを加えることにより0.1％程度で使用されることが多い。

これまでに産婦ではブピバカインの心毒性が増強するかどうかが盛んに議論されてきた。当初は動物実験で肯定的な結果が報告され，その理由として産婦では血漿タンパクの低下により遊離型のブピバカインが増加するためであると考えられていたが，最近では妊娠によるブピバカインの心毒性の増強に関しては否定的な報告が多い[19]。またブピバカインによる心停止は蘇生に反応しづらいといわれておりそれを支持する動物実験の報告もあるが，産科麻酔領域ではそもそも仰臥位低血圧症候群や大量出血などによる低血圧が起こりやすく，さらに分娩中の心停止はその他の心停止に比べ蘇生処置が困難な状況であることも一因であると考えられている。

しかしブピバカインが心毒性を有することは紛れもない事実である。ブピバカインによる心毒性の機序としてブピバカインではタンパク結合率が高いために心筋のナトリウムチャネルからの解離が遅れることが挙げられている。ブピバカインはS(−)体とR(+)体の2種類の立体異性体のラセミ混合物として市販されているが，R(+)体がブピバカインの心毒性に関与していることが知られている。その後，心毒性を軽減するためにS(−)体の開発が進められ，ロピバカインやレボブピバカインなどが提供されるようになった。

またブピバカインは，脊髄くも膜下麻酔に用いる際もリドカインのような神経毒性がないため，現在では脊髄くも膜下麻酔による帝王切開術の際に好んで用いられている。

c. ロピバカイン

ロピバカインは1995年にスウェーデンで最初に市販され，わが国でも2001年から臨床的に使用されている。ロピバカインはS(−)体のみで構成されているために心毒性が低いことが期待され，動物実験でもブピバカインよりも致死量が高いことが報告されている（図5）[20]。

また比較的初期の研究を集めたメタ・アナリシスでは，各種の局所麻酔薬を無痛分娩の目的で使用した場合，自然分娩の割合がロピバカイン群で58％，ブピバカイン群で49％とロピバカイン群で有意に高く，ロピバカインのほうが運動神経麻痺が少ないためであると解釈された[21]。しかしその後の最小局所麻酔濃度（minimum local anesthetic concentration：MLAC）を調べた研究でロピバカインの鎮痛作用はブピバカインの0.60（0.47〜0.75）倍であることが判明してから（図6）[22]，同じ鎮痛効果を有する濃度で両者を比較する研究が行われるようになり，分娩様式をアウトカムとして評価した最近のメタ・アナリシスではロピバカインとブピバカインで有意差を認めないことが示されている[23]。さらに最近の運動神経麻痺を

Column　lipid resuscitation（詳細は第4章参照）

局所麻酔薬による心毒性の有効な予防法や治療法は知られていなかったが，Weinbergらは1998年にラットを用いて局所麻酔薬による心停止が脂肪乳剤で予防できることを示し[i]，次いで2003年にイヌを用いて脂肪乳剤により局所麻酔薬の心停止の蘇生率が改善することを示した[ii]。2006年にはRosenblattらが偶然遭遇したブピバカインによる心停止症例で脂肪乳剤を用いて蘇生に成功，報告し[iii]，次いでLitzらがロピバカインによる心停止症例で脂肪乳剤を用いて蘇生に成功した例を報告した[iv]。その後も同様の報告が相次いでおり，現在では無痛分娩を行う陣痛・分娩・回復室（labor delivery recovery：LDR）には20％のイントラリピッド注射液を常備することが推奨されている。長らく克服困難であった副作用の対処法が基礎的な動物実験により提案され，その効果が臨床現場で実証され，新しい臨床指針が短期間に浸透するまでのダイナミックな過程を実感できる好例である。

i) Weinberg GL, VadeBoncouer T, Ramaraju GA, et al. Pretreatment or resuscitation with a lipid infusion shifts the dose-response to bupivacaine-induced asystole in rats. Anesthesiology 1998；88：1071-5.

ii) Weinberg G, Ripper R, Feinstein DL, et al. Lipid emulsion infusion rescues dogs from bupivacaine-induced cardiac toxicity. Reg Anesth Pain Med 2003；28：198-202.

iii) Rosenblatt MA, Abel M, Fischer GW, et al. Successful Use of a 20% lipid emulsion to resuscitate a patient after a presumed bupivacaine-related cardiac arrest. Anesthesiology 2006；105：217-8.

iv) Litz RJ, Popp M, Stehr SN, Koch T. Successful resuscitation of a patient with ropivacaine-induced asystole after axillary plexus block using lipid infusion. Anaesthesia 2006；61：800-1.

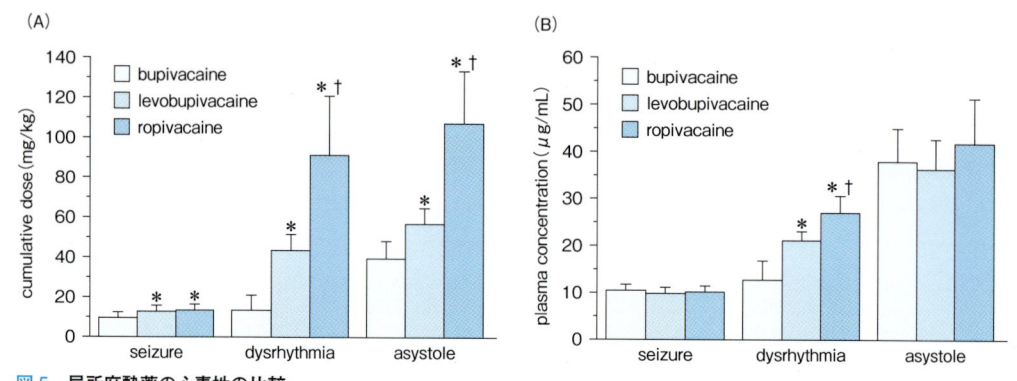

図5 局所麻酔薬の心毒性の比較
(Ohmura S, Kawada M, Ohta T, et al. Systemic toxicity and resuscitation in bupivacaine-, levobupivacaine-, or ropivacaine-infused rats. Anesth Analg 2001；93：743-8 より引用)

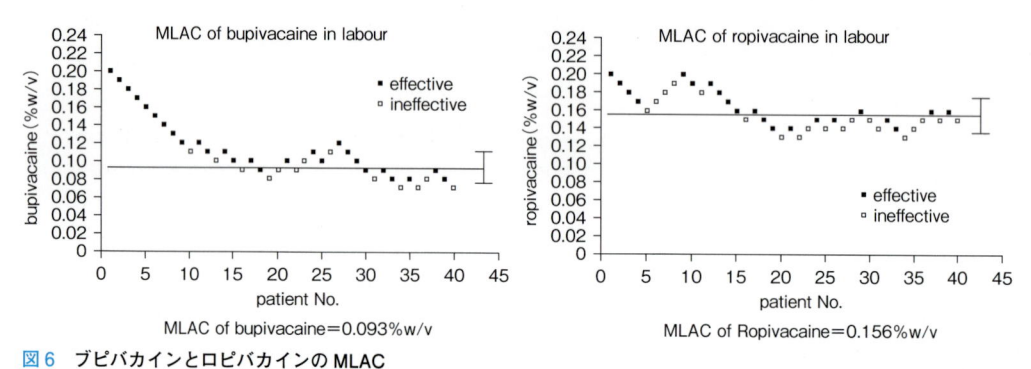

図6 ブピバカインとロピバカインの MLAC
(Capogna G, Celleno D, Fusco P, et al. Relative potencies of bupivacaine and ropivacaine for analgesia in labour. Br J Anaesth 1999；82：371-3 より引用)

指標に局所麻酔薬の効力（MMLAC；motor blocking minimum local anesthetic concentrations）を調べた研究では，ロピバカインの MMLAC が 0.34％ であったのに対して，ブピバカインのそれは 0.26％ であった[24]．したがってロピバカインがブピバカインに比べて解離性ブロックに優れているわけでもないと思われる．

d．まとめ

これまでの局所麻酔薬の改良や使用法の工夫により，現在では産科麻酔領域で用いられる局所麻酔薬の安全性は飛躍的に向上しているが，最近でもロピバカインを用いた硬膜外麻酔による帝王切開術中の産婦の心停止がわが国から報告されており，局所麻酔薬を安全に使用するには十分な注意が必要である．

| Column | **ロピバカインは安全か？** |

幸いにも発売から数年の間は，ロピバカインによる心停止が報告されなかったが，2003年の Anesthesiology に2件のロピバカインによる心停止が報告された[i, ii]。2件とも蘇生に成功したが，両者とも末梢神経ブロックの目的で比較的大量のロピバカインが使用されていた。当該号の Editorial views には，局所麻酔薬による心停止が大きく減少したのは決してロピバカインが登場したからだけではなく，ブピバカインの心毒性の危険性が十分に認識され，さまざまな対策が講じられたからであると強調されている[iii]。特に硬膜外麻酔に使用する際には，より低濃度の局所麻酔薬を使用し試験投与と分割投与を行うことが周知徹底されたことが大きいとしたうえで，末梢神経ブロックにおいてはいまだに比較的大量の局所麻酔薬が単回投与されることが多いことから注意を喚起している。わが国からも，帝王切開に1%のロピバカインを20mL使用したところ心停止を起こしたが母子ともに救命できたとの症例報告がされているが[iv]，ロピバカインの血中濃度が予測を超えて上昇してしまったことが示されている（図A）[iv]。局所麻酔薬を大量に使用することの多い産科病棟では，lipid resuscitation のための脂肪乳剤（イントラリピッド注射液）を常備するなど万全の準備が必要である。

i) Huet O, Eyrolle LJ, Mazoit JX, et al. Cardiac arrest after injection of ropivacaine for posterior lumbar plexus blockade. Anesthesiology 2003；99：1451-3.
ii) Chazalon P, Tourtier JP, Villevielle T, et al. Ropivacaine-induced cardiac arrest after peripheral nerve block：Successful resuscitation. Anesthesiology 2003；99：1449-51.
iii) Polley LS, Santos AC. Cardiac arrest following regional anesthesia with ropivacaine：here we go again！ Anesthesiology 2003；99：1253-4.
iv) Yoshida M, Matsuda H, Fukuda I, et al. Sudden cardiac arrest during cesarean section due to epidural anaesthesia using ropivacaine：a case report. Arch Gynecol Obstet 2008；277：91-4.

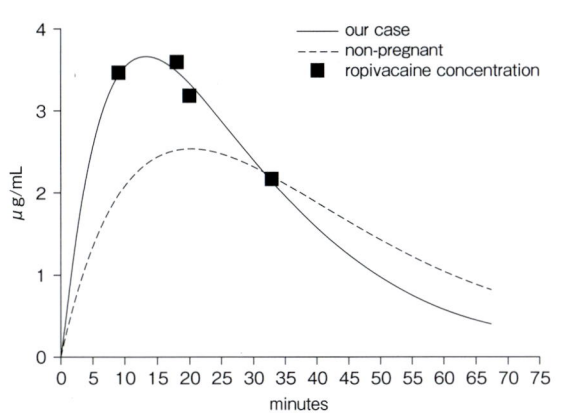

図A ロピバカインによる帝王切開術中の心停止
（Yoshida M, Matsuda H, Fukuda I, et al. Sudden cardiac arrest during cesarean section due to epidural anaesthesia using ropivacaine：a case report. Arch Gynecol Obstet 2008；277：91-4 より引用）

3 妊娠中の産科以外の手術の麻酔

1）麻酔薬の催奇形性

妊婦が妊娠経過中に手術を受けることは決してまれではない。この場合，麻酔薬による催奇形性など胎児への影響が懸念される。これまでに亜酸化窒素およびベンゾジアゼピンによる催奇形性が動物実験で示されているが，いずれも大量の薬物に長期間曝露された場合の結果である。

a. 亜酸化窒素

これまでに亜酸化窒素の催奇形性が動物実験で報告されている。亜酸化窒素はビタミンB_{12}を不活化することによりメチオニン合成酵素活性を阻害し，その結果メチオニンと葉酸の合成が減少する（図7）[24]。亜酸化窒素による葉酸の減少はDNA合成を阻害することにより汎血球減少を引き起こすことが知られており，亜酸化窒素による汎血球減少は葉酸投与により改善することが示されている。したがって，亜酸化窒素による催奇形性も葉酸の減少によるDNA合成阻害が原因であるとの推測に基づいて手術の際に葉酸を投与することが一部で推奨されてきた。しかしFujinagaらは，亜酸化窒素による催奇形性はメチオニンの投与で防止できるが，葉酸の投与では防止できないことを示し，葉酸の不足ではなくメチオニンの不足が亜酸化窒素による催奇形性の原因であることを証明した[25]（図8）。

メチオニンはさまざまな生化学反応におけるメチル化のための重要な物質であり，器官形成期のメチオニン不足が催奇形性の原因となることは十分に納得のいくことである。しかし亜酸化窒素による催奇形性をラットで証明するには，器官形成期に50％以上の亜酸化窒素に24時間以上にわたって曝露する必要があることが報告されており，成長の早いラットで24時間以上の曝露は，ヒトでは数日以上に相当すると考えられる。これまでに，ヒトで短時間の手術の際に使用する亜酸化窒素が催奇形性を有することの十分な証拠はない。

b. ベンゾジアゼピン

大量のベンゾジアゼピンが口蓋裂や行動異常などの発生率を増加させることは動物実験で示されている。ヒトでの後向き研究では，妊娠初期に母体がベンゾジアゼピンに曝露すると口唇裂などの奇形の発生率が増加するとの報告もあるが[26]，その後のより厳密な研究では妊娠経過中の通常量のベンゾジアゼピンの使用は催奇形性を有しないことが報告されている[27]。しかし長期のベンゾジアゼピンの使用は新生児のベンゾジアゼピン依存や離脱症候群の原因となりうる。また周産期のベンゾジアゼピン投与により新生児の筋緊張低下や低体温，呼吸抑制，哺乳力低下などが起こりうる。手術の際の前投薬や導入薬としてベンゾジアゼピンは安全に使用できるが，集中治療室での長期投与には十分な注意が必要である。

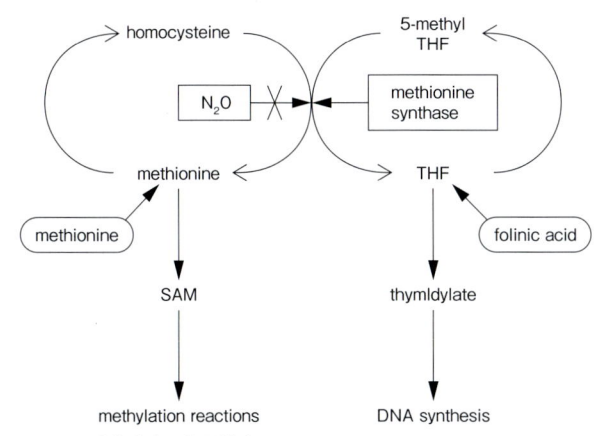

図7　亜酸化窒素の作用機序
SAM：S-adenosyl-methionine, THF：tetrahydrofolate
(Fujinaga M, Baden JM. Methionine prevents nitrous oxide-induced teratogenicity in rat embryos grown in culture. Anesthesiology 1994；81：184-9 より引用)

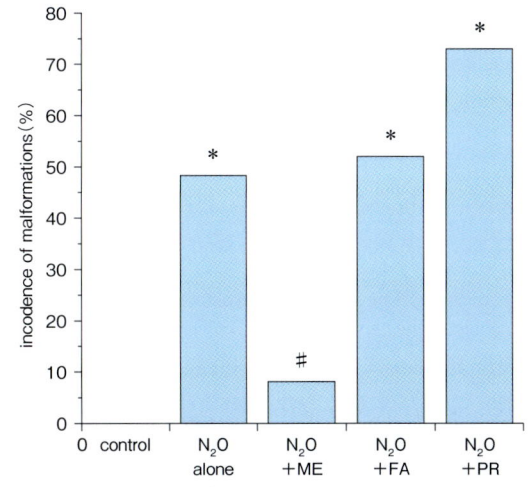

図8　亜酸化窒素の催奇形性
(Fujinaga M, Baden JM. Methionine prevents nitrous oxide-induced teratogenicity in rat embryos grown in culture. Anesthesiology 1994；81：184-9 より引用)

c. まとめ

現在のところヒトでの催奇形性が証明されている麻酔薬はないが，可能であれば妊娠の第1三半期の器官形成期に手術を行うことは避けるべきである．また集中治療などで比較的大量の薬物が長期間にわたって使用される場合にはさらなる注意が必要である．

おわりに

産科麻酔領域で用いる薬物の安全性は向上しており，帝王切開術や無痛分娩，さらには妊娠中の産科以外の手術の麻酔に対して，母体にも胎児にも安全な麻酔管理を提供することが可能となっている．しかし，現在でも，産科麻酔の特殊性をよく理解し，各種薬物の副作用をよく配慮したうえで，一般の麻酔管理とは異なる視点からの薬物選択が必要である．

文 献

1) Ralston DH, Shnider SM, DeLorimier AA. Effects of equipotent ephedrine, metaraminol, mephentermine, and methoxamine on uterine blood flow in the pregnant ewe. Anesthesiology 1974;40:354-70.
2) Burns SM, Cowan CM, Wilkes RG. Prevention and management of hypotension during spinal anaesthesia for elective Caesarean section:A survey of practice. Anaesthesia 2001;56:794-8.
3) Lee A, Ngan Kee WD, Gin T. A quantitative, systematic review of randomized controlled trials of ephedrine versus phenylephrine for the management of hypotension during spinal anesthesia for cesarean delivery. Anesth Analg 2002;94:920-6.
4) Ngan Kee WD, Khaw KS, Tan PE, et al. Placental transfer and fetal metabolic effects of phenylephrine and ephedrine during spinal anesthesia for cesarean delivery. Anesthesiology 2009;111:506-12.
5) Cooper DW, Carpenter M, Mowbray P, et al. Fetal and maternal effects of phenylephrine and ephedrine during spinal anesthesia for cesarean delivery. Anesthesiology 2002;97:1582-90.
6) Thomas DG, Robson SC, Redfern N, et al. Randomized trial of bolus phenylephrine or ephedrine for maintenance of arterial pressure during spinal anaesthesia for Caesarean section. Br J Anaesth 1996;76:61-5.
7) 原 信, 宇津正二, 小菅陽子ほか. セボフルランを用いた全身麻酔下帝王切開分娩の有用性についての検討. 分娩と麻酔 2003;84:17-23.
8) Bouchard S, Johnson MP, Flake AW, et al. The EXIT procedure:experience and outcome in 31 cases. J Pediatr Surg 2002;37:418-26.
9) Yamakage M, Tsujiguchi N, Chen X, et al. Sevoflurane inhibits contraction of uterine smooth muscle from pregnant rats similarly to halothane and isoflurane. Can J Anaesth 2002;49:62-6.
10) Ohashi Y, Sumikura H, Tateda T. Inhibitory effect of alprostadil against sevoflurane-induced myometrial relaxation in rats. J Anesth 2007;21:361-6.
11) Kosaka Y, Takahashi T, Mark LC. Intravenous thiobarbiturate anesthesia for cesarean section. Anesthesiology 1969;31:489-506.
12) Moore J, Bill KM, Flynn RJ, et al. A comparison between propofol and thiopentone as induction agents in obstetric anaesthesia. Anaesthesia 1989;44:753-7.
13) Lyons G, Macdonald R. Awareness during caesarean section. Anaesthesia 1991;46:62-4.
14) Ording H. Investigation of malignant hyperthermia susceptibility in Denmark. Dan Med Bull 1996;43:111-25.
15) Scanlon JW, Brown WJ Jr, Weiss JB, et al. Neurobehavioral responses of newborn infants after maternal epidural anaesthesia. Anesthesiology 1974;40:121-8.
16) Kunhert BR, Harrison MJ, Linn PL, et al. Effects of maternal epidural anesthesia on neonatal behavior. Anesth Analg 1984;63:301-8.
17) Pollock JE, Neal JM, Stephenson CA, et al. Prospective study of the incidence of transient radicular irritation in patients undergoing spinal anesthesia. Anesthesiology 1996;84:1361-7.
18) Albright GA. Cardiac arrest following regional anesthesia with etidocaine or bupivacaine. Anesthesiology 1979;51:285-7.
19) Santos AC, Arthur GR, Wlody D, et al. Comparative systemic toxicity of ropivacaine

and bupivacaine in nonpregnant and pregnant ewes. Anesthesiology 1995 ; 82 : 734-40.
20) Ohmura S, Kawada M, Ohta T, et al. Systemic toxicity and resuscitation in bupivacaine-, levobupivacaine-, or ropivacaine-infused rats. Anesth Analg 2001 ; 93 : 743-8.
21) Writer WD, Stienstra R, Eddleston JM, et al. Neonatal outcome and mode of delivery after epidural analgesia for labour with ropivacaine and bupivacaine : A prospective meta-analysis. Br J Anaesth 1998 ; 81 : 713-7.
22) Capogna G, Celleno D, Fusco P, et al. Relative potencies of bupivacaine and ropivacaine for analgesia in labour. Br J Anaesth 1999 ; 82 : 371-3.
23) Halpern SH, Walsh V. Epidural ropivacaine versus bupivacaine for labor : A meta-analysis. Anesth Analg 2003 ; 96 : 1473-9.
24) Lacassie HJ, Habib AS, Lacassie HP, et al. Motor blocking minimum local anesthetic concentrations of bupivacaine, levobupivacaine, and ropivacaine in labor. Reg Anesth Pain Med 2007 ; 32 : 323-9.
25) Fujinaga M, Baden JM. Methionine prevents nitrous oxide-induced teratogenicity in rat embryos grown in culture. Anesthesiology 1994 ; 81 : 184-9.
26) Shiono PH, Mills JL. Oral clefts and diazepam use during pregnancy. N Engl J Med 1984 ; 311 : 919-20.
27) McElhatton PR. The effects of benzodiazepine use during pregnancy and lactation. Reprod Toxicol 1994 ; 8 : 461-75.

（角倉　弘行）

8 ペインクリニック・緩和医療関連薬の副作用

はじめに

　ペインクリニックや緩和医療で使用される主な薬物には，表1のようなものがある。ペインクリニック領域では，これまでのEBM（evidence-based medicine）からガイドラインやアルゴリズム（図1）[1]に基づいて薬物が選択されることが多いと考えられ，癌性疼痛に対してはWHOの疼痛ラダー（図2）と鎮痛補助薬ラダー（図3）が広く普及している[2]。

　その中でも，薬物のもつ特性からすべての患者に当然予想される副作用から，患者の個人としての素因により生じる副作用まで，原因もさまざまである（表2）。

　したがって，疼痛疾患に対する薬物療法において重要なことは，治療効果のある薬物を継続するために，投与開始から副作用対策をしっかりと施行すること，また予期せぬ副作用に遭遇したときには，的確な判断と対処ができるように，十分な知識をもっておくことであろう。また，単独で使用する場合もあるが，2種以上の薬物の併用療法が施行されることも多く，肝チトクロームP-450（CYP）の分子種はそれぞれの薬物群の代謝に関与しているため，相互作用についても（表3，4）留意する必要がある[3,4]。

　本章では，その中でも使用頻度の多い薬物について，副作用に関して処方時に特に留意すべき事項や，初心者が見落としやすい副作用などを中心にまとめた。

1 NSAID

　非ステロイド性抗炎症薬（nonsteroidal anti-inflammatory drug：NSAID）は鎮痛，解熱，抗炎症作用を有し，筋骨格系や炎症性疾患，外傷，術後痛，癌性疼痛と幅広い適応がある。

表1 ペインクリニック・緩和医療領域で使用している薬物

1. NSAID
2. 抗うつ薬
3. 抗痙攣薬
4. 抗不安薬
5. 抗不整脈薬
6. NMDA 受容体拮抗薬
7. ステロイド
8. オピオイド
9. その他：中枢性筋弛緩薬
　　　　　血管拡張薬
　　　　　ビスホスホネート製剤
　　　　　漢方薬など

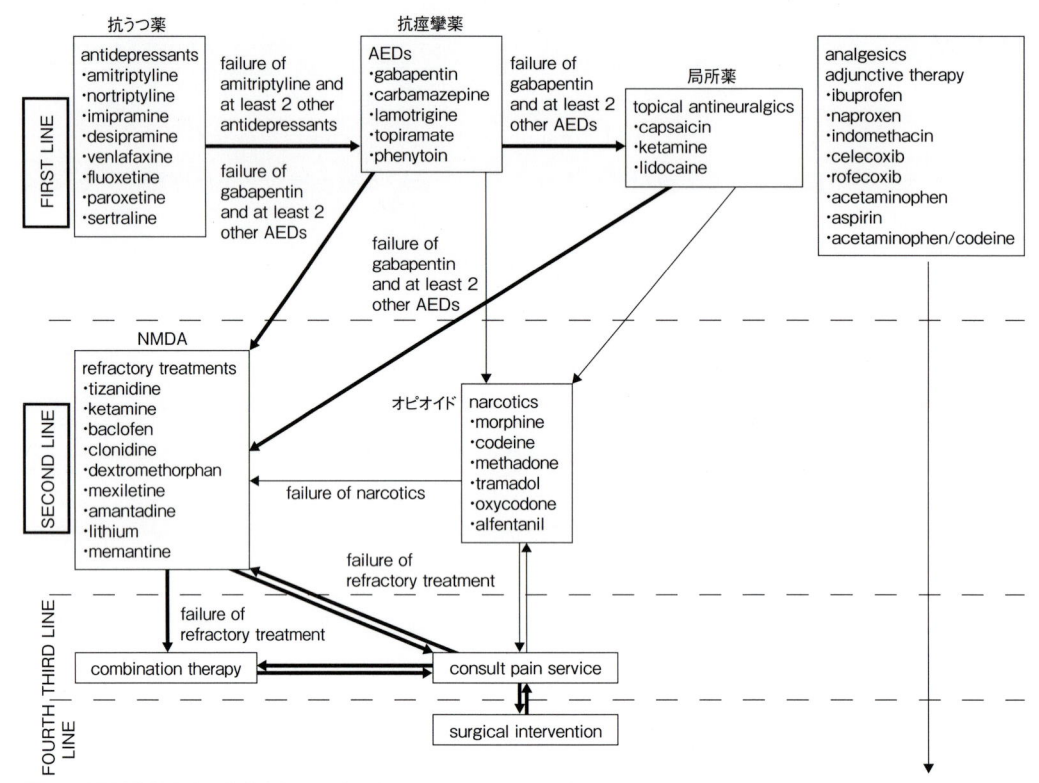

図1 神経障害性疼痛の薬物治療アルゴリズム
Treatment algorithm for neuropathic pain. AEDs：antiepileptic drugs.
(Namaka M, gramlich CR, Ruhlen D, et al. A treatment algorithm for neuropathic pain. Clin Ther 2004；26：951-79 より引用)

FIRST LINE

抗うつ薬
antidepressants
・amitriptyline
・nortriptyline
・imipramine
・desipramine
・venlafaxine
・fluoxetine
・paroxetine
・sertraline

抗痙攣薬
AEDs
・gabapentin
・carbamazepine
・lamotrigine
・topiramate
・phenytoin

局所薬
topical antineuralgics
・capsaicin
・ketamine
・lidocaine

analgesics
adjunctive therapy
・ibuprofen
・naproxen
・indomethacin
・celecoxib
・rofecoxib
・acetaminophen
・aspirin
・acetaminophen/codeine

failure of amitriptyline and at least 2 other antidepressants
failure of gabapentin and at least 2 other AEDs
failure of gabapentin and at least 2 other AEDs
failure of gabapentin and at least 2 other AEDs

SECOND LINE

NMDA
refractory treatments
・tizanidine
・ketamine
・baclofen
・clonidine
・dextromethorphan
・mexiletine
・amantadine
・lithium
・memantine

オピオイド
narcotics
・morphine
・codeine
・methadone
・tramadol
・oxycodone
・alfentanil

failure of narcotics
failure of refractory treatment

THIRD LINE / FOURTH LINE

combination therapy ⇔ consult pain service
failure of refractory treatment
surgical intervention

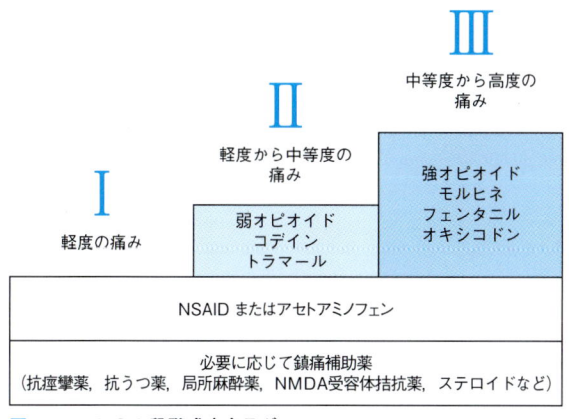

図2 WHOの3段階式疼痛ラダー
(的場元弘編. がん疼痛治療のレシピ. 東京:春秋社;2007. p.15 より改変引用)

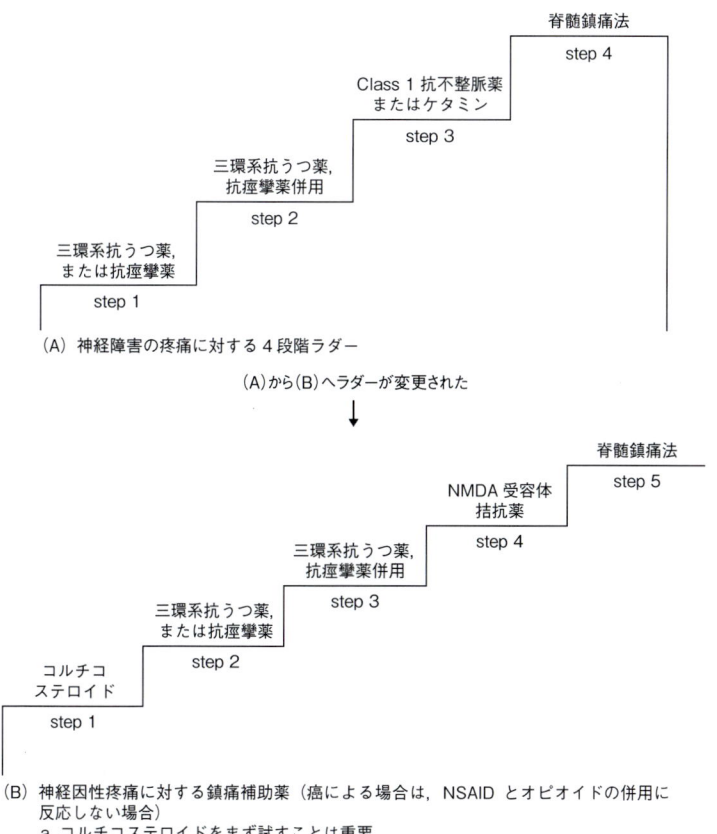

- III 中等度から高度の痛み：強オピオイド モルヒネ フェンタニル オキシコドン
- II 軽度から中等度の痛み：弱オピオイド コデイン トラマール
- I 軽度の痛み

NSAID またはアセトアミノフェン

必要に応じて鎮痛補助薬
(抗痙攣薬, 抗うつ薬, 局所麻酔薬, NMDA受容体拮抗薬, ステロイドなど)

(A) 神経障害の疼痛に対する4段階ラダー
- step 1: 三環系抗うつ薬, または抗痙攣薬
- step 2: 三環系抗うつ薬, 抗痙攣薬併用
- step 3: Class 1 抗不整脈薬またはケタミン
- step 4: 脊髄鎮痛法

(A)から(B)へラダーが変更された

(B) 神経因性疼痛に対する鎮痛補助薬（癌による場合は，NSAIDとオピオイドの併用に反応しない場合）
- step 1: コルチコステロイド
- step 2: 三環系抗うつ薬, または抗痙攣薬
- step 3: 三環系抗うつ薬, 抗痙攣薬併用
- step 4: NMDA受容体拮抗薬
- step 5: 脊髄鎮痛法

a. コルチコステロイドをまず試すことは重要
b. メキシレチンを使用する施設もあるが，ナトリウムチャネルをブロックする抗不整脈薬は抗痙攣薬の代わり

図3 Twycrossの鎮痛補助薬ラダー
(武田文和監訳. トワイクロス先生のがん患者症状マネジメント. 東京:医学書院;2006. p.61 より引用)

8 ペインクリニック・緩和医療関連薬の副作用

表2 薬物の副作用

1. 薬理学的作用から予想できる副作用
    1) 許容範囲内→継続
    2) 許容範囲外→減量・中止・副作用対策
2. 予想困難な副作用
    1) 薬物アレルギー：Stevens-Johnson syndrome，薬剤性過敏症症候群（drug-induced hypersensitivity syndrome：DIHS）
    2) 悪性症候群
    3) セロトニン症候群
    4) 抗利尿ホルモン不適合分泌症候群（syndrome of inappropriate secretion of antidiuretic hormone：SIADH）
    5) 血球数減少症
    6) その他
3. 多剤併用療法による副作用
    薬物相互作用：受容体や代謝系への影響→増強・減弱
4. 依存や嗜好：精神依存・身体依存
5. 離脱・退薬症状

表3 鎮痛薬に関与するCYPとその阻害薬・誘導薬

分子種	薬効分類	薬物	阻害薬	誘導薬
CYP1A2	解熱鎮痛薬	ナプロキセン，フェナセチン	ニューキノロン系抗菌薬，フルボキサミン	喫煙，リファンピシン
CYP2C9	NSAID	イブプロフェン，ジクロフェナク，ピロキシカム，メフェナム酸	スルファメトキサゾール	リファンピシン，フェノバルビタール，カルバマゼピン
CYP2D6	オピオイド	デキストロメトルファン，コデイン	フルボキサミン，ハロペリドール，シメチジン	リファンピシン，フェノバルビタール
CYP2E1	解熱鎮痛薬	アセトアミノフェン	ジスルフィラム，クロルゾキサゾン	イソニアジド，アセトアミノフェン
CYP3A4	オピオイド	コデイン，ブプレノルフィン，フェンタニル，デキストロメトルファン	シメチジン，アゾール系抗真菌薬，マクロライド系抗生物質，カルシウム拮抗薬	リファンピシン，フェノバルビタール，カルバマゼピン

（鈴木 勉．薬物相互作用とは．小川節郎監．佐伯 茂編．緩和医療と薬物相互作用．東京：真興交易医書出版部；2003．p.26 より引用）

表4 鎮痛補助薬に関与するCYPとその阻害薬・誘導薬

分子種	薬効分類	薬物	阻害薬	誘導薬
CYP1A2	抗うつ薬 抗不整脈薬	イミプラミン メキシレチン	ニューキノロン系抗菌薬，フルボキサミン	喫煙，リファンピシン
CYP2C9	抗うつ薬	イミプラミン	スルファメトキサゾール，アミオダロン，バルプロ酸ナトリウム	リファンピシン，フェノバルビタール，カルバマゼピン
CYP2D6	抗うつ薬	アミトリプチリン イミプラミン	フルボキサミン，ハロペリドール，シメチジン	リファンピシン，フェノバルビタール
CYP3A4	ステロイド 抗うつ薬	アミトリプチリン	シメチジン，アゾール系抗真菌薬，マクロライド系抗生物質，カルシウム拮抗薬	リファンピシン，フェノバルビタール，カルバマゼピン

（鈴木 勉．薬物相互作用とは．小川節郎監．佐伯 茂編．緩和医療と薬物相互作用．東京：真興交易医書出版部；2003．p.27 より引用）

表5 NSAIDの主な副作用

1. 共通してみられるもの
    1) 消化器障害
    2) 腎障害
    3) アスピリン喘息
    4) 造血臓器障害
    5) 肝障害
2. 特異的にみられるもの
    1) アスピリン：耳鳴*，難聴*
    2) インドメタシン：フラフラ感*，めまい*，頭痛，パーキンソン症候群の悪化
    3) イブプロフェン，スリンダク：髄膜炎
    4) メフェナム酸：溶血性貧血
    5) ピロキシカム：光線過敏症
    6) フェニルブタゾン：再生不良性貧血，無顆粒球症

*：薬物血中濃度に依存して出現

1) NSAIDの副作用

NSAIDの副作用はプロスタグランジン（prostaglandin：PG）産生抑制に基づく共通のものと，その薬物自体の特性によるものに大別できる（表5）。そのほかアレルギー反応，併用薬との相互作用に関連した副作用がある。

a. PG産生抑制に基づく副作用

NSAIDの薬理作用の機序は，アラキドン酸代謝に重要な酵素シクロオキシゲナーゼ（cyclooxygenase：COX）の活性を阻害し，PGの産生を抑制することにある。PGは炎症に関与するとともに，腎血管拡張による腎血流維持，胃酸産生抑制，胃腸粘液分泌促進による胃粘膜保護作用など生体の恒常性の維持にも働いており，それらが抑制されることにより，各臓器において副作用が出現する。主な副作用に胃潰瘍などの消化器障害，腎障害がある。

●消化器障害（最も重篤で頻度が高い）

米国ではNSAIDによる胃腸管出血により，年間16,500人が死亡しており，疾患別死因の第5位に挙げられている[5]。わが国の調査でもNSAIDを3ヶ月以上服用した関節リウマチ患者の約25％に消化性潰瘍が，60％の患者に内視鏡でなんらかの胃粘膜病変が認められている[6]。さらに，無症状のまま吐・下血や穿孔を起こすこともある。消化管出血の危険因子（表6）としては，潰瘍の既往，高齢，副腎皮質ステロイドや抗凝固薬の併用，高用量あるいは複数のNSAIDなどがある。

●腎障害

NSAIDによる内因性PGの合成抑制に基づく腎血流量の減少のために，タンパク尿，浮腫および高血圧などの症状が出現する。危険因子としては，高齢，慢性腎疾患，脱水，糖尿病および利尿薬の併用がある。

表6 NSAIDによる消化性潰瘍の危険因子

1. 確実な危険因子
    - 高齢者
    - 消化性潰瘍の既往
    - ステロイドの併用
    - 複数ないし高用量のNSAID
    - 抗凝固療法の併用
    - 全身疾患の合併
2. 可能性がある危険因子
    - *Helicobacter Pylori* 感染
    - 喫煙
    - アルコール摂取

(Wolfe MM, Lichtenstein DR, Singh G. Gastrointestinal toxicity of nonsteroidal antiinflammatory drugs. N Engl J Med 1999；340：1888-99 より引用)

b. 薬物の特性による副作用

個々の薬物によって特異的に見られる副作用には，アスピリンの耳鳴，メフェナム酸の溶血性貧血，イブプロフェン，スリンダクの髄膜炎などがある。そのほか，ジクロフェナクナトリウム，メフェナム酸とインフルエンザ脳炎・脳症との関連性が指摘されている[7]。

c. 薬物相互作用，アレルギー反応による副作用

NSAIDは，薬物相互作用の比較的多い薬物であり，特に高齢者では併用薬が多いので注意が必要である。メトトレキサートとの相互作用では，血中メトトレキサート濃度が上昇し，骨髄抑制，肝腎機能障害，消化管障害などの副作用が増強する。また，ワルファリンとの併用では出血傾向が増強する。スルホニル尿素系血糖降下薬では低血糖，ニューキノロン系抗菌薬については痙攣を生じることがある。また，アレルギー反応とされるものには皮疹，骨髄抑制，肝障害，間質性腎炎などがある。

2）副作用を避ける工夫

a. NSAIDの適切な使い分け

50種類以上もあるNSAIDを適切に使い分けるには，化学構造による分類よりも，drug delivery system（DDS），血中半減期，COX選択性などによる使い分けのほうが，臨床上有用である。

●化学構造による分類

酸性化合物と塩基性化合物とに大別される。酸性化合物が現在の主流であり，塩基性よりもPG産生抑制作用が強く，抗炎症効果も大きい。ただし，化学構造のみでそのNSAIDの性質を十分説明することはしばしば困難である。

表7 COX選択性によるNSAIDの分類

COX選択性	NSAID
COX-2選択性	セレコキシブ，ロフェコキシブ，ニメスリド，エトドラク，メロキシカム
COX-1選択性	ジクロフェナク，メフェナム酸，ザルトプロフェン，*ロキソプロフェン，*スリンダク，ナブメトン，ジフルニサル，ピロキシカム，イブプロフェン，ナプロキセン，フェノプロフェン，アスピリン，トルメチン，インドメタシン，フルルビプロフェン，オキサプロジン，ケトプロフェン，モフェゾラク

＊：プロドラッグ，下線：日本未承認
(ヒトCOXを用いた複数の論文を参考に作成)
(鈴木 勉．薬物相互作用とは．小川節郎監．佐伯 茂編．緩和医療と薬物相互作用．東京：真興交易医書出版部；2003．p.18-34より改変引用)

● drug delivery system（DDS）による選択

　胃腸障害を中心とした副作用を軽減するために，DDSを導入したNSAIDの使い分けが必要である。

i．剤形

　副作用の軽減には徐放剤，坐剤，外用剤が有用である。徐放剤は，消化管内で緩徐に溶出され，長時間血中濃度が維持される。そのため血中濃度の急激な上昇による副作用を予防できる。坐剤は胃腸に直接作用は少ないが，吸収されてからの全身的副作用は経口薬と同様である。外用剤は局所作用のみで全身作用はほとんどない。

ii．プロドラッグ

　プロドラッグは胃腸管の中では不活性型であり，主に肝臓で代謝されてはじめて活性型となる薬物である。胃腸から吸収される際には不活性型なので胃腸障害が少ないとされる。スリンダクは他のプロドラッグとは異なり，腎で活性型から非活性型にもどるプロドラッグであるため腎毒性が低いとされる。

●血中半減期による選択

　半減期の長い薬物は1日1～2回の投与となり，患者の服薬コンプライアンスの向上によい。その反面，血中濃度が高くなりやすく，高齢者，胃・十二指腸潰瘍の既往，肝腎機能障害のある患者に使用する際は注意が必要である。

● COX選択性による分類（表7）

　COXにはCOX-1とCOX-2のアイソザイムが存在し，COX-1は生理的刺激によって常に存在しており，生体の恒常性維持に働いている。一方，COX-2は炎症刺激によって誘導され，炎症に関与するPGが産生される。このため，COX-2選択性が高いNSAIDほど副作用の少ない薬物と考えられる。実際に，欧米の大規模臨床試験[8,9]では，COX-2阻害薬による消化管障害は，従来のNSAIDに比べ有意に少ないことが示されている。

b. COX-2 阻害薬の問題点

●消化管障害

　最近，COX-1，COX-2 それぞれ単独で抑制しても胃粘膜障害は誘発されないことが明らかになり，COX-1 阻害薬，COX-2 阻害薬を同時に投与することにより従来の NSAID と同様の粘膜障害が発症することから，現在では NSAID の粘膜障害は COX-1，COX-2 がともに抑制される結果発症すると考えられている[10,11]。さらに，胃潰瘍の治癒が従来の NSAID により有意に遅延することは古くより知られているが，実験潰瘍において COX-2 タンパクが潰瘍部に発現し，COX-2 阻害薬が胃潰瘍の治癒を遅らせることがわかっている[6]。同様に，ヨードアセトアミド処置あるいは虚血／再灌流による急性胃損傷モデルの胃粘膜では明らかな COX-2 の発現が認められており，COX-2 阻害薬の投与により胃損傷が悪化する[12,13]。COX-2 阻害薬は正常な消化管粘膜には極めて障害性が少ない反面，すでに障害が発生している場合には，その障害をさらに増悪したり，治癒を遅延化させる危険性がある。

●腎障害

　大規模臨床試験で，コキシブ系の COX-2 阻害薬と従来の NSAID における腎副作用の頻度に有意差は認めていない。COX-2 は腎臓のホメオスタシスに重要であるため，腎障害をもつ患者には COX-2 阻害薬においても十分注意が必要である。

●心血管系合併症

　近年，COX-2 阻害薬のロフェコキシブ（日本未承認）による血栓性心血管合併症が 18 ヶ月以降でプラセボ群と比べ有意に増加することが大規模臨床試験で明らかとなった[14]。その後の検討で，セレコキシブや COX-2 選択性が高くない NSAID でも心血管イベントのリスクが報告され[15]，心血管系合併症は NSAID に共通する有害反応と考えられている。これに対し，2005 年 4 月，米国食品医薬品局（Food and Drug Administration：FDA）ではすべての NSAID に心血管系の副作用が増すという危険性を警告するように指示した。今後なお検証する必要があるが，少なくとも血栓形成の素因のある患者では，COX-2 阻害薬の使用を避けることが望ましい。

c. その他の留意点

●胃腸症状（胃潰瘍の既往）のある患者への使用

　胃潰瘍があれば原則として NSAID 以外の鎮痛薬（アセトアミノフェン，オピオイドなど）を使用する。一般に，胃腸症状の予防に使用される H_2 受容体拮抗薬をはじめとする胃酸分泌抑制薬では，NSAID による消化管出血の危険性は減らさないことが知られている。PGE_1 製剤のミソプロストールは，NSAID 潰瘍のリスクを低下させる薬物であるが，下痢，不正出血

などの副作用がある。胃潰瘍診療ガイドラインでは，NSAID潰瘍の予防にCOX-2阻害薬の使用，ミソプロストール，高用量 H_2 受容体拮抗薬，プロトンポンプ阻害薬（proton pump inhibitor：PPI）を推奨している。

● 非癌性疼痛患者への使用

NSAIDを使用するかどうかは，侵害受容性疼痛（炎症性疼痛）であることを正確に診断することが必要不可欠である。複合性局所疼痛症候群（complex regional pain syndrome：CRPS），帯状疱疹後神経痛，幻肢痛，視床痛，糖尿病性ニューロパシーなどの，いわゆる神経因性疼痛や心因性疼痛にはNSAIDは通常無効である。ただし，CRPSや帯状疱疹後神経痛の成立する初期の時点では炎症が存在しており，NSAIDが効果的な場合もある。

● 癌性疼痛患者への使用

NSAIDはWHO癌性疼痛治療指針の第1段階から第3段階まで長期にわたり使用されることが多い。また，病状が進行するにしたがって，化学療法の影響，脱水，衰弱などのさまざまな原因により腎機能が低下する。さらに，高齢者では代謝能や排泄能の低下，血中アルブミン値の低下により副作用の可能性が高まる。そのため副作用発現には十分留意すべきであるが，患者の予後とQOL（quality of life）を考えて痛みを緩和するために必要なときには使用すべきである。

d. 今後の展望：副作用の少ないNSAIDの開発

最近，消化管障害性の低いNSAIDとして，一酸化窒素を付加したNSAIDが新たに開発されており，抗炎症，鎮痛，および抗血栓作用においても従来のNSAIDと同等もしくはそれ以上の効果を示すことが報告されている[16〜18]。近い将来，臨床における有効性と安全性が明らかになるものと期待される。

2 抗うつ薬

治療効果発現必要症例数（number needed to treat：NNT）から考えると神経障害性疼痛では，三環系抗うつ薬のNNTが2.5〜3，選択的セロトニン再取り込み阻害薬（selective serotonin reuptake inhibitor：SSRI）は6.7，セロトニン・ノルアドレナリン再取り込み阻害薬（serotonin-noradrenaline reuptake inhibitor：SNRI）は4.1〜5.5と報告されている[19]。年令や併発症などで，NNTの優れている三環系抗うつ薬が使用できないときには，SSRIやSNRIが第一選択となるが，それぞれに特徴を有している[20]（表8，図4）。

表8 抗うつ薬の種類

分類		一般名	用量（mg/日）	半減期（時間）	主作用
第1世代	三環系	イミプラミン	25〜200	14	NRI > SRI
		クロミプラミン	50〜225	21	NRI = SRI
		アミトリプチリン	30〜150	15	NRI > SRI
		ノルトリプチリン等	30〜150	27	NRI
第2世代		ドスレピン	75〜150	14	NRI > SRI
		アモキサピン	25〜300	30	NRI, D
	四環系	マプロチリン	30〜75	46	NRI
		ミアンセリン	30〜60	18	NRI, α, 5-HT
		セチプチリン	3〜6	24	NRI, α, 5-HT
	その他	トラゾドン	75〜200	7	NRI < SRI, 5-HT
選択的セロトニン再取り込み阻害薬（SSRI）		フルボキサミン	50〜150	9〜14	SRI
		パロキセチン	10〜40	15	SRI
		セルトラリン	25〜100	22.5〜24.1	SRI
セロトニン・ノルアドレナリン再取り込み阻害薬（SNRI）		ミルナシプラン	30〜100	8	NRI = SRI
		デュロキセチン	20〜60	10〜12	NRI > SRI

NRI：ノルアドレナリン再取り込み阻害作用，SRI：セロトニン再取り込み阻害作用，D：ドパミン受容体阻害作用，α：α₂受容体阻害作用，5-HT：セロトニン（5-HT₂）受容体阻害作用
（大森哲郎．精神医学講座担当者会議監．上島国利編．気分障害治療ガイドライン．東京：医学書院；2004. p.46 より改変引用）

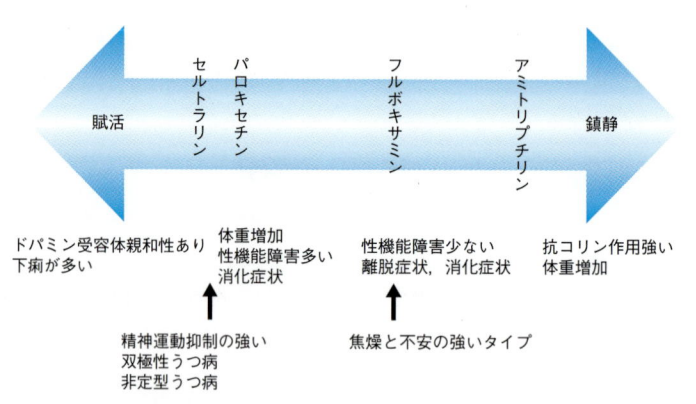

図4 賦活作用／鎮静作用に基づく抗うつ薬の分類
（Twycross R, Wilcock A, Charlesworth S, et al. Palliative care formulary 2nd ed. Oxon：Radclffe Medical Press；2003. p.299 より改変引用）

賦活 ←――――――――――――――――――――→ 鎮静

セルトラリン　パロキセチン　フルボキサミン　アミトリプチリン

- ドパミン受容体親和性あり 下痢が多い
- 体重増加 性機能障害多い 消化症状 ↑ 精神運動抑制の強い 双極性うつ病 非定型うつ病
- 性機能障害少ない 離脱症状，消化症状 ↑ 焦燥と不安の強いタイプ
- 抗コリン作用強い 体重増加

1）薬物特性から生じる副作用

　代表的なものとして，抗コリン作用がある．セロトニンやノルアドレナリンの再吸収を抑制するだけではなく，シナプス後部でのアセチルコリン受容作用が抑制されることから生じる．三環系抗うつ薬は，抗コリン作用が強いため緑内障患者には禁忌であり，高齢者では，特に眠気やふらつきが顕著に現れる．また排尿障害や便秘，口渇，胃部不快感，動悸，不整脈，血圧上昇なども引き起こす．そのため，抗コリン作用を少なくする目的でSSRIやSNRIが開発されたわけであるが，全く眠気や胃部不快感がないわけではない．胃腸症状に対しては，あらか

じめクエン酸モサプリドの併用が望ましい．また，三環系抗うつ薬では体重増加，SSRIでは性機能障害などが発生する可能性もある．

また，いずれも休薬に関しては，退薬症状が出現することもあるため漸減が望ましい．

2）予期せぬ副作用

　古典的な抗うつ薬に比べSSRIやSNRIは副作用が少ないという認識の下に，幅広い診療科にわたって使用されているが，予期せぬ副作用の発生する可能性も考えて，安易な処方を慎み，服薬開始後は経過観察を行うことが必要である．その中の代表例としてセロトニン症候群がある[21]．セロトニン症候群は，脳内のセロトニン機能の異常興奮により中枢神経系，自律神経系を介してさまざまな症状が出現する．わが国ではセロトニン症候群を引き起こしやすいMAO阻害薬があまり使用されていなかったため，SSRIの普及に伴って，1990年代後半に認識され始めた症候群である．死亡率は11％と報告されているが[22]，適切な処置を行えば，24時間以内に回復し予後は良好であるため，まず，初期症状の段階で疑うことのできるスキルを身につける必要がある．セロトニン症候群を誘発させる可能性のある薬物を作用機序別に表9に示すが，この表の中の薬物の複数併用により，発生リスクは高くなる．症状は軽度から重度に分類されるが（図5），初期症状は，落ち着かない，座っていられないで立ってうろうろしたくなる，焦燥感が激しいなど見落とされやすい症状であるアカシジアが認められる．治療法は，第一に，薬物の服用中止と十分な輸液を行うことである．第二には，5-HT_{2A}拮抗薬（シクロヘプタジン，クロロプロマジン）や5-HT_{1A}拮抗薬（プロプラノロール）を投与することである．

　さらに，もう一つ，類似した臨床症状を呈するものとして悪性症候群があるが[23]，病因が全く異なるため治療法が大きく違ってくる（表10）．したがって，悪性症候群とセロトニン症候群をしっかりと鑑別し（表11），治療を行うことが必要である．

3）薬物相互作用について

　三環系抗うつ薬は肝臓でCYPにより酸化，抱合，排出され，CYP1A2，2C19，CYP3A4，2D6（表3）が関与しており，その際に表12に示すように多くの薬物と相互作用があるため[24]，患者のもつ併発症と服用薬を確認して，処方適応を決める必要がある．SSRIにもそれぞれ薬物相互作用が認められる（表13）が，ミルナシプランは，CYPに関与しないため，薬物相互作用が少ないとされている[25]．

表9 セロトニン症候群の作用機序と原因薬物

セロトニン合成増加	トリプトファン
セロトニン代謝阻害	MAO阻害薬
セロトニン放出増加	アンフェタミン，コカイン，レセルピン，MAO阻害薬
セロトニン再吸収阻害	三環系抗うつ薬，SSRI，SNRI，コカイン，アンフェタミン，ペチジン，トラマドール，NMDA受容体拮抗薬，トラゾドン
セロトニン受容体作動薬	トリプタン製剤
非特異的セロトニン活性上昇	カルバマゼピン，リチウム，ペンタゾシン，オンダンセトロン，グラニセトロン
ドパミン作動薬	アマンタジン，ブロモクリプチン，レボドパ

表10 悪性症候群について

1. 概念
   抗精神病薬投与中に原因不明の発熱，意識障害，筋硬直や振戦など錐体外路症状と自律神経症状を呈する症候群
2. 原因
   ドパミン D_2 受容体遮断薬，パーキンソン病治療薬の減量・中止時
3. 主な原因薬物
   ハロペリドール，レボメプロマジン，クロルプロマジン，スルピリド，プロペリシアジン，ゾテピン，リチウム，クロカプラミンなど
4. 病態
   1）ドパミン受容体の遮断
   2）ドパミン・セロトニン不均衡仮説
   3）細胞内カルシウム異常仮説
   4）GABA欠乏説
5. 治療
   第1選択：ダントロレン 40 mg/20〜30分で静脈投与
   第2選択：メシル酸ブロモクリプチン

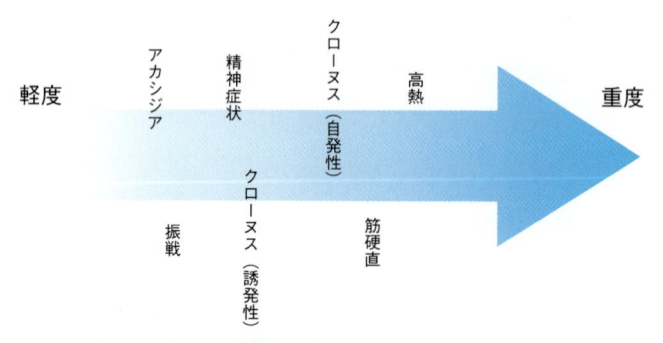

図5 セロトニン症候群：重症度分類
軽　度：①振戦，ミオクローヌス，反射亢進，震え
　　　　②頻脈，発汗，散瞳
　　　　③発熱はない
中等度：①反射亢進，ミオクローヌス（上部<下部）
　　　　②頻脈，高血圧，散瞳，腸雑音，発汗
　　　　③軽い不穏状態，過度の不眠症，会話困難
　　　　④発熱 40℃
重　度：①筋強剛，過度の緊張（上部<下部）
　　　　②重篤な高血圧と頻脈，急激に悪化してショック状態となることあり
　　　　③精神錯乱状態
　　　　④高熱（41.1℃以上）
（Boyer EW, Shannon M. The serotonin syndrome. N Engl Med 2005；352：1113 より改変引用）

表11 悪性症候群とセロトニン症候群の鑑別診断

疾患	悪性症候群	セロトニン症候群
原因薬物	ドパミン拮抗薬 ドパミン作動薬の中断	セロトニン作動薬 ドパミン作動薬？
症状の発現	数日〜数週間	数分〜数時間内
症状の改善	平均9日	24時間以内
発熱（38℃以上）	90％以上	46％
意識状態の変化	90％以上	54％
自律神経症状	90％以上	50〜90％
筋硬直	90％以上	49％
白血球増加	90％以上	13％
CK値上昇	90％以上	18％
GOT/GPT上昇	75％以上	9％
代謝性アシドーシス	しばしば	9％
腱反射亢進	まれ	55％
ミオクローヌス	まれ	57％
治療効果 　ドパミン作動薬 　セロトニン拮抗薬	症状改善 効果なし	症状悪化 症状改善

（岩本泰行，山脇成人．向精神薬による悪性症候群とセロトニン症候群：鑑別と治療の要点．臨精医 2003；32：526 より引用）

表12 三環系抗うつ薬（TCA）の薬物相互作用

TCAの作用を 増強する薬物	TCAの作用を 減弱する薬物	TCAにより作用が 増強される薬物	TCAにより作用が 減弱される薬物
抗精神病薬： 　ブチルフェノン系，フェノチアジン系抗精神薬 H₂受容体拮抗薬： 　シメチジン，ラニチジン	抗痙攣薬： 　フェニトイン，フェノバルビタール，カルバマゼピン	交感神経刺激薬： 　フェニレフリン，ノルエピネフリン，アドレナリン	交感神経刺激薬： 　メチルフェニデート，アンフェタミン ※ただしこれらの薬物がすでに神経細胞内に取り込まれているときには増強されることあり
カルシウム拮抗薬： 　ベラパミル，ジルチアゼム β遮断薬： 　プロプラノロール 抗真菌薬	リファンピシン	抗不整脈薬： 　キニジン 抗コリン作用を有する薬物： 　フェノチアジン系抗精神薬，抗ドパミン薬（MAO阻害薬）	降圧薬： 　グアネチジン

表13 SSRIの薬物相互作用

薬物名	フルボキサミン	パロキセチン	セルトラリン
代謝酵素	2D6	2D6	2C19 2C9 2B6 3A4
代謝酵素阻害	1A2 2C19（高度） 2C9 3A（中等度） 2D6（軽度）	2D6（高度） 1A2 2C9 2C19 3A（軽度）	2C19（軽〜中等度） 1A2 2C9 2D6 3A（軽度）
使用禁忌	抗精神病薬： 　チオリダジン，ピモジド 筋弛緩薬： 　チザニジン	抗精神病薬： 　チオリダジン，ピモジド	抗精神病薬： 　ピモジド
CYPの相互作用により作用が増強される薬物	フェニトイン，カルバマゼピン，イミプラミン，アミトリプチリン，クロミプラミン，アルプラゾラム，ブロマゼパム，ジアゼパム，オランザピン，プロプラノロール，テオフィリン，シクロスポリン，ワルファリン	ペルフェナジン，イミプラミン，アミトリプチリン，ノリトリプチリン，プロパフェノン，フレカイニド，チモロール，メトプロロール，キニジン，シメチジン	クロミプラミン，イミプラミン，アミトリプチリン，トルブタミド，シメチジン

（渡邊昌祐．SSRIのプロファイルの違いとその使い分け．臨精薬理 2007；10：305 より引用）

表14 抗痙攣薬：主な作用機序別分類

ナトリウムチャネル遮断薬	フェニトイン，カルバマゼピン
カルシウムチャネル遮断薬	ゾニサミド，ガバペンチン，プレガバリン
GABA分解酵素抑制	クロナゼパム，バルプロ酸ナトリウム

3 抗痙攣薬

　抗痙攣薬の中には，ナトリウムチャネル遮断薬とカルシウムチャネル遮断薬，GABA分解酵素阻害薬の3つに大別される[26]（表14）。

1）薬物特性から生じる副作用

　注意すべきものとして，用量依存性の眠気・めまい，ふらつきなどの中枢性のものがほとんどである。眠気・めまい，ふらつきなどが著明な場合には，副作用対策として，総量の減量（1回量の減量または回数を減らす）を行う。

2）予期せぬ副作用

　再生不良性貧血，汎血球減少，血小板減少，肝障害，腎障害，生命を脅かすような重篤な薬疹〔Stevens-Johnson syndrome, 薬剤性過敏症症候群（drug-induced hypersensitivity

表15 薬剤性過敏症症候群の診断基準（drug-induced hypersensitivity syndrome：DIHS）（2005）

1. 概念
   高熱と臓器障害を伴う薬疹で，薬剤中止後も遷延化する．多くの場合，発症後2～3週間後にヒトヘルペスウイルス6型（HHV-6）の再活性化を生じる．
2. 主要所見
   1) 限られた薬物投与後に遅発性に生じ，急速に拡大する紅斑，多くの場合，紅皮症に移行する．
   2) 原因薬物中止後も2週間以上遅延する．
   3) 38℃以上の発熱
   4) 肝機能障害（他臓器も障害される危険性あり）
   5) 血液学的異常：白血球増多＞11,000，異型リンパ球5%以上，好酸球増多＞1,500，の一つ以上を満たす．
   6) リンパ節腫脹
   7) HHV-6の再活性化
   ※典型：1）～7）すべて，非典型：1）～5）すべて
3. 原因薬物
   カルバマゼピン，フェニトイン，フェノバルビタール，ゾニサミド，ジアフェニルスルホン，サラゾスルファピジン，メキシレチン，アロプリノール，ミノサイクリン

syndrome：DIHS）など〕，抗利尿ホルモン不適合分泌症候群（syndrome of inappropriate secretion of antidiuretic hormone：SIADH），心電図異常（房室ブロック，徐脈など），悪性症候群などが認められる．

特に最近では，カルバマゼピンで重症薬疹例が多発しており，またペインクリニック領域でも既知のStevens-Johnson syndromeとは別の，ヒトヘルペスウイルス6型（HHV-6）の再活性を伴い臓器障害を併発するDIHSの報告が[27,28]，カルバマゼピンだけでなくゾニサミド，メキシレチンでも認められている．したがって，薬疹発生時には，薬疹に対する治療だけでなく，採血を施し血球数，CRP，肝腎機能のチェックと十分な経過観察を施行する必要がある（表15）．

Stevens-Johnson syndrome，DIHSや再生不良性貧血など重篤な副作用は，ガバペンチンやプレガバリン，クロナゼパムでは報告がないことから，欧米では抗痙攣薬の第一選択薬は，三叉神経痛を除いてはプレガバリンとされている[1]．

3）薬物相互作用

カルバマゼピンについて，主に代謝経路でCYPの影響を受けているものと他のものに分類した[29]（表16）．ガバペンチンやプレガバリンはCYPで代謝されないため，薬物相互作用はほとんどないとされている[30]．

表16　カルバマゼピンの作用を増強させる薬物

代謝阻害によりカルバマゼピンの作用を増強する薬物	アロプリノール 抗真菌薬 グレープフルーツジュース シメチジン ジルチアゼム ダナゾール ベラパミル マクロライド系抗生物質 フルボキサミン リトナビル（抗HIV薬）
その他の機序によりカルバマゼピンの作用を増強する薬物（CYPの関与の可能性のあるものも含む）	イソニアジド リチウム メトクロプラミド アルコール SSRI，利尿薬，MAO阻害薬 ハロペリドール，チオリダジン アセタゾラミド

4 ステロイド

　臨床において使用されるステロイドは，グルココルチコイド類似物質である合成ステロイド製剤であり，それぞれに効力や作用時間が異なる[31]（表17）。グルココルチコイドは副腎皮質より分泌される生体内ステロイドであり，糖質・脂質・タンパク質の代謝に関与している。グルココルチコイドを治療に全身投与で用いる場合，その目的は，生体の恒常性を保てないような状況（副腎不全など）での補充療法があるが，多くは喘息や関節リウマチ，臓器移植後の拒絶反応などに対し，炎症や免疫反応を抑制する目的に投与する場合が一般的である。いずれもその投与量は生理的な分泌量より多い。しかしステロイドの全身投与は，副作用を引き起こす。麻酔科医がペインクリニック領域で用いるときは，強力な抗炎症作用および浮腫改善効果により鎮痛を図るのが目的であり，局所投与が一般的であるが，緩和医療領域で使用する場合には，しばしば全身投与が行われている。

1）薬理作用[32]

　主な薬理作用は，抗炎症作用および免疫抑制作用（細胞増殖抑制，抗アレルギーなど）である。分子機構的な薬理作用は，副腎皮質から分泌されるグルココルチコイドと同じと考えられる。活性作用をもつものはタンパク質と結合していない遊離型であり，細胞膜を拡散によって通過し，細胞質の受容体に結合してホルモン受容体複合体を形成する。その後，二量体を形成し核内へと輸送され，DNAのグルココルチコイド応答配列（glucocorticoid response element：GRE）という遺伝子上のプロモータ領域に結合し，他の遺伝子に対して調節作用を発揮する（図6）。グルココルチコイド受容体は多くの臓器に発現しているため，ほとんどの

表17 各種ステロイド経口薬の力価，半減期

薬物名	1錠中ステロイド含有量（mg）	抗炎症力価	ミネラルコルチコイド作用	血中半減期（hr）	生物活性の半減期（hr）	分類
ヒドロコルチゾン	10	1	++	1.5	8〜12	短時間型
コルチゾン	25	0.8	++	1.5	8〜12	短時間型
プレドニゾロン	5	4	+	3〜4	12〜36	中間型
メチルプレドニゾロン	2.4	5	−	3〜4	12〜36	中間型
トリアムシノロン	4	5	−	5〜6	12〜36	中間型
デキサメタゾン	0.5	30	−	5〜6	36〜54	長時間型
ベタメタゾン	0.5	25〜30	−	5〜6	36〜54	長時間型
パラメタゾン	2	10	−	5〜6	36〜54	長時間型

（矢野三郎監．佐藤文三編．ステロイド薬の選び方と使い方．東京：南江堂；1999. p.9-24 より改変引用）

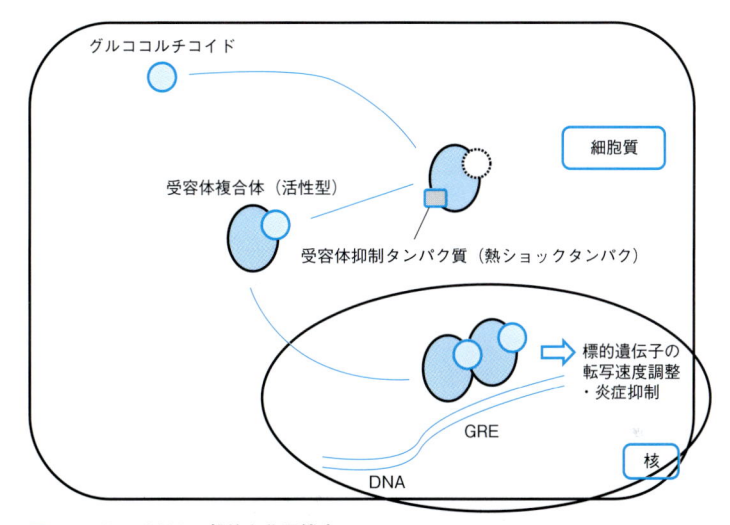

図6 ステロイドの一般的な作用機序

組織はその影響を受けることになる．抗炎症作用の機序については，いまだ解明されていない部分もあるが複数の経路が考えられている．まず前炎症段階として，ホスホリパーゼA_2の活性阻害タンパクを誘導し，アラキドン酸の遊離を抑制し，結果としてアラキドン酸カスケードの中間物質であり炎症反応に重要な役割をもつCOX-2の生成を低下させ，かつその分解を促進し，COX-2の転写因子であるAP-1やNF-κB，またその関連タンパクの活性も抑制する[33]．また，炎症を増悪させるインターロイキンや腫瘍壊死因子（tumor necrosis factor：TNF）などの炎症性サイトカインの生成を抑制し，白血球の誘導や活性化の調節に関与しているともいわれている[34]．また最近では，炎症性転写因子合成過程における，DNAを鋳型としたメッセンジャーリボ核酸（messenger ribonucleic acid：mRNA）の転写を抑制する機構ももつとされ，このように炎症にかかわる複数の機構を抑制する点がNSAIDとの相違点であり，効果および副作用の強さの違いにも関与していると考えられる．

2) 副作用とその機序 [32, 35]

　ステロイドは生体内ホルモンでもあるため，全身に生理的分泌量以上の用量を投与した場合は，投与期間にもよるがさまざまな副作用を引き起こす（表18）。

　しかし局所投与でも，長期にわたって使用した場合，全身への作用および副作用が出現する可能性が生じてくる。

　以下に全身投与による副作用のうち，臨床的に重要なものについてその発現機序・対策を述べる。

a. 重症副作用（生命予後に影響するもの）

●消化性潰瘍

【機序】

　粘膜内プロスタグランジン生成抑制，粘膜細胞の生成抑制，胃粘液量の低下（防御因子の低下），胃液酸度，ペプシン量，胃液分泌の増加（攻撃因子の増加）が関与する。

【対策】

　投与量が多く，消化性潰瘍のハイリスク症例（NSAID使用，潰瘍の既往など）では可能性が高くなるため[36]，使用しないか，あるいは使用する場合でも制酸薬やH_2受容体拮抗薬とともに投与し，使用量を最小限にとどめることである。それ以外の場合でも，全身投与や連続投与を行う場合には，制酸薬の投与が望ましい。

●感染の誘発

【機序】

　免疫担当細胞（好中球，リンパ球）および食細胞などの抑制および炎症・免疫にかかわるサイトカインや接着因子の発現抑制による。

【対策】

　投与量が多いほど誘発しやすいとされているため，使用を最小限にとどめる。また免疫力が落ちている症例では，バイタルサインのチェックおよび血液検査を定期的に行い，感染症の徴候が見られるときには速やかに減量する。

●骨粗鬆症

【機序】

　閉経後の女性や骨代謝回転の速い成長期の小児での影響が大きい。ステロイドは骨形成低下および骨破壊亢進の双方に関与しており，前者については骨芽細胞の分化や増殖の抑制が主な要因であるが，ネガティブフィードバックにより脳下垂体からの副腎皮質刺激ホルモン（adrenocorticotropic hormone：ACTH）分泌が抑制されることで，骨形成促進因子である性

表18　全身ステロイド療法の副作用

全身性	クッシング様症状（満月様顔貌，多毛） 外見の変化（中心性肥満，肩甲骨間隆起）
消化器系	消化管びらん，出血，潰瘍 食欲亢進，体重増加
代謝・内分泌系	高血糖，糖尿病 ナトリウム貯留，体液貯留 低カリウム血症および筋力低下 副腎機能不全（急激な退薬による）
心血管系	浮腫，高血圧 血栓
筋骨格系	筋力増進 近位筋ミオパチー 関節痛（用量減量による） 骨粗鬆症，無菌性骨壊死
感染	易感染性亢進，口腔内カンジダ症，痤瘡
精神系	多幸感，満足感の増大 精神の不安定性増大，興奮，抑うつ，軽躁 ステロイド精神病
皮膚疾患	創部治癒遅延，皮膚萎縮，ひ薄化 紫斑，易出血，皮膚線条
眼疾患	白内障，緑内障
血液系	白血球増多，リンパ球減少

(In：Woodruff R, editor. Palliative medicine：Evidence-based symptomatic and supportive care for patients with advanced cancer. New York：Oxford University Press；2004. p.148, 338 より改変引用)

ホルモンの分泌が低下することも一因である．後者は主に腎や腸管でのカルシウム吸収低下による血中カルシウム濃度の低下と，二次性の副甲状腺機能亢進症によるものである．

【対策】
　長期投与や全身投与の場合は，定期的な骨密度検査および，胸部，腰部X線撮影を行い，また日常的に筋力維持に努めることが肝要である．カルシウムや活性型ビタミンDの積極的摂取を心がけることが望ましいが，骨量低下が進行してきた場合は，ビスホスホネート製剤やホルモン補充療法，チアジドの投与を考慮する．

●高血糖・糖尿病

【機序】
　コルチゾルが生理的分泌量を超えることによる糖新生増加，糖利用の阻害および膵ランゲルハンス氏島でのインスリン分泌量の持続的増加によるインスリン抵抗性の出現による．

【対策】
　投与による一時的な高血糖は避けられないが，糖尿病への移行は長期投与や家族歴がある場合に可能性が高くなる．ステロイドの減量で改善，治癒するが，発症した場合にはインスリン

療法を開始する必要が生じる．既往歴，家族歴の聴取，定期的なHbA1cチェックなどが重要である．

●続発性副腎皮質機能低下
【機序】
ステロイド連用に伴い下垂体が抑制され副腎皮質が萎縮し，その後の減量や中止によりホルモンの需要に対する供給不足が生じ，副腎不全となる．症状は発熱，倦怠感，食思不振，嘔吐，血圧低下，意識障害（クリーゼ）である．
【対策】
局所投与や隔日投与，1日1回投与では起こりにくいとされる．長期投与を行う際には，ACTHが分泌された後である朝1回の投与とすることで予防できる．

●高脂血症，高血圧，動脈硬化
【機序】
ステロイドは異化作用を有し，高脂血症や高血糖を誘発する．ステロイド長期投与により動脈硬化および心血管系疾患のリスクが上昇するという報告もあり[36]，注意が必要である．
【対策】
適切な食生活を行うよう指導し，糖尿病や肥満の予防に努める．また定期的に血液検査を行い，徴候が見られる際は，HMG-CoA還元酵素阻害薬や，降圧薬，インスリン療法などの積極的治療を開始する．

●ミオパチー
【機序】
ステロイドによるタンパク異化作用の亢進により，筋萎縮および線維化が起こることによる．通常痛みは少なく，CKなど筋酵素の上昇を伴わない潜行性の進行であるため，気づいたときには動けないといったことになりうるため注意が必要である．数週間以上にわたりステロイドを投与された場合に多いとされ，症状としては下肢近位筋を中心とした筋力低下である．重篤な場合，動けないために患者のADL（activities of daily living）が低下および衰弱につながる可能性がある．
【対策】
椅子から立ち上がりにくい，階段が昇りにくいなどといった症状を認めたら，ミオパチーを疑う．まず患者自身の筋力保持のため，適度な運動や理学療法を促すのが先決であるが，病状などにより困難もしくは不可能な場合は，ステロイドの減量を試みる．フッ素基を含むステロイドである，トリアムシノロン，デキサメタゾン，ベタメタゾンなどで頻度が高いとされるため，これらを使用している場合は，他のフッ素基を含まないプレドニゾロンなどへのスイッチングを行うなどの対処をする．進行性担癌患者などでは回復が難しいことが多いが，ステロイ

ド治療の中止により通常症状は回復する[31]。

b. その他の副作用

　生命に直接関与しない副作用には，満月様顔貌，中心性肥満，皮膚線条，頬部紅潮，多毛，痤瘡，易出血など，外観上の変化を伴うものが多い。これらはステロイドがもつ中心性の脂肪沈着作用や，タンパク質の異化作用により皮膚が薄くなることと，感受性が体の部位により異なることに起因する。長期全身投与により出現しやすく，減量することで改善する。ステロイドによる不眠は，投与時間を朝〜昼にすることで改善される。これは生理的なステロイド分泌の概日リズムが朝に多く，夜に少ないことによるものと思われる。このほかに，ステロイド白内障，緑内障といった眼症状があるが，これらも1年以上の長期大量投与例に多いとされる。緑内障は全身投与に限らず眼球や眼瞼周囲への局所投与でも数週間のうちに眼圧の上昇が出現するため，発症の可能性がある[32]。機序にはどちらも水分の循環抑制が関与し，白内障は水晶体の膨化が，緑内障には眼房水の流出障害が原因であるとされる。多幸感や抑うつなどの精神変調も起こるとされているが，不明な点が多い。動物実験では脳内のナトリウム濃度の上昇，中枢の興奮性の上昇，神経細胞の変化，海馬や辺縁系細胞の伝達物質への影響が報告されているが，ヒトにおいて脳実質の変化に関する報告はない。対策としては，ステロイドの減量か，あるいは抗不安薬，抗精神病薬の投与などが挙げられる。

3）緩和医療領域での使用

　近年緩和医療における考えは進歩し，より早期から癌そのものに対する治療と並行して緩和的治療を開始することが提唱されている。以前は，外科医が術後の患者に対するステロイドの使用を，その感染誘発作用および免疫抑制作用などから躊躇される側面もあったが，腫瘍の浸潤による浮腫を改善し疼痛を改善するうえに，患者のQOLそのものを改善するという報告もあり[37]今後も緩和医療でのステロイド療法の存在は重要なものとなっていくと思われる。

4）ステロイド投与のポイント

　ステロイドは生理的な作用と全身への副作用を分離することが難しいとされている。われわれ麻酔科医が使用する際には，①全身投与とするか，局所投与にとどめるか，②種類・投与量および投与期間はどうするか，ということをまず考えなければならない。ポイントとしては，抗炎症作用，鎮痛作用を期待して用いる場合，炎症部位を中心に生理的濃度より十分に多い量の局所投与を行い，副作用を最小限にとどめることが望ましい。やむをえず全身投与を行う際には，少量投与から行い，症状の変化に応じて増減を行う。しかし炎症反応や神経圧迫による症状が急激な場合には，ステロイド投与の良いタイミングであるため[38〜40]，躊躇なく早期から使用することが望ましい。

ただし，ステロイドを少量使用した場合でも，食欲増進作用や，嘔気などの軽度の副作用を訴えることもあるため，使用する際は事前にインフォームドコンセントを行うことが必要である。

5 オピオイド

ペインクリニックや緩和医療の現場において，オピオイドは欠かすことのできない鎮痛薬の一つである。WHOから癌疼痛治療指針が発表され，癌性疼痛に対しては積極的な強オピオイドの使用が推奨されるようになった一方で，いまだモルヒネを代表とする麻薬性鎮痛薬の副作用に対する誤解は完全には解消されていない。

1）受容体と薬理作用

オピオイドはオピオイド受容体に作用することにより効果を発揮する。オピオイド受容体は脳や脊髄などの中枢・末梢神経系だけでなく，消化管，卵巣，皮膚および血球成分などの末梢組織にも広く存在し，内因性オピオイドであるβ-エンドルフィン，エンケファリン，ダイノルフィン，および種々のオピオイド性鎮痛薬が結合する。その構造は7回膜貫通型のGタンパク質共役型受容体であり，μ，δ，κ受容体に大別される。鎮痛作用および悪心・嘔吐作用，便秘作用などの副作用は多くはμ受容体を介するとされ，κおよびδ受容体は主に脊髄における鎮痛やオピオイドに対する嫌悪作用，利尿作用などを担っているとされている[41]（表19）。

現在わが国で使用可能なオピオイドにはさまざまなものがあるが，経口徐放剤はいまだ癌性疼痛のみに適応が限られている[42]（表20）。

2）副作用とその対策

オピオイドにはさまざまな副作用があるが，代表的なものは便秘や鎮静，嘔気・嘔吐などである。副作用と思われる症状が出現した際は，まずその症状がもともとの病態から起こっている可能性がないか，代謝異常や電解質異常などオピオイド以外の薬物に起因するものでないかを考慮する必要がある。そのうえで，やはりオピオイドが原因と思われる場合は，いくつかの対策が考えられる[43]（表21）。

オピオイド投与量の減量あるいは中止であるが，長期間にわたりオピオイドが投与されている場合，退薬症状（後述）や急激な疼痛が出現しやすいため，減量や中止する際は少量ずつ，あるいは他の鎮痛薬や鎮痛補助薬を併用するなどの対策が必要である。その他制吐薬や緩下薬，呼吸促進薬などの副作用に効果のある薬物の併用や，オピオイドの投与経路の変更，オピオイドローテーションなども効果的である。

表19 オピオイド受容体タイプと薬理作用

	μ	δ	κ
鎮痛	+	+	+
報酬	+	+	−
嫌悪	−	−	+
鎮静	+		+
悪心・嘔吐	+		
縮瞳	+		+
プロラクチン分泌	+		
利尿	−	−	+
呼吸抑制	+	−	−
鎮咳	+		+
便秘	+	+	−
排尿障害	+	+	
痒み	+		☆
体温下降	+	−	−

＋：作用発現，−：作用なし
☆：κアゴニストはμアゴニストによる痒みを抑制
(Namaka M, Gramlich CR, Ruhlen D, et al. A treatment algorithm for neuropathic pain. Clin Ther 2004；26：951-79 より引用)

表20 わが国で使用可能なオピオイドと適応症

	経口 IR	経口 SR	坐薬	注射薬	貼付薬
モルヒネ	C/NC	C	C	C/NC	
フェンタニル				C/NC	C/NC
オキシコドン	C	C		C/NC	
ペチジン	C/NC			C/NC	
ブトルファノール				C/NC	
コデイン	C/NC				
ブプレノルフィン			C/NC	C/NC	
ペンタゾシン	C			C/NC	
トラマドール				C/NC	

C：癌性疼痛，NC：非癌性疼痛，IR：速放製剤，SR：徐放製剤
(Twycross R, Wilcock A, Charlesworth S, et al. Palliative care formulary 2nd ed. Oxon：Radcliffe Medical Press；2003. p.131-4 より改変引用)

表21 オピオイドの副作用対策

1. 他の要因を除外する
   1）本来の疾患に伴うもの
   2）他の薬物によるものおよび薬物間の相互作用
2. オピオイドを減量しても疼痛コントロールが図れるように，他の鎮痛手段を考慮する
   1）鎮痛補助薬，神経ブロック，手術
   2）放射線療法
3. 副作用対策の薬物の使用
4. 投与経路の変更
5. オピオイドローテーション

(鈴木 勉．薬物相互作用とは．小川節郎監．佐伯 茂編．緩和医療と薬物相互作用．東京：真興交易医書出版部；2003. p.18-34 より引用)

a. 中枢神経系

●鎮静・呼吸抑制

　過鎮静や昏睡，呼吸抑制はオピオイドの副作用として一般的である。近年の動物実験での検討では，オピオイドによる呼吸抑制作用は鎮痛用量よりもはるかに多い投与量で出現するものがあるが[44]，患者の病態がもともと良くない場合やオピオイドに対する耐性が起きている場合などは，鎮痛に不十分な投与量でも鎮静や呼吸抑制が生じる可能性があるため注意が必要である。オピオイドの使用が初めての患者の場合，投与初期1週間程度は眠気を訴えることがあるが，しだいに眠気に対する耐性がつくとされている。しかし患者には十分なインフォームドコンセントが必要である。オピオイドによる過鎮静などの中枢神経系の副作用が起こりやすいのは，高齢者や腎不全患者，今までにオピオイドの投薬を受けたことのない患者，また今までオピオイドで鎮痛されていた患者が，他の治療（神経ブロックなど）により疼痛が改善し，相対的にオピオイドが過量になった場合などである。

　他の要因の除外やオピオイドの減量およびローテーションなどの対策によっても改善しない場合，眠気や過鎮静に効果を示すものとしてはメチルフェニデートがある。メチルフェニデートは中枢神経系を賦活化させる薬物であり，日中投与で 5 mg 〜 15 mg/day が使用される。しかし高齢者や全身状態が不安定な患者では，かえってせん妄や不穏症状を来すことがあるため注意が必要である。

　呼吸抑制に対してはナロキソンがよく用いられる。1 A（0.2 mg）を生理食塩液などで 10 mL にし，数分おきに 1 〜 2 mL の少量から使用していくことで，鎮痛効果を拮抗することなく呼吸抑制を改善させることができる。持続で投与する場合は，1時間あたりの投与量は呼吸抑制が拮抗された用量の1/2程度とする。ナロキソンを大量投与しても呼吸抑制が改善しない場合は，オピオイド以外の要因を検討する必要がある。またブプレノルフィンによる呼吸抑制の拮抗には，他のオピオイドよりもナロキソンの必要量が多くなるとされる。しかし少量投与でも急激に鎮痛効果が拮抗され，不穏状態になることもあるため注意する。

●その他の副作用

中枢神経系のその他の副作用としては，せん妄や行動異常，悪夢などの興奮性症状がある。その頻度はモルヒネでは1～2％以下であるが，ペンタゾシンなどで可能性が高いとする報告もある。治療としては，抗精神病薬の併用やオピオイドローテーションがある。ほかには高用量使用や終末期患者への投与によりミオクローヌスが出現することがある。クロナゼパムなどのベンゾジアゼピンが治療に用いられる。

b. 消化器系

●嘔気・嘔吐

嘔気はもっとも一般的な副作用の一つである。嘔気は中脳の化学受容体誘発帯（chemorecepter trigger zone：CTZ）に対する直接作用と，末梢における消化管運動抑制により起こるとされる。投与初期にもっとも強く，徐々に耐性がつくとされるが，程度はどうあれ残存することが多いため，オピオイドを使用する際には制吐薬を併用することが望ましい。制吐薬にはさまざまな種類があるが，中枢に作用するハロペリドール，ドロペリドール，プロクロルペラジン，メトクロプラミドなどの抗ドパミン薬や，オンダンセトロンなどのセロトニン受容体拮抗薬が有効である。しかしわが国では後者は抗悪性腫瘍薬使用時の嘔気に適応が限定されている。

●腸管運動抑制（便秘）

オピオイドは腸管神経叢にも受容体をもち，その運動や分泌作用を抑制するため便秘や消化機能の低下が起こる。モルヒネやオキシコドンでは必発であり，オピオイドを使用する際は緩下薬の併用が必要である。フェンタニルでは便秘の頻度はモルヒネやオキシコドンほど高率ではないため[45]，緩下薬などの併用によっても便秘が改善されないときはオピオイドをローテーションすることも有用である。

●口渇・口内乾燥

モルヒネの長期使用時に起こるとされ，抗コリン作用によるものである。他の薬物（抗うつ薬など）にも同様の作用をもつものがあるため，除外が必要である。症状や患者の不快感が強いときは，他のオピオイドへの変更を行う。

●胆　道

オピオイドには胆道平滑筋およびOddi括約筋収縮作用があるとされ，投与により胃部不快感，心窩部痛が生じることがある。胆囊炎などの痛みにはオピオイドを用いるべきではない[46]。

c. 呼吸器系

中枢神経系の項でも触れたが，呼吸抑制も重大な副作用の一つである。脳幹の呼吸中枢の抑制作用が主であり，二酸化炭素応答が低下し，呼吸回数および1回換気量が減少する。腎不全患者やオピオイドを過量投与されている場合に起こりやすい。前述のとおり，呼吸抑制を来す因子は多岐にわたるため，まずオピオイドの投与量を確認し，過量でないと思われる際は，原因検索が必要である。

その他の呼吸器系副作用としては，咳反射の抑制がある。これにより患者自身が楽になることも多いが，反面，喀痰が排出できないため，肺炎などの感染症が惹起されることがある。

d. 心血管系

モルヒネにはヒスタミン遊離作用があるため，末梢血管が拡張し起立性低血圧を起こすことがある。ヒスタミン遊離作用のないフェンタニルなどではこのような作用は生じないとされている[46]。

e. 泌尿器系（尿閉・排尿障害）

オピオイドは尿管平滑筋の緊張性収縮を引き起こし，また脳や脊髄のオピオイド受容体への作用により排尿反射の抑制および膀胱の外括約筋の緊張亢進が起こるため，排尿障害や尿閉が起こる。経口投与よりもくも膜下投与で頻度が高くなるとされる[41,47]。

f. 皮　膚

モルヒネ投与により皮膚紅潮や発汗がみられることがあるが，フェンタニルではみられないことから，ヒスタミン遊離作用やアセチルコリン遊離作用が関与しているとされる[46]。また，オピオイドはしばしば痒みを引き起こすが，この機序には今までモルヒネのヒスタミン遊離作用が原因とされ，抗ヒスタミン薬などが投与されている。しかし他のオピオイドでも痒みが誘発されることから，オピオイド受容体を介した「中枢性の痒み」の存在が明らかとなっている。近年，アトピー性皮膚炎の皮膚において，正常皮膚よりもμ受容体が多く発現しているという報告や，透析時やアトピー性皮膚炎の痒みがκ受容体アゴニストの投与により抑制されたとする報告があり[48,49]，フェンタニルなどのμ受容体に親和性の強いオピオイドによる難活性の痒みに対し，臨床応用が期待されるところである。

3）その他の注意すべき副作用

a. 耐性形成

オピオイドは慢性投与により鎮痛に対する耐性が起こり，必要量が増加する。この作用はモルヒネではほとんど問題にならないとされている[50]。動物実験での検討では，モルヒネとフェンタニルをそれぞれ反復投与した結果，モルヒネではほとんど鎮痛効果に変化を認めなかっ

たのに対し，フェンタニルでは有意に鎮痛効果の減弱を認めたとする報告がある[51]。同報告ではこの機序の一つにオピオイド受容体の細胞内陥入を挙げている。すなわちモルヒネよりもフェンタニルは連続投与により受容体の細胞内陥入を起こしやすく，これによりオピオイドが効きにくくなるという説である。臨床報告においても，レミフェンタニルなどの超短時間作用性オピオイドの使用により，急激な鎮痛耐性形成および痛覚過敏誘発作用を示したとする報告があることから[52]，血中濃度に急激変化を来しうるオピオイドほど，鎮痛耐性形成を来しやすい可能性が示唆される。

b. 痛覚過敏作用

近年オピオイド誘発痛覚過敏作用が注目されている。この機序としては，cAMP系のアップレギュレーションや，N-メチル-D-アスパラギン酸（N-methyl-D-aspartate：NMDA）受容体活性化作用，オピオイドによる脊髄後角での興奮性伝達物質の放出および延髄 rostral ventro medulla（RVM）での興奮性細胞の活動増加などが関与しているといわれている[53]。オピオイド中止後の疼痛増強作用は，鎮痛作用の消失だけによるのではなく，耐性形成と痛覚過敏作用により本来よりも痛みが増幅されてしまうという"opponent process theory"が提唱されている。これは，オピオイド投与により，抗侵害刺激作用が急激に形成され，また投与中止により急激に消失するのに対し，「向」侵害刺激作用は緩徐に形成され，投与中止による効果の消失も緩徐であるために起こるとする説である[54〜56]。

対策としては，オピオイド投与早期からNMDA受容体拮抗薬を併用することが有効であるといわれている。これはNMDA受容体が痛みの中枢性感作に深く関与しているということからである。臨床報告でも，NMDA受容体拮抗薬であるケタミンやデキストロメトルファンをオピオイドと併用することで，オピオイド投与量が増加することなく経過したとするものがある[54,55]。このほかにはCa^{2+}チャネル拮抗作用を有するガバペンチンにも耐性形成および精神依存形成の抑制作用があるとする報告もあり，鎮痛補助薬を上手に用いることで，ある程度抑えられる可能性がある[57]。

c. 精神依存，身体依存（退薬症状）

オピオイドによる精神依存および多幸感は，大脳および中脳辺縁でのμ受容体を介したドパミン神経系の活性化に起因するとされる。しかし臨床では疼痛下ではモルヒネなどのオピオイドによる精神依存形成が起こらないとされ，モルヒネを用いた動物実験でも示されている。これは疼痛下において同部位でのκオピオイド神経系が活性化していることおよび，μ受容体の機能低下が起こり，ドパミン放出が抑制されていることによるとしている[58]。

身体依存は，オピオイドを慢性的に投与されている患者において，投与の中止により退薬症状を来す反応である。これは投与の急激な中止や，ナロキソンを投与した際に認められることが多い。症状としては，不穏，鼻漏や口腔内分泌物の増加，および発汗，発熱，筋痙攣，腹痛，振戦などの自律神経失調状態が主である。対策としては，それまでに投与していたオピオ

イドの再使用であり，1/4〜1/2量を6時間おきに投与する．

おわりに

　ペインクリニック・緩和医療関係で使用する薬物の副作用が，薬物の薬理学的主作用が患者にとっては有害な副作用になるものから，予期せぬ副作用までいろいろであり，特異な副作用に精通しておく必要がある．また，多くの薬物に相互作用が認められるため，併用時には作用増強や減弱などに留意する必要がある．さらに，オピオイドに関しては，積極的に使用することで恩恵をこうむる患者もいる一方で，非癌性疼痛患者に処方するときには，誤用乱用を避けるために，適応について幅広く考慮したうえで決断していく必要がある．

　われわれが，細心の注意を払うことで，薬物療法における副作用は最小限にとどめることが可能と考える．

文　献

1) Namaka M, Gramlich CR, Ruhlen D, et al. A treatment algorithm for neuropathic pain. Clin Ther 2004；26：951-79.
2) Twycross R, Wilcock A, Charlesworth S, et al. Palliative care formulary. 2nd ed. Oxon：Radclffe Medical Press；2003. p.131-4.
3) 鈴木　勉．薬物相互作用とは．小川節郎監．佐伯　茂編．緩和医療と薬物相互作用．東京：真興交易医書出版部；2003. p.18-34.
4) Greenblatt DJ, von Moltke LL, Harmatz JS, et al. Drug interactions with newer antidepressants：Role of human cytochromes P450. J Clin Psychiatry 1998；59：19-27.
5) Harewood G. Gastrointestinal toxicity of nonsteroidal antiinflammatory drugs. N Engl J Med 1999；341：1398-9.
6) 塩川優一，延永　正，斉藤輝信ほか．非ステロイド性抗炎症薬による上部消化管障害に関する疫学調査．リウマチ 1991；31：96-111.
7) 水島　裕編．今日の治療薬．東京：南江堂；2002. p.229-34.
8) Bombardier C, Laine L, Reicin A, et al. VIGOR Study Group. Comparison of upper gastrointestinal toxicity of rofecoxib and naproxen in patients with rheumatoid arthritis. N Engl J Med 2000；343：1520-8.
9) Singh G, Fort JP, Goldstein JL, et al. Celecoxib versus naparoxen and diclofenac in osteoarthritis patients：SUCCESS-I study. Am J Med 2006；119：255-66.
10) Mizuno H, Sakamoto C, Matsuda K, et al. Induction of cyclooxygenase 2 in gastricmucosal lesions and its inhibition by the specific antagonist delays healing in mice. Gastroenterology 1997；112：387-97.
11) Wallance JL, McKnight W, Reuter BK, et al. NSAID-induced gastric damage in rats：Requirement for inhibition of both cyclooxygenase 1 and 2. Gastroenterology 2000；119：706-14.
12) Takeeda M, Hayashi Y, Yamato M, et al. Roles of endogenous prostaglandins and cyclooxygenase izoenzymes in mucosal defense of inflamed rat stomach. J Physiol Pharmacol 2004；55：193-205.
13) Kotani T, Kobata A, Nakamura E, et al. Roles of cyclooxygenase-2 and prostacyclin/IP receptors in mucosal defence against ischemia/reperfusion injury in mouse stomach. J Pharmacol Exp Ther 2006；316：547-55.

14) Bresaliar RS, Sandeler RS, Quan H, et al. Cardiovascular events associated with rofecoxib in a colorectal adenoma chemoprevention trial. N Engl J Med 2005；352：1092-102.
15) White WB, West CR, Borer JS, et al. Risk of cardiovascular events in patients receiving Celecoxib：A meta-analysis of randomized clinical trials. Am J Cardiol 2007；99：91-8.
16) Wallace JL, Reuter B, Cicala C, et al. Novel nonsteroidal anti-inflammatory drug derivative with markedly reduced ulcerogenic properties in the rat. Gastroenterology 1994；107：173-9.
17) Wallace JL, McKnight W, Del Soldato P, et al. Anti-thrombotic effects of a nitric oxide-releasing, gastric-sparing aspirin derivative. J Clin Invest 1995；96：2711-8.
18) 竹内孝治, 田中晶子, 泉奈保子ほか. COX阻害薬の問題点―消化管障害. 炎症と免疫 2007；15：24-9.
19) Finnerup NB, Otto M, McQuay HJ, et al. Algorithm for neuropathic pain treatment：An evidence based proposal. Pain 2005；118：289-305.
20) 渡邊昌祐. SSRIのプロファイルの違いとその使い分け. 臨精薬理 2007；10：295-307.
21) Boyer EW, Shannon M. The serotonin syndrome. N Engl Med 2005；352：1112-20.
22) Mills KC. Serotonin syndrome. Am Fam Physician 1995；52：1475-82.
23) 岩本泰行, 山脇成人. 向精神薬による悪性症候群とセロトニン症候群：鑑別と治療の要点. 臨精医 2003；32：521-8.
24) 上田幹人, 森田幸代, 広兼元太ほか. 鎮痛補助薬. 小川節郎監. 緩和医療と薬物相互作用. 東京：真興交易医書出版部；2003. p.81-93.
25) 中神 卓, 古郡規雄. 新規抗うつ薬の薬物相互作用. Mebio 2007；24：100-7.
26) 49. 抗てんかん薬. 水島 裕編. 今日の治療薬. 東京：南江堂；2007. p.846-60.
27) Shiohara T, Inaoka M, Kano Y. Drug-induced hypersensitivity syndrome（DIHS）：A reaction induced by a complex interplay among herpesviruses and antiviral and anti-drug immune responses. Allergol Int 2006；55：1-8.
28) 橋本公二. 薬剤過敏症症候群（DIHS）. 塩原哲夫ほか編. 皮膚科診療プラクティス. 薬疹を極める. 東京：文光堂；2006. p.64-9.
29) 土屋典生, 森本昌宏. カルバマゼピン. 小川節郎監. 佐伯 茂編. 緩和医療と薬物相互作用. 東京：真興交易医書出版；2003. p.96-103.
30) 井関雅子. 緩和医療の最前線 2)新しい鎮痛補助薬の有効性と今後の展望―プレガバリンを中心に―. ペインクリニック 2006；27：980-8.
31) In：Woodruff R, editor. Palliative medicine：Evidence-based symptomatic and supportive care for patients with advanced cancer. New York：Oxford University Press；2004. p.148, 338.
32) 矢野三郎監. 佐藤文三編. ステロイド薬の選び方と使い方. 東京：南江堂；1999. p.9-24.
33) McEwan IJ, Wright AP, Gustafsson JA. Mechanism of gene expression by the glucocorticoid receptor：Role of protein-protein interactions. BioEssays 1997；19：153-60.
34) 室田誠逸. プロスタグランジン研究の新展開. 現代化学増刊 2001；38：132.
35) 宮本謙一. ステロイド薬 服薬指導のためのQ＆A. 大阪：フジメディカル出版；2004. p.16-45.
36) Ellershaw JE, Kelly MJ. Corticosteroids and peptic ulceration. Palliat Med 1994 Oct；8：313-9.
37) Popiela T, Lucchi R, Giongo F, et al. Methylpredonisolone as palliative therapy for fe-

male terminal cancer patients. Eur J Cancer Clin Oncol 1989 ; 25 : 1823-9.
38) Christensen K, Jensen EM, Noer I. The reflex dystrophy syndrome response to treatment with systemic corticosteroids. Acta Chir Scand 1982 ; 148 : 653-5.
39) Braus DF, Krauss JK, Strobel J. The shoulder-hand syndrome after stroke : A prospective clinical trial. Ann Neurol 1994 ; 36 : 728-33.
40) Kingery WS, Castellote JM, Maze M. Methylprednisolone prevents the development of autotomy and neuropathic edema in rats, but has no effect on nociceptive thresholds. Pain 1999 Apr ; 80 : 555-66.
41) 岸岡史郎. オピオイドの基礎. 小川節郎編. ペインクリニシャンのためのオピオイドの基礎と臨床. 東京：真興交易医書出版部；2004. p.11-34.
42) 鈴木 勉. オピオイドの非がん性疼痛への適用の効用と課題. ペインクリニック 2007 ; 28 : 313-9.
43) In : Woodruff R, editor. Palliative medicine : Evidence-based symptomatic and supportive care for patients with advanced cancer. New York : Oxford University Press ; 2004. p.96-110.
44) 鈴木 勉, 武田文和. モルヒネの低用量投与では, なぜ副作用しかでないのか？オピオイド治療—課題と新潮流. 東京：ミクス；2000. p.25-34.
45) Radbruch L, Sabatowski R, Loick G, et al. Constipation and the use of laxatives : A comparison between transdermal fentanyl and oral morphine. Palliat Med 2000 ; 14 : 111-9.
46) Gustein HB, Akil H. Opioid analgesics. In : Hardman JG, Gilman AG, Limbird LE, editors. Goodman & Gilman's the pharmacological basis of therapeutics. 10th ed. New York : McGraw-Hill ; 2001. p.569-619.
47) 岸岡史郎. オピオイドの基礎知識④副作用とその対策. 鎮痛薬・オピオイド鎮痛薬研究会編. オピオイドのすべて. 東京：ミクス；1999. p.54-68.
48) Tominaga M, Ogawa H, Takamori K. Possible roles of epidermal opioid systems in pruritus of atopic dermatitis. J Invest Dermatol 2007 ; 127 : 2228-35.
49) Wikström B, Gellert R, Ladefoged SD, et al. Kappa-opioid system in uremic pruritus : multicenter, randomized, double-blind, placebo-controlled clinical studies. J Am Soc Nephrol 2005 ; 16 : 3742-7.
50) Heiskanen T, Kalso E. Controlled-release oxycodone and morphine in cancer related pain. Pain 1997 ; 73 : 37-45.
51) 成田 年, 三好 歓, 鈴木雅美ほか. オピオイドについての新しい話題 2007. ペインクリニック 2007 ; 28 : 367-78.
52) Guignard B, Bossard AE, Coste C, et al. Acute opioid tolerance : intraoperative remifentanil increases postoperative pain and morphine requirement. Anesthesiology 2000 ; 93 : 409-17.
53) Koppert W. Opioid-induced hyperalgesia — Pathophysiology and clinical relevance. Acute Pain 2007 ; 9 : 21-34.
54) Katz NP. MorphiDex (MS : DM) double-blind, multiple-dose studies in chronic pain patients. J Pain Symptom Manage 2000 ; 19 : S37-41.
55) Chia YY, Liu K, Chow LH, et al. The preoperative administration of intravenous dextromethorphan reduces postoperative morphine consumption. Anesth Analg 1999 ; 89 : 748-52.
56) Weinbroum AA, Bender B, Bickels J, et al. Preoperative and postoperative dextromethorphan provides sustained reduction in postoperative pain and patient-controlled

epidural analgesia requirement : A randomized, placebo-controlled, doubleblind study in lower-body bone malignancy-operated patients. Cancer 2003 ; 97 : 2334-40.
57) Weinbroum AA, Gorodetzky A, Nirkin A, et al. Dextromethorphan for the reduction of immediate and late postoperative pain and morphine consumption in orthopedic oncology patients : A randomized, placebo-controlled, double-blind study. Cancer 2002 ; 95 : 1164-70.
58) Narita M, Kishimoto Y, Ise Y, et al. Direct evidence for the involvement of the mesolimbic kappa-opioid system in the morphine-induced rewarding effect under an inflammatory pain-like state. Neuropsychopharmacology 2005 ; 30 : 111-8.

(井関　雅子，武田　泰子，森田　善仁)

ミニ知識

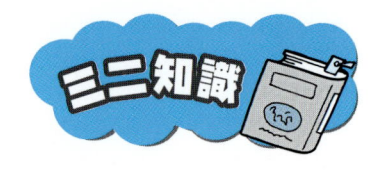

Stevens-Johnson症候群およびLyell症候群（中毒性表皮壊死症）

▼概要

　Stevens-Johnson症候群（SJS）とその重症型である中毒性表皮壊死症（toxic epidermal necrolysis：TEN）は，広範な表皮や粘膜壊死を伴い，まれではあるが重篤な転帰を示しやすい疾患として知られ，大部分が薬物投与に起因する（SJSでは50〜80％，TENでは80％以上）[1]。いったん発症した場合，有効な特異的治療法に欠ける現状であるが，この表皮粘膜損傷は主に角質細胞のアポトーシスをその発症機序とする。すなわち，薬物に特異的なCD8陽性細胞から分化した細胞障害性T細胞が，perforinやgraznzyme, tumor necrotizing factor（TNF）などを放出し，結果的に標的細胞のFas分子を刺激してアポトーシスを誘導すると考えられている。しかし，個々の詳細な発症メカニズムについては必ずしも明らかではない。このSJSとTENは，多形滲出性紅斑を含む疾患スペクトルの一部と考えられてきたが，現在では，重症度や臨床像，組織像，病因論などの特徴に基づいて，互いに異なる疾患単位と考えられている。一方，SJSとTENを明確に区別する境界は定められていないが，体表面積の10％未満に表皮剥脱が認められる場合をSJS，30％以上に認められる場合をTEN，両者の間を境界型とするのが通例である。発症率としては，人口100万人あたり約1〜6例（SJS）および約1〜2例（TEN）とされ，一般に，加齢とともに増加する傾向を示すが，HIV/AIDS患者では約1,000倍の高リスクを示す。原因薬物としては，数多くが報告されているが，頻度の多いものには，スルフォンアミドや抗痙攣薬（カルバマゼピン，ラモトリジン，フェノバルビタール，フェニトイン，バルプロ酸など），非ステロイド性抗炎症薬（特に，オキシカム誘導体に多く，ジクロフェナクを含むアセト酢酸系やプロピオン酸系では少ない），ステロイド，アロプリノールなどが含まれる。また，薬物以外では，感染症や予防接種，環境毒，放射線療法，移植片対宿主疾患との関連で発症する場合がある。

▼症状と徴候

　しばしば，前駆症状として，発熱や咳嗽，筋痛，関節痛，倦怠などのインフルエンザ様症状に始まり，これは1日〜2週間続く。薬物に起因するSJS/TENでは，最初の薬物曝露から発症までの間に，典型的には4〜28日の遅れが認められる。前駆症状に続いて皮膚症状が明らかになり，典型的な皮疹としては扁平，辺縁不正，しばしば中心性壊死を伴うびまん性紫斑などの特徴を示す。患者の90％に粘膜病変を伴い，有痛性びらんを伴う紅斑が頬粘膜や結膜，外陰部に認められる。

▼診断と治療

　診断は，通常，病歴と身体所見に基づいて行われるが，表皮への細胞浸潤や表皮細胞の個細胞壊死などによる病理組織的診断により確定される。治療は原因薬物の除去に加えて，輸液療法や体温保持，臓器不全対策，感

表1 SCORTEN 予後因子

予後因子	境界値
年齢	≧40歳
心拍数	≧120/分
悪性疾患/血液疾患	
傷害面積	>10%
血清尿素窒素	>10 mmol/L（または>28 mg/dL）
血清重炭酸	<20 mmol/L
血糖	>14 mmol/L（または>252 mg/dL）

(Bastuji-Garin S, Fouchard N, Bertocchi M, et al. SCORTEN：A severity-of-illness score for toxic epidermal necrolysis. J Invest Dermatol 2000；115：149-53 より引用)

染予防，熱傷治療に準じた輸液・栄養管理，眼病変対策などの支持療法を行うが，病態に応じて，ヒト免疫グロブリン投与やステロイド投与，TNF-α阻害薬，シクロスポリン，シクロフォスファミド，血漿交換などが試みられる。

▼予後

SJS の死亡率は一般に5％以下とされるが，TEN では急性期死亡が30〜50％にものぼる。予後の決定因子として，表1のSCORTEN スコアが知られており[2]，原因薬物の除去が遅れたり，熱傷センターへの紹介が遅れる場合も予後を悪化させる。なお，最も多い死因は敗血症と多臓器不全であり，肺塞栓や急性呼吸窮迫症候群（acute respiratory distress syndrome：ARDS），心不全，腎不全などが続く。なお，眼症状を伴う場合，乾燥性角結膜炎や重篤な視力障害，失明にわたる合併症が長期化する。

文 献

1) Borchers AT, Lee JL, Naguwa SM, et al. Stevens-Johnson syndrome and toxic epidermal necrolysis. Autoimmun Rev 2008；7：598-605.
2) Bastuji-Garin S, Fouchard N, Bertocchi M, et al. SCORTEN：A severity-of-illness score for toxic epidermal necrolysis. J Invest Dermatol 2000；115：149-53.

（津崎　晃一）

ミニ知識　薬物性末梢神経障害

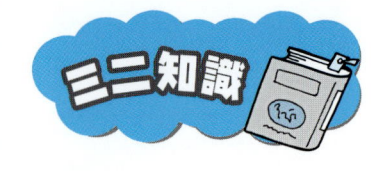

▼概要

　末梢神経障害や多発ニューロパシーは，末梢神経のびまん性病変に伴う脱力や知覚障害，反射障害を示す症候群と定義され，その診断は臨床症状に加えて，筋電図や神経伝導検査などの電気生理学的評価に基づいて確定される。末梢神経障害は，一般に，先天性，代謝性，炎症性などの要因によるものが多く，原因物質の曝露に伴う中毒性のものは比較的少ないが，後者のうちでは薬物性が大部分を占める。末梢神経は，血液神経関門の保護により，毒性に対して比較的高い抵抗性を示すが，末梢神経に対する循環系の自動調節欠如や関門機能が不十分な後根神経節細胞，神経上膜の疎な内皮細胞結合，血液脳関門と比較した場合の血液神経関門の効率の低さ，などが脆弱性を増す原因と考えられている。薬物による末梢神経障害は，その主な障害部位によって，①軸索障害，②神経細胞体障害，③髄鞘障害に分類される[1]。軸索障害の原因となる薬物は多く，コルヒチンやメトロニダゾール，サラゾピリン，タクロリムス，ペニシラミン，ヒドララジン，フェニトイン，ビダラビン，ビンクリスチン，HMG-CoA還元酵素阻害薬などがある。この軸索障害は遠位から始まる逆行性変性（dying-back neuropathy）を示すことが多く，glove-stocking typeの知覚障害や遠位筋萎縮を示すが，変性が軽度であれば，完全な再生が期待できる。さらに，髄鞘障害では，アミオダロンやタクロリムス，インターフェロンなどが原因薬物に挙げられる。この髄鞘障害では軸索が維持されるため，薬物を早期に中止することで良好な回復が得られる一方，アミオダロン投与に伴う急性多発ニューロパシーではGuillan-Barré症候群との鑑別が必要となる。また，神経細胞体障害では，シスプラチンやカルボプラチン，オキサリプラチンが原因薬物として挙げられ，主に後根神経節細胞が障害されるために知覚障害の程度が強く，細胞死に至れば，回復の予後は不良である。末梢神経障害の原因となる主な薬物を表1に示す[2]。

▼症状と徴候

　症状には，知覚障害として，典型的には手や足に始まるしびれ感や疼痛，末梢の知覚鈍麻，知覚異常などを示す。また，運動障害としては，四肢遠位筋の筋力低下，筋萎縮，弛緩性麻痺，深部腱反射の低下や消失（遠位に強い）などが認められる。神経障害が自律神経に及べば，縮瞳や発汗停止，起立性低血圧，括約筋症状，インポテンス，血管運動異常が認められ，頻脈や急激な血圧変動，潮紅，発汗，消化管運動異常などを伴う場合がある。また，脊髄後角や皮質脊髄路の障害を伴う場合，腱反射亢進やBabinski反応，失調性歩行などが生じうる。

▼診断と治療

　診断は臨床症状に加えて，電気生理学的検査に依存する部分が大きく，他疾患（糖尿病やGuillan-Barré症候群などのニューロパ

表1　末梢神経障害を生じうる薬物

主に知覚神経障害	運動および知覚神経障害
シスプラチン	アミオダロン
ヒドララジン	クロロキン
イソニアジド	コルヒチン
メトロニダゾール	金製剤
亜酸化窒素	リチウム
フェニトイン	ニトロフラントイン
ピリドキシン	パクリタキセル
	ビンクリスチン

(Saleh FG, Seidman RJ. Drug-induced myopathy and neuropathy. J Clin Neuromuscul Dis 2003 ; 5 : 81-92 より引用)

シーを示す多くの疾患）との鑑別を目的とする以外では，血液検査や生化学的検査，髄液検査などの有用性は低い。末梢神経伝導速度検査では，伝導速度の低下や活動電位の低下が認められ，軸索型や脱髄型の鑑別に役立つ場合がある。また，筋電図では，神経原性変化が主に認められる。治療としては原因薬物の除去・再曝露の防止に加え，疼痛を伴う場合の対症療法として，三環系抗うつ薬（アミトリプチリン，ノルトリプチリン）や抗痙攣薬（ガバペンチン，プレガバリン，トピラマート），オピオイド，局所リドカイン，局所カプサイシン，ビタミンBなどが試みられる。また，抗悪性腫瘍薬投与に伴う末梢神経障害の予防にビタミンEが有効とする報告もある[3]。

▼予後

　薬物性末梢神経障害の予後は，その重症度に依存するが，軸索型や脱髄型では比較的良好と考えられている。しかし，回復には極めて長時間を要し，数か月〜数年にわたる場合も多い。

文　献

1) Peltier AC, Russell JW. Advances in understanding drug-induced neuropathies. Drug Saf 2006 ; 29 : 23-30.
2) Saleh FG, Seidman RJ. Drug-induced myopathy and neuropathy. J Clin Neuromuscul Dis 2003 ; 5 : 81-92.
3) Pace A, Giannarelli D, Galiè E, et al. Vitamin E neuroprotection for cisplatin neuropathy : a randomized, placebo-controlled trial. Neurology 2010 ; 74 : 762-6.

（津崎　晃一）

ミニ知識　悪性症候群

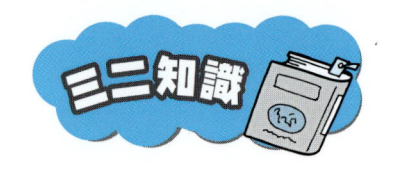

▼概要

　悪性症候群（neuroleptic malignant syndrome）とは，薬物投与に伴う高熱や筋硬直，自律神経障害を主徴とする病態を指す。主には神経遮断薬（フェノチアジン系やチオキサンテン系，ブチロフェノン系，ベンザミド系など）の重篤な副作用として知られているが，非定型抗精神病薬（オランザピンやクエチアピン，リスペリドンなど）や抗うつ薬（アモキサピン），制吐薬（ドンペリドン，メトクロプラミド），抗パーキンソン病薬（レボドパ：急激な減量に伴う），リチウムなどでも生じうる。悪性症候群の発症機序は，一般に，ドパミンD_2受容体の拮抗作用によるとされ，脱水や興奮，疲弊，低栄養，鉄欠乏などが危険因子となる。ドパミンD_2受容体の遮断は，黒質線条体や脊髄では錐体外路系を介する筋硬直や振戦の原因となる一方，視床下部では体温調節障害を生じさせる。また，末梢性には筋小胞体からのカルシウム放出を促進させ，筋収縮性の増強による高熱や硬直，筋崩壊が生じる。さらに，交感神経系における持続性抑制の解除は悪性症候群に伴う自律神経障害をもたらし，交感神経副腎系の活動亢進を認めるとともに，逆に，これらの活動亢進が悪性症候群発症の誘因とも考えられている[1,2]。発生頻度としては，抗精神病薬投与患者（特に，古典的な神経遮断薬に多い）の0.1〜2％程度とされるが，必ずしも明らかではなく，若年層の男性に多く認められる傾向は原因薬物の投与率が高いことを反映すると考えられている。また，このような発生頻度の低さから，個体的な要因（ドパミン受容体遺伝子多型性）との関連が示唆されている。

▼症状と徴候

　錐体外路症状としての筋硬直やジストニー，無動，振戦，精神神経症状としての自閉や鈍化，激越，自律神経症状としての発熱や発汗，頻脈，血圧上昇，流涙などが認められ，前頭葉機能の低下による意識状態の変化やせん妄，昏迷，昏睡を伴う場合がある。検査所見としては，白血球増多や血清CK上昇，さらにはCRPやLDH，AST，ALT，アルドラーゼの上昇が認められるほか，重症例では筋崩壊に伴うミオグロビン増加，尿中ミオグロビン高値，代謝性アシドーシスが顕著となる。

▼診断と治療

　悪性症候群の診断には，可能性を有する原因薬物の投与に伴う症状発現や検査所見が重要な手がかりとなるが，早期発見のためには，常に疑いを持っておくことが重要である。診断基準には，DMS-IVを始め，いくつかが提唱されており，参考としてCaroffら[3]によるものを表1に示す。また，鑑別が必要な類似の病態として，悪性緊張病（悪性症候群との異同に関しては議論が分かれている）や悪性高熱（吸入麻酔薬やスキサメトニウム投与などに伴うリアノジン受容体を介したカルシウム放出による），セロトニン症候

表1 悪性症候群の診断基準

以下のうち3項目を満たせば確定診断

1. 発症7日以内の抗精神病薬投与（デポ剤では2～4週以内）
2. 38.0℃以上の発熱
3. 筋硬直
4. 以下の内の5徴候
    1）精神状態の変化
    2）頻脈
    3）高血圧または低血圧
    4）頻呼吸または低酸素症
    5）発汗または流涎
    6）振戦
    7）尿失禁
    8）CK上昇あるいはミオグロビン尿
    9）白血球増多
    10）代謝性アシドーシス
5. 他の薬物の影響や他の全身性疾患，精神神経疾患の除外

(Caroff SN, Mann SC. Neuroleptic malignant syndrome. Med Clin North Am 1993; 77: 185-202 より引用)

群（三環系抗うつ薬や選択的セロトニン再取り込み阻害薬，MAO阻害薬投与などに伴う脳内セロトニン活性の亢進による），甲状腺中毒症（甲状腺ホルモンの過剰に伴う代謝亢進による），熱中症（暑熱環境における体温調節中枢障害による）などが挙げられる。治療には，原因薬物の中止に加え，脱水や電解質異常，代謝性アシドーシスに対する輸液療法，および高熱に対する冷却療法などの支持療法が行われる一方，薬物療法として，軽症例ではベンゾジアゼピン（症状緩和と回復促進に有効），中等症例ではベンゾジアゼピンとドパミン作動薬（ブロモクリプチン，アマンタジン），重症例ではドパミン作動薬とダントロレンがそれぞれ第一選択とされる。また，支持療法や薬物療法に不応性を示す場合には，電気痙攣療法（6～10回）が第二選択として考慮される。

▼予後

初期の報告では高い死亡率が認められているが，近年では10～20％，あるいはさらに低いことが想定されている。これは診断基準に基づく早期発見や早期治療が行われるようになったことに加え，ドパミンD_2遮断作用の少ない非定型抗精神病薬が治療の主流となり，重症例が減じてきたことも影響していると考えられている。

文献

1) Strawn JR, Keck PE Jr, Caroff SN. Neuroleptic malignant syndrome. Am J Psychiatry 2007; 164: 870-6.
2) Gurrera RJ. Sympathoadrenal hyperactivity and the etiology of neuroleptic malignant syndrome. Am J Psychiatry 1999; 156: 169-80.
3) Caroff SN, Mann SC. Neuroleptic malignant syndrome. Med Clin North Am 1993; 77: 185-202.

（津崎　晃一）

ミニ知識　薬疹

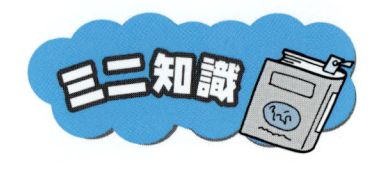

▼概要

　薬疹は，一般にさまざまな皮膚疾患，すなわち，麻疹様発疹やじんま疹，丘疹鱗屑性障害，膿疱疹，水疱疹として明らかになるが，皮疹を伴わない瘙痒や知覚障害だけを示す場合もある。薬物投与後に急性皮疹が対称性に認められる場合，常に薬疹の可能性を考慮すべきであり，原因薬物には，非ステロイド性抗炎症薬や抗菌薬，抗悪性腫瘍薬，抗痙攣薬，向精神薬などが含まれる[1]。薬疹は，病態生理学的に免疫を介するものと，そうでないものとに分類されるが，前者ではさらにCoombsとGellによるアレルギー分類が知られ，Ⅰ型アレルギー反応ではIgEを介するじんま疹や血管浮腫，アナフィラキシーが生じ，インスリンや他のタンパク製剤が原因薬物となる。Ⅱ型細胞溶解性反応ではIgGやIgMを介する溶血や紫斑，中毒性表皮壊死症が生じ，ペニシリンやセファロスポリンなどの抗菌薬によるものが知られている。Ⅲ型免疫複合体反応では，皮膚小血管性血管炎や血清病，じんま疹が生じ，サリチル酸やクロルプロマジン，スルフォナミドなどで生じうる。また，Ⅳ型細胞性免疫反応は遅延型反応とも称され，薬疹のもっとも一般的な発症機序であるとともに，接触性皮膚炎や硬結性紅斑などが生じうる。この反応は用量依存性を示さず，薬物の投与後1〜3週で発症し，好酸球増多を認める場合がある。一方，免疫機序を介さない反応としては，蓄積や副反応（抗悪性腫瘍薬に伴う脱毛など），直接的な肥満細胞刺激，不耐症（非ステロイド性抗炎症薬によるじんま疹など），異常反応，Jarisch-Herxheimer現象（抗菌薬投与初期に伴う皮疹の悪化など），過剰投与（抗凝固薬による紫斑など），光線過敏症（ニューキノロン系抗菌薬や非ステロイド性抗炎症薬など）などが挙げられる。薬疹の発症頻度は2〜3%程度とされ，一般に予後は良好であるが，重症薬疹とされるStevens-Johnson症候群や中毒性表皮壊死症，薬剤性過敏症症候群では致命的な場合が少なくない。

▼症状と徴候

　薬疹はさまざまな皮疹を示すが，粘膜びらんや水疱，Nikolsky現象（皮膚の機械的刺激により生じる水疱），融合性紅斑，血管浮腫，丘疹状紫斑，皮膚壊死，リンパ節腫張，発熱，呼吸困難，低血圧などの重症薬疹に伴う徴候に注意すべきである。また，皮疹の形態学的特徴は原因薬物や適切な治療の手がかりとなる場合があり，例えば，痤瘡状皮疹（アモキサピン，ステロイドなど）や肢端紅斑（抗悪性腫瘍薬投与に伴う手掌や足蹠の疼痛，紅斑，浮腫），急性汎発性発疹性膿疱症（抗菌薬による急性の全身性発疹に発熱や白血球増多を伴う），皮膚筋炎様皮疹（HMG-CoA還元酵素阻害薬，プロトンポンプ阻害薬），薬剤性過敏症症候群（抗痙攣薬，非ステロイド性抗炎症薬），多形滲出性紅斑，結節性紅斑（経口避妊薬），紅皮症（抗痙攣薬，非ステロイド性抗炎症薬），固定疹（アセトアミノフェン，抗菌薬），苔癬型皮疹（プロ

表1 向精神薬に伴う特徴的な薬疹

皮膚症状	原因薬物
脱毛	カルバマゼピン，フルオキセチン，ラモトリジン，リチウム，ガバペンチン，バルプロ酸
多形性紅斑	バルビツレート，カルバマゼピン，ジアゼパム過量投与，フルオキセチン，ガバペンチン，リスペリドン，セルトラリン，バルプロ酸
麻疹様発疹	アルプラゾラム，バルビツレート，カルバマゼピン，クロルプロマジン，デシプラミン，マプロチリン
光線過敏症	すべての向精神薬
色素沈着	アミトリプチリン，カルバマゼピン，ガバペンチン，ラモトリジン，ペルフェナジン
じんま疹	ブプロピオン，カルバマゼピン，クロルジアゼポキシド，フルオキセチン，イミプラミン，ラモトリジン，パロキセチン
血管炎	フルオキセチン，マプロチリン，パロキセチン，トラゾドン

(Lamer V, Lipozenčić J, Turčić P. Adverse cutaneous reactions to psychopharmaceuticals. Acta Dermatovenerol Croat 2010；18：56-67 より引用)

トンポンプ阻害薬，チアジド），乾癬（アンギオテンシン転換酵素阻害薬）などがある。例として，ペインクリニックや緩和ケア領域で用いられることの多い向精神薬に伴う特徴的な薬疹を表1に示す[2]。

▼診断と治療

薬疹の診断には，皮疹を示す患者の詳細な薬物歴を調査し，他の皮疹を伴う疾患，例えばウイルス感染症や細菌感染症を除外することに始まる。また，重症薬疹については，それぞれの病型に対する診断基準[3]が示されており，疑わしい場合はただちに皮膚科専門医の判断を仰ぐとともに，末梢血検査（白血球減少，血小板減少，好酸球増多），血清化学（電解質，肝機能，腎機能，抗体価），専門家による皮膚生検などが行われる。治療には原因薬物の中止が必要となるが，この場合，原疾患に対するコントロールが困難となる可能性に注意が必要である。例えば，原疾患治療のために薬疹の原因となる薬物を続ける必要がある場合，軽症薬疹例では抗ヒスタミン薬や局所ステロイド，保湿ローションなどで多くは緩和されるが，重症薬疹では，Stevens-Johnson症候群や中毒性表皮壊死症，薬剤性過敏症症候群などの対応マニュアル[4]に従って，被疑薬を中止すべきである。これら重症薬疹の治療については，本書の該当する項やミニ知識を参照してほしい。

▼予後

大部分の薬疹については，合併症を伴わない完全回復が期待される。例えば，薬物投与中止後，麻疹様発疹は軽度の落屑を伴いながら2，3日〜数週で消退する。一方，過敏症症候群では，発症後4〜12週に甲状腺機能低下を伴う場合があり，中毒性表皮壊死症では瘢痕や失明，死亡に至る場合があることに注意すべきである。

文　献

1) Valeyrie-Allanore L, Sassolas B, Roujeau JC. Drug-induced skin, nail and hair disorders. Drug Saf 2007；30：1011-30.
2) Lamer V, Lipozenčić J, Turčić P. Adverse cutaneous reactions to psychopharmaceuticals. Acta Dermatovenerol Croat 2010；

18：56-67.
3) 橋本公二. SJS, TEN と DIHS の診断基準および治療指針の研究. 厚生労働科学研究費補助金難治性疾患克服研究事業. 平成 17 年度報告書.
4) 独立行政法人医薬品医療機器行政機構, 重篤副作用疾患別対応マニュアル. (http://www.info.pmda.go.jp/juutoku/juutoku_index.html)

〔津崎　晃一〕

9 蘇生関連薬の副作用

はじめに

　本章では，心肺蘇生に使われる代表的な薬物を取り上げ，その基礎的薬理学，代表的な副作用（有害作用），副作用が起こる機序，診断，対策について述べる．心肺蘇生時には，目的である一つの薬効が確実に得られるよう大量投与を行い，副作用を一時的に許容せざるを得なかったり，最良の結果を追求するあまりに実験的投与法が試みられてきた経緯がある．まさに，"心肺停止"という特殊な状況にのみ許される使い方をされてきたともいえる．しかし近年の研究の進歩やEBM（evidence based medicine）の普及によって，蘇生後の退院率や神経学的予後などのアウトカムに影響を与えるかどうかが重要視され，そのような観点から質の高い臨床研究も企てられるようになった．その結晶としての心肺蘇生ガイドライン[1]も数年ごとに改訂され，世界中の蘇生治療に大きな影響を及ぼすようになった．

　ここでは，代表的な蘇生薬として，まずは主役とも言うべきエピネフリン，バソプレシンを解説する．次に，2010年のガイドライン[1]では主役の座を奪われてしまったが，いまだに脇役として登場するアトロピン，炭酸水素ナトリウム，カルシウムについて簡単に述べる．最後に，抗不整脈薬に分類されるが蘇生薬としての色彩の濃いアミオダロン，マグネシウムについて述べる．多くの薬は，循環作動薬，局所麻酔薬，抗不整脈薬など，他の章ですでに解説されているので，そちらも参照されたい．できるだけ内容が重複しないように心肺蘇生に関連する内容に留めるよう心掛けるが，一部で蘇生という言葉をより広義にとらえ，"ショック蘇生"に関連する内容が含まれるだろう．

1 エピネフリン

1）薬理学

　エピネフリンは，生体内では副腎髄質から分泌されるペプチドホルモンで，強力なαアドレナリン受容体，βアドレナリン受容体作用を有する[2]．生体における生成経路は，チロシンよ

り，ドパミン，ノルアドレナリンを経て，最終的に phenylethanolamine N-methyltransferase（PNMT）の作用によりエピネフリンに転換される。交感神経末端にはこの PNMT という酵素がないため，生体内でエピネフリンが産生されるのは副腎髄質のみである。静脈内投与における作用発現は速やかで，持続時間も数分以内と短い。血液中のエピネフリンの代謝は，肝臓の catechol-O-methyltransferase（COMT）によって行われる。

蘇生時に投与すると，そのαアドレナリン受容体作用により冠灌流圧を上昇させ，自己心拍再開に寄与すると考えられており[1]，βアドレナリン受容体作用による心収縮力増強が自己心拍再開に直接関与するわけではない。一般的に，心収縮力増強，心拍数増加，伝導促進，（高用量で）末梢血管収縮，（低用量で）末梢血管拡張，気管支拡張作用がある。薬効評価は，心マッサージ下動脈圧の上昇，自己心拍再開，心室細動の波の大きさの増大，無脈性電気活動（pulseless electrical activity：PEA）時の心電図の改善で行う。

最新の ACLS（advanced cardiac life support）プロトコールによれば，エピネフリンは，心室細動，心室頻拍，高度徐脈，心静止のすべてのリズムの心停止に適応とされる。成人で 1 mg，小児では 0.01 mg/kg を 3-5 分おきに静脈内投与（IV）または骨髄内投与（IO）することが勧められている[1]。

2）代表的な副作用

代表的な副作用，およびその機序を表1に挙げる。

a. α作用とβ作用

エピネフリンの薬効が，α，βアドレナリン受容体に作動薬として結合することによって発現するのと同様，その副作用もα，βアドレナリン受容体に結合することによって生じる（表1）。

前述のように，自己心拍再開はα作用による冠灌流量増大によるもので，β作用は心筋酸素消費を上昇させるため，望ましくないとされてきた。そのような背景から，α作用が強いと考えられるノルエピネフリン，フェニレフリン，メトキサミンも研究対象となった経緯がある。

動物実験では，純粋なα刺激薬であるフェニレフリンやメトキサミンが，エピネフリンに比べて心室細動に対する除細動率と自己心拍再開率を改善したという報告もある[3]。しかしながら，臨床研究で，これらのα作用優位の薬物がエピネフリンより優れていることを示した研究は一つもない。その理由として，フェニレフリンやメトキサミンは$α_1$受容体のみを刺激するのに対し，エピネフリンは$α_2$受容体にも結合する。$α_2$受容体は血管近傍に多く，特にショックのときに循環しているカテコラミンの影響を受けやすい。エピネフリンの$α_2$作用がなんらかの貢献をしているのではないかという推測がされている[3]。

エピネフリンと比較してノルエピネフリンの優位性を示した動物実験もある[3]。しかしながら，臨床研究ではノルエピネフリンがエピネフリンよりも優れていることを示すことができな

表1 エピネフリンの代表的な副作用

副作用	推定される機序
頻脈性不整脈	心臓の被刺激性を増強（β）
心筋虚血，心不全，肺水腫	後負荷増大（α），心収縮力増大（β），心筋酸素消費量増大（β）
四肢・皮膚・内臓虚血	血管収縮（α）
乳酸アシドーシス	組織虚血による嫌気性代謝亢進（α），肝臓での取り込み抑制
高血糖	肝臓からの糖遊離（β），糖新生亢進（β），インスリン抵抗性上昇（α）
神経学的予後を増悪？	高血糖（主としてβ），嫌気性代謝亢進（α）

α：αアドレナリン受容体作用，β：βアドレナリン受容体作用

かった。このような背景のもと，エピネフリンのみが生き残る結果となっている。

b. 循環に対する影響

心肺蘇生にかかわる多くの副作用は，表1のように循環にかかわるものが多い。代表的な副作用は，高血圧，頻脈，催不整脈，心筋酸素消費量の増大である。α作用による血圧上昇，冠灌流圧の増大が自己心拍再開に必要であるが，強い血管収縮により心臓の後負荷の増大をもたらす。一方，β作用により頻脈や不整脈が誘発され，心筋酸素消費量が上昇し，時に心筋の虚血性変化，肺水腫を来しうる。

c. 神経学的予後と高用量エピネフリン

心肺蘇生の最終目標は，単なる心拍再開ではなく，神経学的に予後を改善し，より多くの患者を社会復帰させることにある。しかし，社会復帰への第一歩は心拍再開であり，まずは心拍再開がなければその後はない。以前に試されていた標準投与量（成人で1 mg）の3～5倍の，エピネフリンの高用量投与が，まさにこのジレンマを具現している。すなわち，高用量エピネフリンが自己心拍再開に有効であることが示され，その後に多数の追試が行われたが，最終的には病院退院率や神経学的予後を改善させないことが確認された。1990年代のACLSガイドラインから，高用量エピネフリンは姿を消し，現在の標準投与量に落ち着いた[1]。

d. 乳酸アシドーシス

エピネフリンによる乳酸アシドーシスは，α作用による血管収縮作用が組織低灌流をもたらし，代償的に嫌気性代謝が亢進することが原因である。これは，直感的に理解しやすい。この組織低灌流が主因であることに間違いはないが，原因はそればかりでなく，エピネフリンによるTCA回路の抑制，肝臓における乳酸取り込みの阻害なども関与しているといわれる。原因のいかんにかかわらず，各種ショックの病態で血中乳酸値が予後予測因子であることに変わりはない[4]。

e. 高血糖

機序として，肝臓からの糖遊離，糖新生亢進，インスリン抵抗性上昇が原因と考えられている。古くから，高血糖が蘇生後の神経学的な悪い予後と関連があることが知られていた。また，その機序として高血糖が虚血部位の嫌気性代謝を増悪させることが推測されている。しかし，良好な血糖コントロールが蘇生後の予後を改善するという質の高い前向きデータはない[5]。

2001年に，重症患者の厳重な血糖コントロールが予後を改善することが示され，注目をあびた[6]。以来，各種の患者層を対象にした臨床研究が進み，脳梗塞後患者においても良好な血糖コントロールが神経学的予後を改善させることが示唆された[7]。その一方で，厳格な血糖管理は低血糖の危険をはらんでいる。最新のACLSガイドラインには，144〜180 mg/dLにコントロールすべきことが記載された[5]。これが現在の妥当な血糖コントロール目標といえる。

3）副作用の診断と治療

一般的に，すべての薬物に共通する注意事項であるが，副作用は疑ってかからないと早期発見は不可能である。したがって薬物がどのような副作用を来すか知識として持っておく必要がある。特に心肺蘇生の場面では，薬効を最大限にするために大量投与するため，副作用は高頻度に起こると考えてよい。

実際，蘇生場面におけるエピネフリンの単回投与により，蘇生が成功すれば，一過性の高血圧，頻脈はほぼ必発であり，それが薬効確認の指標にもなりうる。したがって，中高年の心肺停止患者にエピネフリンを用いた場合，高血圧，頻脈時の心電図の虚血性変化は見逃してはならない徴候で，そのような患者において心拍が再開し，血行動態が回復したのち，虚血が疑わしい場合には，β遮断薬，抗血小板薬，抗凝固薬などの薬物治療に加え，緊急血行再建も考慮しなければならない。

また，前述のように高血糖も神経学的予後を悪化させるため，積極的にインスリンを使用すべきである。その際，インスリンによる低血糖，カリウムの低下に注意しなければならない。

2 バソプレシン

1）薬理学

アルギニン・バソプレシン（arginine vasopressin：AVP）の基礎的生理学は100年ほど前からよく研究されている[8]。AVPは，9個のアミノ酸からなるノナペプチドホルモンであり，視床下部の視索上核で産生され，軸索を通って運ばれ，下垂体後葉にある神経末端に貯蔵される。AVPの放出促進因子は，血漿浸透圧の上昇，循環血液量の減少，外傷，疼痛，不安，ニ

表2 AVPの血管に対する作用

皮膚，脂肪組織，筋肉	強い収縮
冠，脳，腸管	低用量で拡張，高用量で収縮
肺動脈	拡張
腎	低用量で利尿作用（敗血症性ショック，肝腎症候群），高用量で腎血流減少

コチン，一部の抗精神病薬などで，AVPはいわゆるストレスホルモンに属する。なかでも，最も強力な分泌刺激因子は，血漿浸透圧の上昇や循環血液量の減少である。例えば，出血により循環血液量の25％が失われると，AVPの分泌が50倍に亢進するといわれる。AVPは，バソプレシン・受容体に結合することによりその作用が発現する。すなわち，細動脈にあるV1受容体を介して血管収縮作用，腎集合管にあるV2受容体を介して抗利尿作用，下垂体前葉にあるV3受容体を介して副腎皮質刺激ホルモン（adrenocorticotropic hormone：ACTH）の分泌促進作用を有する。その半減期は，10～35分である。このようなホルモンとしての生理的作用を臨床応用して，AVPは古くから尿崩症の治療や食道静脈瘤破裂の出血量を減少させる目的で用いられてきた。

心肺蘇生薬としてAVPは2000年のACLSガイドラインにはじめて登場した。この背景に，大規模無作為化臨床研究（RCT）があるのはもちろんであるが，そもそもの理論的背景は，心肺停止患者の血中AVPレベルを測定すると，蘇生に成功した患者のそれは，蘇生できなかった患者に比べて高いことが示されたことであった[9]。また，心肺停止患者で，AVPはエピネフリンに比べ，冠灌流圧を改善し，心筋血流を改善し，自己循環を回復させ，神経学的予後を改善した。さらに，欧州で行われた院外心肺停止症例におけるRCTでは，心室細動や無脈性電気活動（pulseless electric activity：PEA）においてAVPはエピネフリンと同等であるが，心静止（asystole）や遷延性の心停止では，エピネフリンに比べて病院入院率と病院退院率を改善した[9]。しかし，その後2つの大きなRCT[10,11]が発表され，このようなAVPの優位性は否定された。2010年のACLSガイドラインでは2005年版と同様，1回目または2回目のエピネフリンの代用としてAVP 40 UをIVまたはIO可能である[1]。

作用発現は速やかで，血中濃度半減期は約15分とされる。蘇生時に用いるような比較的高用量で，皮膚，脂肪組織，筋肉の血管を強く収縮する。冠，脳，腸管血管を低用量で拡張し高用量で収縮させる。肺動脈はAVPにより拡張するといわれる（表2）。圧受容体反射により，脈拍の増加はないか，むしろ低下する。また，エピネフリンに比べて血圧上昇の程度は軽度である。

近年，ショックにおける血管拡張の病態に，AVPの相対的欠乏が深く関与しており，カテコラミン不応性の血管"弛緩"性ショックに，その欠乏を補う程度の低用量（0.03 U/min）を投与すると，著明な昇圧作用を示すことから，ノルエピネフリンの併用薬として注目を集めるようになった。Surviving sepsis campaign 2008[12]では，ノルエピネフリンに対する反応が悪

い場合に併用可能な薬物とされた。

2）代表的な副作用

　副作用で最も気をつけなければならないものは臓器血流の低下である。臨床使用上では，唯一にして最大の副作用といっても過言ではない。特に腹部臓器血流，皮膚，筋肉，脂肪組織の血流障害には十分注意しなければならない。1回大量投与により顔面が蒼白になることもある[13]。ただし，これらの副作用は，頻繁投与や持続投与で問題となるものであり，心肺蘇生時のような単回投与であれば問題がない。AVPがこれらの末梢や臓器の血流障害を原発性に引き起こすというよりは，敗血症性ショック，多臓器不全，播種性血管内凝固症候群（disseminated intravascular coagulation：DIC）による臓器灌流障害の背景のもと，AVPの不用意な使用により，臓器虚血の危険性が高まると考えるべきであろう（図1）。

　腎機能や尿量に対する作用はどうであろうか。抗利尿ホルモンであり，尿崩症にも用いられる薬物であるため，尿量が減るのではないか，という懸念がある。しかし，ショックに用いると，面白いことに尿量が増加することを経験する。灌流圧が上昇すること，および他の腹部臓器から血流がシフトすることが関与しているのではないかとされている[8]。

　高用量で冠動脈を収縮させる薬理学的背景もあり，添付文書では，冠動脈疾患患者には禁忌とされている。不整脈，心拍出量の低下の報告もある。心肺蘇生時には，冠動脈疾患の有無が不明であることが多いが，利益が危険性を大きく上回ると考えられること，同様に冠動脈疾患患者には危険性の高いエピネフリンも同様な論理で使用されてきた経緯から，AVPの投与は正当化されると考える。ただし，冠動脈疾患の既往が明らかな患者に対する持続投与に関しては，低用量に限定し慎重に投与すべきであろう。実際，人工心肺離脱時のノルアドレナリン不応性の低血圧に有効であるとする報告もあり[8]，β作用を介さないために頻脈を生じないという利点もある。

3）副作用の診断と治療

　予防が大切である。持続投与に際しては，ショックに対し血管収縮薬を用いる際の一般原則である，十分な輸液負荷を第一に行いそれでも血圧が上昇しない場合に用いるという原則を守る。持続投与は低用量（0.03 U/min以下）に限定し，四肢末端の色調不良，乳酸アシドーシス，肝逸脱酵素やクレアチンキナーゼの上昇に注意する。これらの所見を認めれば，AVPをできるだけ早く中止したい。

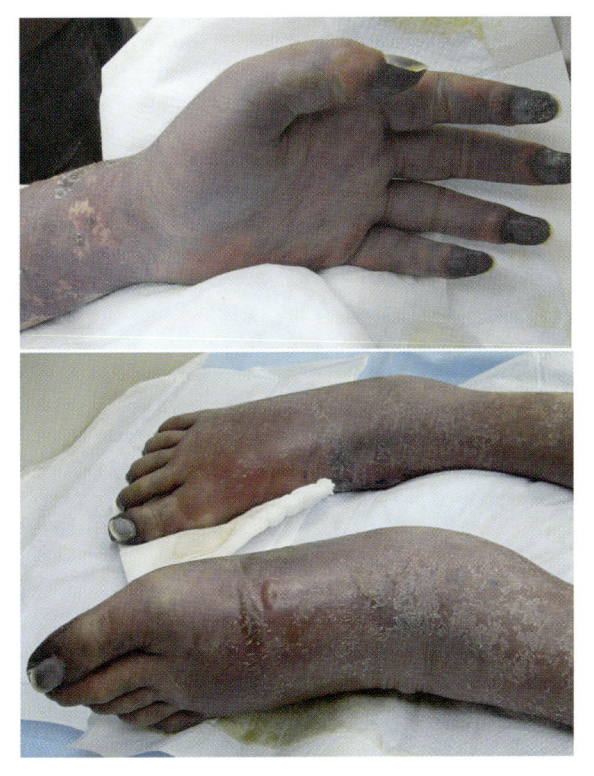

図1　バソプレシン投与中の四肢末端壊疽

3 アトロピン

1）薬理学

　アトロピンは，ベラドンナなどの植物から得られるアルカロイドとして有名で，古来より使われてきた抗コリン薬である。副交感神経節後線維シナプス後膜に存在するムスカリン受容体に結合し，アセチルコリンの作用に拮抗して副交感神経様作用を遮断する。平滑筋，心筋，唾液腺，粘液腺などの各種の分泌腺にあるムスカリン受容体にあまねく作用し，瞳孔散大，口渇，気管支拡張，心拍数増加，消化管蠕動・分泌の抑制，尿管，膀胱平滑筋攣縮の軽減などをもたらす。また血液脳関門を通過するため，大量投与で中枢興奮作用を発揮する（後述）[14]。

　心肺蘇生の場面の適応は，症候性の徐脈，PEA，心静止（asystole）であるが，レベルの高い臨床試験でその有効性が確認されているわけではない。2005年版のACLSガイドラインまでは，PEAや心静止で，1 mgの静脈内投与を3〜5分おきに繰り返すことが推奨されていたが，2010年版ではこれらのリズムにルーチンのアトロピンの使用は臨床的に有益でないと結論され，アルゴリズムから削除されてしまった[1]。しかしながら，症候性の徐脈の場合には0.5 mgの静脈内投与を3〜5分おきに繰り返しながら，その間に体外式ペーシングの準備を進め

るべきとされ，以前の記載から変更がない[1]。投与量上限は3 mgといわれるが，これはこの量で完全な副交感神経遮断が得られるし，それ以上投与すれば後述の中毒症状が現れるからである[15]。しかし，有機リン中毒ではさらに大量のアトロピンが必要である。静脈路がない場合には2～2.5 mgの気管内投与も可能である。単回投与時の半減期は4時間で，約半分が肝で代謝されるが，残りは代謝されないまま尿中に排泄される[14]。

蘇生時や緊急時投与の際の注意点を挙げる。まず，蘇生時には緩徐投与や少量投与を避け，適切な量をボーラスで投与すべきである[15]。少量投与を行うと，意に反して副交感神経を活性化させて徐脈をもたらすこと（paradoxical bradycardia）がよく知られているからである。この原因は，以前は中枢性の迷走神経活性化が原因と考えられてきたが，中枢神経作用がない合成抗コリン薬でもこの作用が認められるという報告もある[14]。

また，房室ブロックに対する効果は一定しないという事実を認識し，高度ブロックの場合には，躊躇せずに経皮的ペーシングの装着や経静脈的ペーシングの挿入を行うべきである[1]。アトロピンは，房室伝導を促進し，心房細動や心房粗動における心拍数を上昇させる。II度房室ブロックでもウェンケバッハ型で，ジギタリス中毒のような迷走神経の過剰反応が病態に関連がある場合，アトロピンがブロックの程度を改善する可能性がある。しかし，モービッツ型の場合，心房レートを上昇させることにより，ブロックを増悪させる可能性が指摘されている。ただし完全房室ブロックのうち，心室の補充調律が比較的上部から出現している場合には，その心拍を安定・増加させる作用があるといわれる[14]。

心拍数の増加の程度が予測不能であるため，冠動脈疾患患者における使用は十分な注意のもとに行う[15]。一般に健康成人ではアトロピンの心拍数増加作用が強調されるが，迷走神経活動がより優位な乳児や老人では，大量に投与しても心拍数が増加しないことがある。また，心移植後患者では，心臓迷走神経が離断されているため，アトロピンは効果がない[1]。

2）代表的な副作用

前述のようにアトロピンには末梢作用と中枢作用がある。蘇生の場面では，末梢作用の中の心拍数の増加作用が主作用となるため，それ以外の作用のうち有害なものが，いわゆる副作用になる。したがって，副作用も末梢作用が原因となるものと，中枢作用が原因となるものに分けることができる。

前述のような，予期しないparadoxical bradycardiaや過度の頻脈も末梢性の心臓関連副作用であると考えられる。その他，心臓関連以外の末梢性の副作用で注意が必要なのが，瞳孔に対する作用かもしれない。心肺蘇生の場面ではエピネフリンが使用される頻度が高く，両者とも散大させる作用があるため，脳幹機能評価，神経学的予後の予測に際し，これら2剤の使用を考慮に入れる必要があるからである。その他の副作用（例えば消化管運動抑制）は，蘇生時には問題とならない。

末梢性の副作用よりも中枢性の副作用が，いわゆる"アトロピン中毒"の主体である。大量

投与で各種の神経精神興奮作用を呈し，重症になれば，思考の異常，幻覚妄想状態，せん妄などの精神病に至る。症状は通常可逆的であるが，重篤な場合には死亡の報告もある[14]。

このようなアトロピン中毒の治療には，血液脳関門を通過するコリンエステラーゼ阻害薬であるフィゾスチグミンが用いられてきた。特に術後回復室で患者が興奮している場合，まれではあるがアトロピン中毒を疑って，フィゾスチグミンを1～2 mg投与すると有効な場合がある[14]。

4 炭酸水素ナトリウム

1）薬理学

炭酸水素ナトリウムは広く用いられてきたアルカリ化薬である。投与された炭酸水素ナトリウムは，ナトリウムイオンと重炭酸イオン（HCO_3^-）に分かれ，血液内の水素イオンを受け取って炭酸（H_2CO_3）になり，これが水（H_2O）と二酸化炭素（CO_2）になり，正常の循環と呼吸があれば，産生されたCO_2は肺で排出される。

製剤には7％または8.4％があるが，8.4％製剤を1 mL投与すると1 mEqのHCO_3^-が与えられる。重篤なアシドーシスや蘇生時の初期投与量の目安はBE×体重×0.6の1/3～1/2といわれる。

現代心肺蘇生における炭酸水素ナトリウムの適応は限定され，高カリウム血症や三環系抗うつ薬中毒，重篤なアシドーシスを背景とした場合にのみ使用され，蘇生の初期からの盲目的投与は厳しく禁められるようになった[1]。それは，炭酸水素ナトリウムが心肺蘇生に有効であるとするデータがほとんどなく，以下に述べるような副作用があるからである。

2）代表的な副作用

各種の副作用が蘇生中の炭酸水素ナトリウム投与に関連する。炭酸水素ナトリウムは，血管拡張により冠灌流圧を低下させる[1]。動物実験では，除細動率も生存率も改善しなかった。炭酸水素ナトリウムの投与は生存率の向上に寄与しないばかりか，生存率を低下させる可能性がある。また，蘇生中のアルカローシスが生存率を低下させるという報告もある。炭酸水素ナトリウム投与による細胞外液のアルカローシスによりヘモグロビン酸素解離曲線が左方に移動し，末梢組織におけるヘモグロビンの酸素放出が抑制される[15]。

ショックや心肺停止では，低灌流による末梢組織の低酸素により乳酸が蓄積し，アシドーシスが生じる。炭酸水素ナトリウムを投与しても血液中の重炭酸イオンの上昇は一過性であり，前述のように水素イオンを緩衝してCO_2となるが，肺血流と換気が維持できていないと，静脈血のPCO_2が上昇するだけである[16]。その結果，細胞内アシドーシスが増悪し，心筋収縮力

を低下させ，肝における乳酸の取り込みを抑制するといわれてきた。

　しかし，炭酸水素ナトリウム投与により，それ以上の細胞内アシドーシスの増悪を来すわけではないという見解もある。すなわち，外因性に投与された大量の重炭酸イオンに結合するためには血液中の水素イオンだけでは間に合わず，細胞内からも供給されないとならないからと説明される。その結果，細胞内アシドーシスは改善する方向に向かうはずである[16]。

　その他，ナトリウム負荷，体液過剰，低カルシウム血症誘発による心筋収縮力抑制などの弊害も指摘されている。

　このように，その使用に際し，その利益と危険を十分考慮に入れて使用すべき薬物である。一方，組織の低灌流が関与せず，下痢，尿細管性アシドーシス，腎不全などの重炭酸イオンの喪失や再吸収障害が原因である場合には，比較的気軽に用いることができる。いずれにしてもアシドーシスを来す元になる病態が改善されるまでの，対症的な薬であるという事実を忘れてはならない。

5　カルシウム

　炭酸水素ナトリウムと同様，カルシウムが心肺蘇生薬の表舞台から消え去って久しい。現在では，高カリウム血症，イオン化カルシウム低値，カルシウム拮抗薬中毒などに適応が限定され，心肺蘇生時にルーチーンに投与すべき薬ではない。

　カルシウムは，心筋細胞の収縮ばかりでなく，細胞内の各種の営みに絶対不可欠なイオンである。実験的に心筋灌流液からカルシウムを取り除くと電気的活動が機械的活動に結びつかないいわゆる電気収縮解離（electromechanical dissociation：EMD）に陥るといわれ，これが心停止時のカルシウム投与の理論的根拠とされてきた。実際，心臓手術においてカルシウムが心収縮力を増強させることが確かめられている。しかし，心肺蘇生において実験的，臨床的にカルシウム投与の有効性を検討した研究は非常に少ない。心静止やEMDに対しカルシウムの有効性を検証した前向きRCTでは，エピネフリンが無効かつ心電図上QRS幅が拡大したEMDの時のみにカルシウムが有効であった[17]。

　その一方でカルシウムの有害な副作用が報告されている。蘇生中のカルシウム投与により一過性の高カルシウム血症を来たす。この高カルシウム血症の弊害で最も重要なものは，細胞内カルシウム過流入の増悪による虚血再灌流障害の増悪であろう[17]。

　このカルシウム過流入による心筋の再灌流障害の場合，カルシウムの過剰な細胞内蓄積により，いわゆるストーン・ハートや不整脈，冠動脈スパズムを起こす可能性がある。実験的には，カルシウム拮抗薬がこのカルシウム過流入を抑制し，結果として心筋保護的に作用することが示されている。同時に中枢神経系でも虚血再灌流障害を増悪させ，実験的にはカルシウム拮抗薬がこのような障害を軽減する[17]。

6 アミオダロン

アミオダロンは，Vaughan Williams 抗不整脈薬分類（抗不整脈薬の項参照）でクラスIII に分類される抗不整脈薬である。わが国でも経静脈製剤がようやく利用できるようになったが，わが国における経静脈製剤の適応は，生命に危険があり難治性かつ緊急を要する心室細動，血行動態不安定な心室頻拍に限定されている。これらの病態は，心肺蘇生を要する病態とほぼ同義であり，以下に述べるようにリドカインに比べ有効性が高い薬物であるため，今後蘇生の場面で使用する機会が増加していくと思われる。

アミオダロンはナトリウムチャネル，カリウムチャネル，カルシウムチャネルに複雑な作用を示す抗不整脈薬で，αおよびβアドレナリン受容体拮抗作用も有する[1]。その効果において特筆すべきは，卓越した抗不整脈作用だけでなく，陰性変力作用をほとんど認めない点と，催不整脈性が低い点である。また，強力なエビデンスによって，各種の心室性不整脈に対し，リドカインやプラセボに比べ有効であることが示された。上室性頻拍や心房細動にも優れた効果を示す[18]。

また，経口投与はその大きい分布容積，吸収の不確実性から，なかなか有効な血中濃度に達しないという欠点がある。静脈内単回（投与）により目的とする効果はすぐに発現するが，すぐに血中濃度が低下してしまう。最大の薬効を得るには引きつづいて持続投与することが望ましい。その高い脂溶性から各種の組織，特に肺と肝に蓄積する。また肝で代謝され，排泄も遅い（排泄半減期が25日以上）[18]。

心肺蘇生時には，心室細動または脈のない心室頻拍で，心肺蘇生，カウンターショック，血管収縮薬に反応がない場合，300 mg を静脈内投与，無効な場合 150 mg を追加投与できる。心房細動や血行動態が比較的安定している心室頻拍では 1 mg/min で 6 時間，0.5 mg/min で 18 時間投与すればより早く有効血中濃度に到達することができる[1]。

リドカインは，心肺蘇生においてアミオダロンより効果が劣ることが示され，現在の ACLS プロトコールでは，アミオダロンに次ぐ second-line agent になっている。また，心筋梗塞後の心室性不整脈に対する予防的投与により，心室細動は減少するが死亡率は増加することが示され，現在では日常的に用いる機会がめっきり減った[1]。しかし，アミオダロンに比べ薬価が圧倒的に安く，安全な薬物であるため，今後もしばらく使われていくだろう。

副作用という点では，アミオダロンは蘇生や急性期に使う限りにおいては　概して安全性の高い薬物である。血行動態に及ぼす影響や催不整脈性も小さい。軽度の血圧低下や徐脈をみることがあるが，緩徐に投与することでそれを防ぐことができる。問題となるのは長期連用による肺障害，甲状腺機能異常などである。急性期にこれらが問題となることはまれである。

7 マグネシウム

　心肺蘇生時のマグネシウムの適応は，QT延長をともなう多形性を示す不規則な心室頻拍（torsades de pointes）である。QT延長をともなわない場合にはあまり有効でないとされる。また，心室頻拍の他，心房細動の予防や心拍数のコントロールに用いられる[1]。

　用法は1～2gを緩徐に静脈内投与する。2回ほど繰り返すことができる。

　安全で副作用が少なく安価な"気軽に用いることができる"薬物である。投与速度が早すぎると全身の熱感を訴えることがある。注意しなければならないのは過量投与時の筋弛緩作用で，妊婦の子癇前症に用いられる場合に問題になるが，蘇生の場面における数回の反復投与では，そのようなマグネシウム中毒は通常起こらない。

おわりに

　繰り返しになるが，副作用は疑ってかからないと早期発見は不可能である。したがって薬物がどのような副作用を来すか知識として持っておく必要がある。特に心肺蘇生の場面では，薬効を最大限にするために大量投与するため，副作用の頻度は高いと考えられる。本章が，臨床の現場で使える"生きた"副作用知識のまとめになることを期待する。

文　献

1) Neumar RW, Otto CW, Link MS, et al. Part 8：adult advanced cardiovascular life support：2010 American Heart Association Guidelines for Cardiopulmonary Resuscitation and Emergency Cardiovascular Care. Circulation 2010；122：S729-67.
2) Westfall TC, Wesfall DP. Adrenergic agonists and antagonists. In：Brunton LL, Lazo JS, Parker KL, editors. Goodman and Gilman's the pharmacological basis of therapeutics. 11th ed. New York：McGraw-Hill；2005. p.237-95.
3) 豊岡秀訓．カテコラミンと血管作動薬．宮崎正夫編著．研修医のための蘇生法における最新薬物療法．東京：克誠堂出版；1990. p.110-26.
4) Hollenberg SM, Ahrens TS, Annane D, et al. Practice parameters for hemodynamic support of sepsis in adult patients：2004 update. Crit Care Med 2004；32：1928-48.
5) Peberdy MA, Callaway CW, Neumar RW, et al. Part 9：post-cardiac arrest care：2010 American Heart Association Guidelines for Cardiopulmonary Resuscitation and Emergency Cardiovascular Care. Circulation 2010；122：S768-86.
6) Van den Berghe G, Wouters P, Weekers F. Intensive insulin therapy in critically ill patients. N Engl J Med 2001；345：1359-67.
7) Gentile NT, Seftchick MW, Huynh T, et al. Decreased mortality by normalizing blood glucose after acute ischemic stroke. Acad Emerg Med 2006；13：174-80.
8) Holmes CL, Patel BM, Russell JA, et al. Physiology of vasopressin relevant to management of septic shock. Chest 2001；120：989-1002.
9) Wenzel V, Krismer AC, Arntz HR, et al. A comparison of vasopressin and epinephrine fosr out-of-hospital cardiopulmonary resuscitation. N Engl J Med 2004；350：105-13.

10) Callaway CW, Hostler D, Doshi AA, et al. Usefulness of vasopressin administered with epinephrine during out-of-hospital cardiac arrest. Am J Cardiol 2006;98:1316-21.
11) Gueugniaud PY, David JS, Chanzy E, et al. Vasopressin and epinephrine vs. epinephrine alone in cardiopulmonary resuscitation. N Engl J Med 2008;359:21-30.
12) Dellinger RP, Levy MM, Carlet JM, et al. Surviving Sepsis Campaign: International guidelines for management of severe sepsis and septic shock: 2008. Crit Care Med 2008;36:296-327.
13) Jackson EK. Vasopressin and other agents affecting the renal conservation of water. In: Brunton LL, Lazo JS, Parker KL, editors. Goodman and Gilman's the pharmacological basis of therapeutics. 11th ed. New York: McGraw-Hill; 2005. p.771-88.
14) Brown JH, Tayler P. Muscarinic receptor agonists and antagonists. In: Brunton LL, Lazo JS, Parker KL, editors. Goodman and Gilman's the pharmacological basis of therapeutics. 11th ed. New York: McGraw-Hill; 2005. p.183-200.
15) Dager WE, Sanoski CA, Wiggins BS, et al. Pharmacotherapy considerations in advanced cardiac life support. Pharmacotherapy 2006;26:1703-29.
16) Rose BD. Bicarbonate therapy in lactic acidosis. Uptodate 2008. http://www.uptodate.com
17) Vincent JL. Should we still administer calcium during cardiopulmonary resuscitation? Intensive Care Med 1987;13:369-70.
18) DiMarco JP, Gersh BJ, Opie LH. Antiarrhythmic drugs and strategies. In: Opie LH, Gersh BJ, editors. Drugs for the Heart. 6th ed. Philadelphia, Saunders; 2005. p.218-74.

（讃井　將満）

索引　INDEX

和文

あ
アイソザイム … 25
アカシジア … 181
亜急性混合型脊髄変性症 … 40
悪性高熱症素因者 … 43
悪性症候群 … 181, 206
亜硝酸薬 … 13
アドレナリンの試験投与 … 77
アトロピン … 211
アナフィラキシー反応 … 123
アナフィラキシー様反応 … 123
アミオダロン … 211
アミノグリコシド系抗菌薬 … 14
アラキドン酸 … 175
アラキドン酸カスケード … 187
アルカン型炭化水素 … 24
アルカン類 … 33
アルブミン製剤 … 13
アレルギー … 6
アンギオテンシン受容体拮抗薬 … 11
アンギオテンシン変換酵素阻害薬 … 11

い
イソフルラン … 23
胃腸管出血 … 175
一酸化炭素 … 32
イトラコナゾール … 87
胃粘膜障害 … 178
医療慣行 … 4
医療水準 … 4
インスリンをブドウ糖や
　カリウムとともに投与 … 103
インターロイキン … 187
イントラリピッド® … 95, 96
インフルエンザ脳炎・脳症 … 176

う
運動神経麻痺を指標に局所麻酔薬の
　効力を調べた研究 … 163

え
エピネフリン … 211
エフェドリン … 13
塩基性化合物 … 176
エンケファリン … 192
炎症性サイトカイン … 187

お
オピオイド … 11
オピオイド誘発痛覚過敏作用 … 197

か
外用剤 … 177
化学受容体誘発帯 … 195
加水分解 … 25
カルシウム … 211
カルシウム拮抗薬 … 12
カルシウムチャネル遮断薬 … 184
カルシウム放出機構 … 41
カルニチン - アシルカルニチン
　移送酵素 … 94
カルニチン欠乏症 … 94
感染 … 188
肝チトクローム P-450 … 171
肝毒性 … 27

き
奇異性反応 … 62
揮発性ハロゲン化麻酔薬 … 27
揮発性麻酔薬 … 14
吸引テスト … 76
吸収される速度 … 82
急性耐性 … 59
急性退薬徴候 … 58
仰臥位低血圧症候群 … 151

局麻薬じゃなくても
　LipidRescue™ … 101
極量 … 73
虚血再灌流障害 … 220
巨赤芽球性造血 … 40
禁忌 … 3
筋強直 … 55

く
空気をマーカーとする方法 … 80
クリーゼ … 190
グルココルチコイド応答配列 … 186
クロロホルム … 23

け
頸動脈小体 … 119
劇症型肝壊死 … 27
劇薬 … 3
血液／ガス分配係数 … 23
血液脳関門 … 122
血管痛 … 53
血管内注入 … 76
血管内留置 … 76
血小板凝集阻害作用 … 10
血漿ヒスタミン … 128
血清トリプターゼ … 127
ケトコナゾール … 87
原則禁忌 … 3

こ
抗癌薬 … 13
高血糖 … 189
抗コリンエステラーゼ … 15
抗コリン作用 … 180
抗コリン薬 … 11
恒常性維持機構 … 21
向精神薬 … 5
向精神薬および麻薬取締法 … 5
酵素阻害 … 25

酵素反応による破壊 …………… 122	主作用 ……………………………… 2	**た**
酵素誘導 …………………………… 25	術後シバリング …………………… 57	第1相反応 ………………………… 25
喉頭痙攣 …………………………… 56	術後膵炎 …………………………… 54	第2相反応 ………………………… 25
硬膜外麻酔の安全対策 …………… 82	術前病態 …………………………… 8	耐性 ……………………………… 196
高用量 H_2 受容体拮抗薬 ……… 179	術中覚醒 …………………………… 63	代替薬 ……………………………… 3
抗利尿ホルモン不適合分泌症候群	腫瘍壊死因子 …………………… 187	ダイノルフィン ………………… 192
…………………………………… 185	消化性潰瘍 ………………… 175, 188	退薬症状 ………………………… 181
呼吸抑制 ………………………… 194	硝酸薬 ……………………………… 13	脱顆粒 …………………………… 123
骨髄不全 …………………………… 40	消失速度定数 ……………………… 16	脱分極性筋弛緩薬 ……………… 117
骨粗鬆症 ………………………… 188	承認審査 …………………………… 5	多尿性腎不全 ……………………… 29
コンパートメント症候群 ………… 70	徐放剤 …………………………… 177	炭酸水素ナトリウム …………… 211
さ	徐脈 ………………………………… 54	**ち**
催奇形性 ………………………… 166	神経障害性疼痛 …………… 172, 179	チアジド系利尿薬 ………………… 11
最小局所麻酔濃度 ………… 92, 163	神経ブロック ……………………… 82	遅延整流カリウム電流 ………… 146
最大耐容量 ………………………… 73	心血管イベントのリスク ……… 178	チオノアシルフルオリド ………… 37
細胞内陥入 ……………………… 197	浸潤麻酔 …………………………… 82	注意義務違反 ……………………… 3
細胞内蓄積 ………………………… 26	身体依存 ………………………… 197	中枢神経興奮 ……………………… 58
細胞破壊 …………………………… 26	陣痛促進 …………………………… 9	中毒 ………………………………… 2
坐剤 ……………………………… 177	心電図異常 ……………………… 185	中毒性表皮壊死症 ………… 202, 208
酸化 ………………………………… 25	心毒性 ……………………………… 91	腸管神経叢 ……………………… 195
酸性化合物 ……………………… 176	**す**	治療域 ……………………………… 17
酸素解離曲線が左方に移動 …… 219	髄膜炎 …………………………… 176	治療効果発現必要症例数 ……… 179
産婦に対するアドレナリン試験 … 79	スコアリングシステム …………… 49	鎮静 ……………………………… 194
し	スルホニル尿素系血糖降下薬 …… 176	鎮痛補助薬ラダー ……………… 171
ジエチルエーテル ………………… 23	**せ**	**つ**
ジギタリス ………………………… 14	精神依存 ………………………… 197	痛覚過敏 …………………………… 59
子宮胎盤血流 …………………… 151	声門閉鎖 …………………………… 56	**て**
糸球体濾過率 ……………………… 46	絶対禁忌 …………………………… 3	低酸素性肺血管攣縮 …………… 141
シクロオキシゲナーゼ ………… 175	セボフルラン ……………………… 23	適応 ………………………………… 4
システマティック・レビュー …… 19	セロトニン・ノルアドレナリン	デクスメデトミジン ……………… 13
施設基準 …………………………… 40	再取り込み阻害薬 …………… 179	デスフルラン ……………………… 23
持続注入速度 ……………………… 16	セロトニン症候群 ……………… 181	電気痙攣療法 ……………………… 15
シバリング ……………………… 143	線維束性攣縮 ……………… 117, 159	電気収縮解離 …………………… 220
市販後調査を含む医薬品安全性監視	遷延性無呼吸 ……………………… 9	添付文書 …………………………… 3
…………………………………… 19	全身性炎症性症候群 …………… 129	**と**
ジヒドロピリジン系カルシウム拮抗薬	選択的神経筋弛緩薬回復剤 …… 130	糖尿病 …………………………… 189
…………………………………… 141	選択的セロトニン再取り込み阻害薬	毒薬 ………………………………… 3
ジヒドロピリジン受容体 ………… 42	…………………………………… 179	トリグリセリド …………………… 98
ジフルオロメチルエーテル類 …… 33	**そ**	トリフルオロアセチル化
脂肪吸引術 ………………………… 74	臓器障害 …………………………… 26	タンパク付加複合体 …………… 28
シメチジン ………………………… 86	相互作用 ………………………… 171	
重篤な有害事象 …………………… 19	素地要因 …………………………… 52	

な

内因性オピオイド ……………… 192
ナトリウムチャネル遮断薬 …… 184
ナロキソン ………………………… 194

に

二酸化炭素吸収剤 ………………… 32
ニューキノロン系抗菌薬 ………… 176
尿中ヒスタミン代謝物 …………… 128
妊娠高血圧症候群 ………………… 156

は

肺水腫 ……………………………… 62
バソプレシン ……………… 103, 211
麦角アルカロイド ………………… 161
ハロタン …………………………… 24
ハロタン肝炎 ……………………… 27
汎血球減少 ………………………… 166
半減期 ……………………………… 16
反跳現象 …………………………… 13

ひ

引き金要因 ………………………… 52
尾状核 ……………………………… 55
非侵襲的陽圧換気療法 …………… 148
非ステロイド性抗炎症薬 …… 10, 171
ビスホスホネート ………………… 189
ヒトヘルペスウイルス 6 型 ……… 185
肥満細胞 …………………………… 122
標的受容体 ………………………… 2
微量元素 …………………………… 40

ふ

副作用 ………………………… 1, 19
副腎皮質ステロイド薬 …………… 12
複数の安全対策を併用 …………… 82
服薬コンプライアンス …………… 177
物理的な置換 ……………………… 122
フリーラジカル …………………… 26
フルボキサミン …………………… 87
プロスタグランジン ……………… 175
プロドラッグ ……………………… 177
プロトンポンプ阻害薬 …………… 179
プロプラノロール ………………… 86
分離神経遮断 ……………………… 162

へ

併用禁忌 …………………………… 7
ベンゾジアゼピン依存 …………… 166

ほ

抱合 ………………………………… 25
ホスホジエステラーゼⅢ阻害薬 … 103
ホスホジエステラーゼⅢ ………… 144
ホスホリパーゼ …………………… 187
補体活性化因子 …………………… 123

ま

マグネシウム ……………………… 211
麻酔導入から児の娩出までの時間
………………………………… 154

み

見かけの分布容量 ………………… 16
ミソプロストール ………………… 179
ミトコンドリア呼吸鎖 …………… 51
耳鳴 ………………………………… 176

む

無機フッ素 ………………………… 29
ムスカリン受容体の遮断作 ……… 120
無痛分娩 …………………………… 161
無脈性電気活動 …………………… 212

め

迷走神経遮断作用 ………………… 120
メチオニン ………………………… 166
メチルフェニデート ……………… 194
メトキシフルラン ………………… 24
メトトレキサート ………………… 176
免疫学的な機序 …………………… 26

も

モノフルオロメチルエーテル類 …… 33

や

薬剤性過敏症症候群 ………… 184, 208
薬物代謝酵素 ……………………… 10
薬物代謝反応 ……………………… 25
薬物治療アルゴリズム …………… 172
薬物動態学的な異常事態 ………… 2
薬物有害事象 ……………………… 19
薬物有害反応 ……………………… 19
薬物リンパ球刺激試験 …………… 49
薬力学的問題 ……………………… 2

ゆ

有害作用 …………………………… 1
誘導 ………………………………… 10

よ

溶血性貧血 ………………………… 176
葉酸 ………………………………… 166
四連反応比 ………………………… 119

ら

ラセミ混合物 ……………………… 162
ランダム化比較試験 ……………… 19

り

リアノジン受容体 ………………… 42
離脱症候群 ………………………… 166
立体異性体 ………………………… 162

る

ループ利尿薬 ……………………… 11

れ

レボドパ …………………………… 12

わ

ワルファリン ………………… 11, 176

欧文

I 型即時アレルギー ... 123
2 相性アナフィラキシー ... 128
5-HT$_{1A}$ 拮抗薬 ... 181
5-HT$_{2A}$ 拮抗薬 ... 181
7 回膜貫通型 ... 192
α_1-acid glycoprotein ... 84
α_1- 酸性糖タンパク ... 84
α- GST ... 37
β_1 選択性 ... 140
β- エンドルフィン ... 192
β 受容体作動薬 ... 11
β 遮断薬 ... 12
π- GST ... 37

A
AAG ... 84
ACE 阻害薬 ... 11
ACLS ... 212
ADR ... 19
advanced cardiac life support ... 212
adverse drug event ... 19
adverse drug reaction ... 19
anaphylactoid reaction ... 123
AP-1 ... 187
ARB ... 11
ATP 依存性 K チャネル開口薬 ... 142

B
BIS ... 63
bispectral index ... 63
bispectral index モニタ ... 156
BIS モニタ ... 156

C
CACT ... 94
Ca-induced Ca-release 機構 ... 41
cannot ventilate cannot intubate ... 158
carnitine acylcarnitine translocase ... 94
catechol-O-methyltransferase ... 212
CC/CNS 投与量比 ... 93
CICR 機構 ... 41
CIM ... 129

CIP ... 129
Cockcroft-Gault 式 ... 46
compound A ... 33
COMT ... 212
Coombs と Gell による
　アレルギー分類 ... 208
COX-1 ... 177
COX-2 ... 177
COX 選択性 ... 177
critical illness myopathy ... 129
critical illness polyneuropathy ... 129
CVCI ... 158
cyclopropane ... 24
CYP 酵素系 ... 25
cytochrome P450 酵素系 ... 25

D
DDS ... 177
DHP 受容体 ... 42
DIHS ... 185
DLST ... 49
drug delivery system ... 177
drug lymphocyte stimulation test ... 49
drug-induced hypersensitivity syndrome ... 184

E
electromechanical dissociation ... 220
EMD ... 220
ex utero intrapartum treatment ... 155
EXIT ... 155

F
fasciculation ... 143
fluroxene ... 24

G
GABA ニューロン ... 55
GABA 分解酵素阻害薬 ... 184
glutathione peroxydase ... 40
GSH-Px ... 40
G タンパク質共役型受容体 ... 192

H
H$_2$ 遮断薬 ... 14
HPV ... 141

hypoxic pulmonary vasoconstriction ... 141

I
ICU acquired weakness ... 129
ID interval ... 154
IgE 抗体 ... 123
I$_{Kr}$ ... 146
in vitro contracture test ... 43
induction-delivery interval ... 154
ischemic preconditioning 様 ... 142
IVCT ... 43

K
K-ATP channel opener ... 142
Kounis 症候群 ... 136

L
lipid resuscitation ... 163
lipid sink theory ... 98
LipidRescue™ ... 99

M
MDRD 式 ... 46
MHS ... 43
minimum local anesthetic concentration ... 92, 163
MLAC ... 92, 163
MMLAC ... 164
monday morning disease ... 34
motor blocking minimum local anesthetic concentrations ... 164

N
NAG ... 37
National Halothane Study ... 24
neuroleptic malignant syndrome ... 206
NF-κB ... 187
nitric oxide donor ... 142
noninvasive positive pressure ventilation ... 149
NPPV ... 149
NSAID ... 171, 175
NSAID 潰瘍の予防 ... 179

P
paradoxical bradycardia ... 218
PEA ... 212

pharmacovigilance ·················· 19
phenylethanolamine
　　N-methyltransferase ·············· 212
PIH ································· 156
PNMT ······························ 212
PPX ································· 84
precurarization ················ 117, 143
pregnancy-induced hypertension
　································ 156
priming principle ···················· 158
PRIS ································ 51
propofol infusion syndrome············ 51
pulseless electrical activity ·········· 212

Q
QTc ······························· 146
QT延長 ····························· 222

R
randomized controlled trial ··········· 19
rapid sequence induction············ 143
RCT ································ 19
respiratory sparing effect ············ 119

S
s-2',6'-pipecoloxylide ················ 84
SCORTENスコア ···················· 203
serious adverse even ················ 19
side effect ·························· 19
SJS ································ 202
sleeping baby ······················ 154
SOD································ 40
specific relaxant binding agent ··· 130
SRBA ······························ 130
Stevens-Johnson syndrome ········· 184
Stevens-Johnson症候群 ······ 202, 208
superoxide dismutase ················ 40

T
TdP···························· 61, 146
TEN ······························· 202
thyrotoxic periodic paralysis ······ 139
TOF ······························· 119
torsades de pointes
　················ 61, 143, 146, 222
toxic epidermal necrolysis ········· 202

train-of-fou ························ 119
transient neurogic syndrome ······ 104
tumescent anesthesia ··········· 74, 83
Twycrossの鎮痛補助薬ラダー ······ 173
T波の形態が変化 ······················ 78

U
UGT································ 25
up-down method ···················· 92
uridine 5'-diphosphate
　　glucuronosyltransferase ············ 25

V
V1受容体····························· 215
V2受容体····························· 215
V3受容体····························· 215
VDCC ······························ 155
voltage-dependent Ca^{++}channels
　································ 155

W
WHOの3段階式疼痛ラダー ······ 173
WHOの疼痛ラダー ··················· 171

麻酔科医がよく使う薬の副作用	＜検印省略＞

2011年5月15日　第1版第1刷発行

定価（本体6,800円＋税）

編集者　津　崎　晃　一
発行者　今　井　　　良
発行所　克誠堂出版株式会社
〒113-0033　東京都文京区本郷3-23-5-202
電話 (03)3811-0995　振替 00180-0-196804
URL　http://www.kokuseido.co.jp

ISBN 978-4-7719-0380-7　C3047　￥6800E　　　印刷　三美印刷株式会社
Printed in Japan Ⓒ Koichi Tsuzaki, 2011

・本書の複製権・翻訳権・上映権・譲渡権・公衆送信権（送信可能化権を含む）は克誠堂出版株式会社が保有します。

・[JCOPY]＜(社)出版者著作権管理機構　委託出版物＞
本書の無断複写は著作権法上での例外を除き禁じられています。複写される場合は，そのつど事前に(社)出版者著作権管理機構（電話 03-3513-6969, Fax 03-3513-6979, e-mail：info@jcopy.or.jp）の許諾を得てください。